Saúde Mental da Criança e do Adolescente

SÉRIE SBP | SOCIEDADE BRASILEIRA DE PEDIATRIA

EDITORES
DIRCEU SOLÉ
CLÓVIS FRANCISCO CONSTANTINO
LUCIANA RODRIGUES SILVA
EDSON FERREIRA LIBERAL

Saúde Mental da Criança e do Adolescente

COORDENADORES
Roberto Santoro Almeida
Adriana Rocha Brito

manole
editora

sociedade
brasileira
de pediatria

Produção editorial: Sônia Midori Fujiyoshi
Projeto gráfico: Departamento Editorial da Editora Manole
Diagramação e ilustrações do miolo: R. G. Passo
Capa: Ricardo Yoshiaki Nitta Rodrigues

CIP-BRASIL. CATALOGAÇÃO NA PUBLICAÇÃO
SINDICATO NACIONAL DOS EDITORES DE LIVROS, RJ

S272

Saúde mental da criança e do adolescente / coordenadores Roberto Santoro Almeida/ Adriana Rocha Brito ; editores Dirceu Solé ... [et al.] . - 1. ed. - Barueri [SP] : Manole, 2024.

(SBP - Sociedade Brasileira de Pediatria)XV

Inclui índice
ISBN 9788520455531

1. Psiquiatria infantil. 2. Psiquiatria do adolescente. I. Almeida, Roberto Santoro. II. Brito, Adriana Rocha. III. Solé, Dirceu. IV. Série.

CDD: 618.9289
24-93329 CDU: 616.89-053.2

Gabriela Faray Ferreira Lopes - Bibliotecária - CRB-7/6643

1ª edição – 2024

Editora Manole Ltda.
Alameda Rio Negro, 967 – cj. 717
Alphaville – Barueri – SP – Brasil
CEP: 06454-000
Fone: (11) 4196-6000
www.manole.com.br | https://atendimento.manole.com.br/

Impresso no Brasil
Printed in Brazil

Sobre os editores, os coordenadores e os autores

EDITORES

Dirceu Solé
Professor Titular e Livre-docente da disciplina de Alergia, Imunologia Clínica e Reumatologia, Departamento de Pediatria da Universidade Federal de São Paulo (Unifesp). Diretor Científico da Sociedade Brasileira de Pediatria e Diretor de Pesquisa da Associação Brasileira de Alergia e Imunologia (ASBAI).

Clóvis Francisco Constantino
Médico Especialista em Pediatria e Bioética. Doutor em Bioética pela Faculdade de Medicina da Universidade do Porto (FMUP), Portugal. Convalidação pela Universidade de Brasília (UnB). Presidente da Sociedade Brasileira de Pediatria (SBP). Professor de Ética Médica e Bioética do curso de Medicina da Universidade Santo Amaro (UNISA). Professor de Ética Médica e Bioética da pós-graduação do Mestrado em Direito Médico do curso de Direito da UNISA. Gerente/Assessor Técnico/Ética Médica-Bioética-Pediatria da Associação Paulista para o Desenvolvimento da Medicina (OSS/SPDM), microrregião RASTS VMVG. Membro do Centro Pluridisciplinar de Bioética da Faculdade de Medicina da Universidade do Porto. Ph.D. in Bioethics Division da International Chair in Bioethics. Membro da International Forum of Teachers (IFT) da I C Bioethics. Coordenador (*Head*) da Unidade de São Paulo da International Chair in Bioethics (World Medical Association Cooperation Center) do Departamento dos

Países de Língua Portuguesa (Portuguese Language Countries Division Chair in Bioethics) – sendo hospedeira (*host*) a UNISA.

Luciana Rodrigues Silva
Professora Titular, Mestre e Doutora de Pediatria da Universidade Federal da Bahia (UFBA). Chefe do Serviço de Gastroenterologia Pediátrica da UFBA. Vice-Presidente da Associação Médica Brasileira (AMB). Presidente da Sociedade Brasileira de Pediatria (SBP) em 2016-2022. Diretora Científica Adjunta da SBP. Membro do Conselho do Instituto Pensi Fundação JLS. Membro da Academia Brasileira de Pediatria. Membro da Academia de Medicina da Bahia.

Edson Ferreira Liberal
Vice-presidente da Sociedade Brasileira de Pediatria (SBP). Professor de Pediatria da Universidade Federal do Estado do Rio de Janeiro (UNIRIO). Mestre e doutor em Medicina da Universidade Federal do Rio de Janeiro (UFRJ).

COORDENADORES

Roberto Santoro Almeida
Psiquiatra de Crianças e Adolescentes. Coordenador do Grupo de Trabalho (GT) de Saúde Mental da Sociedade Brasileira de Pediatria (SBP). Membro do Departamento Científico (DC) de Saúde Mental da Sociedade de Pediatria do Estado do Rio de Janeiro (Soperj). Chefe do Serviço de Saúde Mental do Hospital Municipal Jesus. Especialista em Psiquiatria pela Associação Brasileira de Psiquiatria (ABP) e Associação Médica Brasileira (AMB). Mestre em Psiquiatria pelo Instituto de Psiquiatria da Universidade Federal do Rio de Janeiro (UFRJ). Psicanalista docente e didata, membro da International Psychoanalytical Association. Presidente da Sociedade Psicanalítica do Rio de Janeiro (SPRJ).

Adriana Rocha Brito
Professora Associada de Pediatria da Universidade Federal Fluminense (UFF). Especialista em Pediatria pela Sociedade Brasileira de Pediatria (SBP). Neurologista Pediátrica pelo Instituto Fernandes Figueira (IFF) da Fundação Oswaldo Cruz (Fiocruz). Mestre em Saúde da Criança e do Adolescente e Doutora em Neurologia pela UFF. Membro dos Departamentos Científicos (DC) de Neurologia e de Espiritualidade e do Grupo de Trabalho (GT) de Segurança e Prevenção

da Violência da Sociedade de Pediatria do Estado do Rio de Janeiro (Soperj). Diretora de Publicação da Soperj. Membro do DC de Prevenção e Enfrentamento das Causas Externas na Infância e Adolescência e do GT de Saúde Mental da SBP.

AUTORES

Adriana Rocha Brito
Professora Associada de Pediatria da Universidade Federal Fluminense (UFF). Especialista em Pediatria pela Sociedade Brasileira de Pediatria (SBP). Neurologista Pediátrica pelo Instituto Fernandes Figueira (IFF) da Fundação Oswaldo Cruz (Fiocruz). Mestre em Saúde da Criança e do Adolescente e Doutora em Neurologia pela UFF. Membro dos Departamentos Científicos (DC) de Neurologia e de Espiritualidade e do Grupo de Trabalho (GT) de Segurança e Prevenção da Violência da Sociedade de Pediatria do Estado do Rio de Janeiro (Soperj). Diretora de Publicação da Soperj. Membro do DC de Prevenção e Enfrentamento das Causas Externas na Infância e Adolescência e do GT de Saúde Mental da SBP.

Cecy Dunshee de Abranches
Psiquiatra da Infância e Adolescência, Psicoterapeuta e Terapeuta de Família. Mestre em Saúde Pública pela Escola Nacional de Saúde Pública Sérgio Arouca (ENSP) da Fundação Oswaldo Cruz (Fiocruz). Doutora em Saúde da Mulher, da Criança e do Adolescente pelo Instituto Fernandes Figueira (IFF) da Fiocruz. Membro do Departamento Científico (DC) de Saúde Mental e do Grupo de Trabalho (GT) de Segurança e Prevenção da Violência da Sociedade de Pediatria do Estado do Rio de Janeiro (Soperj). Membro do GT de Saúde Mental da Sociedade Brasileira de Pediatria (SBP).

Eduardo Jorge Custódio da Silva
Professor da Faculdade de Ciências Médicas da Universidade do Estado do Rio de Janeiro (UERJ). Coordenador do curso de Medicina de Adolescência. Doutor em Saúde da Criança pela Fundação Oswaldo Cruz (Fiocruz). Mestre em Neurologia pela Universidade Federal do Rio de Janeiro (UFRJ). Coordenador do Centro de Estudos Integrados, Infância, Adolescência e Saúde (CEIIAS). Coordenador do Grupo de Trabalho (GT) de Saúde na Era Digital da Sociedade de Pediatria do Estado do Rio de Janeiro (Soperj). Membro do Departamento Científico (DC) de Neurologia da Sociedade Brasileira de Pediatria (SBP).

Evelyn Eisenstein
Médica Pediatra e Clínica de Adolescentes. Professora Associada e Aposentada da Faculdade de Ciências Médicas da Universidade do Estado do Rio de Janeiro (UERJ). Coordenadora do Centro de Estudos Integrados, Infância, Adolescência e Saúde (CEIIAS). Coordenadora do Grupo de Trabalho (GT) de Saúde na Era Digital da Sociedade Brasileira de Pediatria (SBP). Membro da Academia de Medicina do Rio de Janeiro (AMRJ) e da Society for Adolescent Health and Medicine (SAHM).

Gabriela Judith Crenzel
Psiquiatra de Crianças e Adolescentes. Mestre em Saúde da Criança pelo Instituto Fernandes Figueira da Fundação Oswaldo Cruz (IFF/Fiocruz). Presidente do Departamento Científico (DC) de Saúde Mental da Sociedade de Pediatria do Estado do Rio de Janeiro (Soperj). Membro do Grupo de Trabalho (GT) de Saúde Mental da Sociedade Brasileira de Pediatria (SBP).

Roberto Santoro Almeida
Psiquiatra de Crianças e Adolescentes. Coordenador do Grupo de Trabalho (GT) de Saúde Mental da Sociedade Brasileira de Pediatria (SBP). Membro do Departamento Científico (DC) de Saúde Mental da Sociedade de Pediatria do Estado do Rio de Janeiro (Soperj). Chefe do Serviço de Saúde Mental do Hospital Municipal Jesus. Especialista em Psiquiatria pela Associação Brasileira de Psiquiatria (ABP) e Associação Médica Brasileira (AMB). Mestre em Psiquiatria pelo Instituto de Psiquiatria da Universidade Federal do Rio de Janeiro (UFRJ). Psicanalista docente e didata, membro da International Psychoanalytical Association. Presidente da Sociedade Psicanalítica do Rio de Janeiro (SPRJ).

Rossano Cabral Lima
Psiquiatra de Crianças e Adolescentes. Mestre e Doutor em Saúde Coletiva pelo Instituto de Medicina Social Hesio Cordeiro da Universidade do Estado do Rio de Janeiro (IMS-UERJ). Professor Associado do IMS-UERJ. Membro do Departamento Científico (DC) de Saúde Mental da Sociedade de Pediatria do Estado do Rio de Janeiro (Soperj) e do Grupo de Trabalho (GT) de Saúde Mental da Sociedade Brasileira de Pediatria (SBP).

Vera Ferrari Rego Barros
Psicóloga. Psicanalista. Membro do Serviço de Psicologia do Instituto da Criança e do Adolescente do Hospital das Clínicas da Faculdade de Medicina da Universidade de São Paulo (ICr-HCFMUSP). Membro do Núcleo de Estudos de Saúde Mental da Sociedade de Pediatria de São Paulo (SPSP). Presidente do Núcleo de Estudos sobre Depressão em Crianças e Adolescentes da SPSP. Membro do Grupo de Trabalho (GT) Mil Dias da SPSP e coordenadora do GT de Saúde Mental da Sociedade Brasileira de Pediatria (SBP).

Sumário

Apresentação

É com imensa satisfação que a Sociedade Brasileira de Pediatria (SBP) publica o livro *Saúde mental da criança e do adolescente*, de extrema relevância para a prática pediátrica. Este livro aborda uma área do conhecimento fundamental para o entendimento da integralidade do ser humano e, em especial, das crianças, dos adolescentes e das famílias. Reforça que saúde não é ausência de doença, saúde envolve conceito mais amplo de felicidade, perpassando pelas relações interpessoais das mais simples até as mais complexas.

O livro tem 20 capítulos, todos escritos com linguagem clara e extremamente atualizada. Poderíamos destacar inúmeros capítulos, mas resolvemos citar cinco por causa da contemporaneidade dos temas e por terem grande impacto na atuação clínica: o uso de telas, o transtorno do espectro autista (TEA), o transtorno de déficit de atenção/hiperatividade (TDAH), os transtornos de ansiedade e a violência contra crianças e adolescentes.

A obra ganha ainda mais importância na medida em que aborda uma temática atualizadíssima, a interferência da internet nas relações humanas. Durante a pandemia, favoreceram-se as reuniões virtuais ("os encontros virtuais"), por sua vez aumentou o isolamento, principalmente no caso dos adolescentes que se trancaram em seus quartos convivendo imageticamente com pessoas que muitas vezes não são as que aparecem na tela do computador, do *smartphone* etc.

Considerando, portanto, a importância e a atualidade do tema, o livro apresenta um capítulo específico da abordagem do uso de telas e redes sociais. Os autores alertam para a promoção de um equilíbrio saudável entre as atividades *on-line* e *off-line*. Isso é um grande desafio e apresenta várias ferramentas para instrumentalizar ações que facilitem a atuação do profissional na prática clínica. O capítulo descreve a possibilidade de uma quinta dimensão/eixo – o uso saudável da tecnologia no processo de desenvolvimento da criança e do adolescente, além dos quatro já conhecidos (nutrição, o sono como organização gradual do ciclo circadiano, atividade física que inclui "o brincar", relacionamentos social e familiar).

Tem sido observado um aumento da prevalência de transtornos mentais em crianças e adolescentes, sendo a ansiedade, a depressão e os transtornos disruptivos os quadros mais frequentes. É importante ressaltar também os casos de violência contra crianças e adolescentes, um grave problema de saúde pública em todo o mundo. Tema atual e preocupante, a violência pode ocasionar um impacto devastador na saúde mental de crianças e adolescentes, e o pediatra tem uma importância vital no seu reconhecimento, no seu enfrentamento e na sua prevenção.

O capítulo de TDAH é fundamental, que descreve antigos dilemas e questões ligadas à boa semiologia como a abordagem com a elaboração de uma anamnese minuciosa do paciente/família sempre fazendo relações temporais com fatos correlatos. Importante lembrar que muitas vezes as reações das crianças e dos adolescentes estão ligadas a um ambiente familiar e/ou escolar desfavorável. Questões exclusivas, que se desenvolvem somente na escola ou unicamente em casa, provavelmente apontam para problemas pedagógicos ou relacionais, por isso é essencial uma escuta atenta e detalhada.

Em relação ao TEA, há um grande aumento na incidência de casos, apesar das taxas apresentarem grandes discrepâncias. É importante melhorar as abordagens e qualificar os profissionais que estão diagnosticando TEA. Geralmente o déficit em uma área do desenvolvimento necessita de determinada estimulação que deve ser iniciada de forma precoce. Concomitante a isso, é imprescindível fazer o acompanhamento longitudinal para um melhor diagnóstico. É urgente que sejam ampliados os Centros de Atenção Psicossocial Infantojuvenil (CAPSi), bem como melhoradas as estruturas de diagnóstico, acompanhamento e resolutividade.

A "nova puericultura" mostra cada vez mais a complexidade de orientações como o brincar, a parentalidade positiva e o trabalho com as famílias, buscando o equilíbrio entre o mundo real e o mundo virtual. E gostaríamos de enfatizar aqui a importância do capítulo voltado para a promoção de saúde mental, um elemento essencial do cuidado pediátrico.

A presente obra reflete o processo de aprofundamento dos autores sobre as temáticas abordadas e contribui significativamente com os profissionais da área da saúde e da educação em seus exercícios profissionais, além de possibilitar a interlocução com os próprios saberes e práticas já experenciadas.

A longa trajetória dos autores confere a esta obra o seu caráter de excelência e rigor científico.

Professor Clóvis Francisco Constantino
Presidente da Sociedade Brasileira de Pediatria.

Professor Edson Ferreira Liberal
Vice-presidente da Sociedade Brasileira de Pediatria.

Prefácio

No Brasil e no mundo, a saúde mental de crianças e adolescentes piorou de forma alarmante na última década. Desde antes da pandemia de covid-19, a frequência de quadros de ansiedade e depressão vem aumentando, principalmente em meninas. Também houve elevação das taxas de autolesão, tentativas de suicídio e suicídios consumados.

No livro *The anxious generation* (*A geração ansiosa*, na edição brasileira), publicado em 2024, o psicólogo norte-americano Jonathan Haidt atribui a piora da saúde mental da chamada geração Z (pessoas nascidas entre a segunda metade da década de 1990 e o ano de 2010) à introdução dos *smartphones* com acesso contínuo às redes sociais, *videogames* e outras atividades *on-line*.

Para o autor, a chegada desses recursos tecnológicos promoveu um aumento de transtornos mentais em crianças e adolescentes por meio do que ele chama de "o grande religamento da infância" (*the great rewiring of childhood*). A "infância baseada no brincar" (*play-based childhood*) teria sido substituída pela "infância baseada nos *smartphones*" (*phone-based childhood*). Pais de crianças nascidas a partir de 1995 combinaram a superproteção de seus filhos no mundo real com a subproteção no mundo virtual. A interferência com o desenvolvimento social e neural, levando a privação de sono, fragmentação da atenção, dependência, solidão, contágio social, comparação e perfeccionismo, teve um impacto desastroso na vida de crianças, adolescentes e suas famílias.

Embora a hipótese de Haidt possa parecer simplista e insuficiente para explicar esses fenômenos, não se pode negar o aumento exponencial de problemas de saúde mental na infância e na adolescência. Os consultórios dos pediatras e as emergências pediátricas têm recebido pacientes com diversos problemas psicológicos e transtornos mentais. Meninas com lesões autoprovocadas ou meninos que tentaram o suicídio são hoje frequentes nos prontos atendimentos pediátricos.

Sabe-se que transtornos mentais não tratados podem ter graves consequências, interferindo nos processos de desenvolvimento característicos dessa faixa etária. Mais do que nunca, é fundamental que pediatras e profissionais de saúde que atendem crianças e adolescentes conheçam o campo da saúde mental, para que possam oferecer acolhimento e tratamento adequados aos pacientes em sofrimento psíquico que os procuram.

O pediatra ocupa um lugar privilegiado para o reconhecimento de crianças e adolescentes em sofrimento mental ou em risco de desenvolver transtornos psiquiátricos. Além disso, pode oferecer um cuidado de qualidade nos casos de transtornos já instalados.

Este livro apresenta um panorama completo e atualizado da saúde mental de crianças e adolescentes, de forma clara, simples e concisa, evitando-se termos técnicos desnecessários. A literatura específica foi revisada até o ano de 2024, incluindo-se referências que permitem aos leitores o aprofundamento nos temas. A obra é resultado de décadas de experiência dos autores no campo da saúde mental pública e privada. Houve a preocupação especial de dirigir o trabalho para a realidade brasileira.

Embora o texto tenha sido escrito para os pediatras, tomamos o cuidado de tornar o conteúdo acessível a qualquer pessoa que se interesse pelo tema (inclusive não profissionais).

Outros profissionais de saúde (psicólogos, psicanalistas, enfermeiros, fisioterapeutas, fonoaudiólogos, psicomotricistas, terapeutas ocupacionais, musicoterapeutas, psicopedagogos, assistentes sociais) e de educação (professores, coordenadores escolares) encontrarão aqui um guia completo de saúde mental de crianças e adolescentes, contextualizado para a realidade de sua prática.

Este manual poderá também ser útil para estudantes de Medicina, residentes de Psiquiatria e psiquiatras, pois apresenta um conciso curso introdutório de Psiquiatria da Infância e da Adolescência.

Parabenizamos a Sociedade Brasileira de Pediatria pela iniciativa de levar a todos os pediatras brasileiros a fundamental dimensão da saúde mental.

Dedicamos este livro às crianças e aos adolescentes de nosso país, às suas famílias e aos indivíduos devotados ao cuidado da infância e da adolescência (especialmente as vítimas da catástrofe climática do Rio Grande do Sul e as pessoas que têm se doado para mitigar suas dores), na esperança de contribuir para a construção de vidas mais felizes e realizadas e de um futuro melhor para o sofrido povo brasileiro.

Roberto Santoro Almeida
Coordenador do Grupo de Trabalho de Saúde Mental
da Sociedade Brasileira de Pediatria (SBP).

SEÇÃO 1

Fundamentos

1

Introdução à saúde mental de crianças e adolescentes

Roberto Santoro Almeida
Rossano Cabral Lima
Adriana Rocha Brito
Gabriela Judith Crenzel

DESTAQUES

- A mente humana é um espaço virtual que recebe informações provenientes do mundo externo e do mundo interno, desenvolvendo-se pela interação entre fatores genéticos e experiências, especialmente as de cunho afetivo.
- Problemas relacionais nos primeiros anos de vida geram fragilidades que podem eclodir mais tarde como transtornos mentais.
- O diagnóstico psiquiátrico é essencialmente clínico, reconhecendo crianças e adolescentes em sofrimento mental que interfere na qualidade de vida, no aprendizado e nas relações interpessoais.
- A consulta pediátrica é um local privilegiado para detectar crianças e adolescentes em risco, possibilitando minimizar as consequências deletérias dos problemas do campo da saúde mental.

INTRODUÇÃO: A MENTE[1-14]

O que é a mente?

No caminho do processo evolutivo responsável pelas miríades de formas de vida, a mente surge quando organismos complexos multicelulares diferenciam um sistema nervoso que recebe informações dos meios interno e externo, captadas por receptores e transmitidas ao complexo central de neurônios, que cria registros dessas informações. Surge um espaço virtual, composto por imagens, que são representações complexas de impulsos advindos das diversas modalidades sensoriais. A mente tem uma face voltada para o mundo interno e outra para o mundo externo, representando no espaço virtual as ações, as sensações corporais e as percepções dos órgãos dos sentidos.

No palco virtual da mente, desenrolam-se percepções, sensações, sentimentos, lembranças, ideias, desejos, fantasias e sonhos. A mente humana cria símbolos de várias ordens, incluindo símbolos verbais que permitem o pensamento reflexivo, para além das percepções momentâneas.

Uma vez que a base da mente é radicada no funcionamento corporal, alterações da fisiologia do sistema nervoso e de outros sistemas biológicos têm consequências mentais. Em contrapartida, processos mentais afetam o funcionamento do corpo. Todo processo afetivo tem concomitantes corporais.

A mente humana se desenvolve pela interação entre as informações biológicas inscritas nos genes e as experiências com o meio externo, principalmente as experiências interpessoais. As relações afetivas do bebê com sua mãe moldam os circuitos cerebrais e propiciam o desenvolvimento mental. Ao longo de toda a vida, esse processo continua, como resultado da interação das tendências inatas e das experiências.

As experiências afetivas dos primeiros anos formam a base da vida mental. Problemas nas primeiras relações podem criar fragilidades que eclodirão em outras épocas da vida, afetando a regulação das emoções, o aprendizado e o comportamento. Essas rachaduras no alicerce da mente podem se manifestar futuramente pelo surgimento de transtornos psiquiátricos.

Existem duas vias de acesso aos fenômenos mentais: a objetiva, pela observação do comportamento, dos concomitantes corporais dos estados emocionais e das produções do indivíduo, e a subjetiva, pela empatia. A empatia consiste na capacidade de captar os estados emocionais do outro por meio da sintonização com as manifestações corporais dos afetos, da diferenciação e da possibilidade de se imaginar na perspectiva da outra pessoa.

SAÚDE MENTAL[1-14]

A saúde mental é uma das dimensões fundamentais da saúde. Os pediatras e profissionais que trabalham com a infância e a adolescência têm papel importantíssimo na promoção da saúde mental de crianças e adolescentes, por intermédio de ações preventivas, da identificação de fatores de risco e vulnerabilidades, do diagnóstico de transtornos mentais já instalados, do tratamento, da reabilitação e do encaminhamento ao especialista. Além disso, o conhecimento dos aspectos psicológicos e a habilidade nas relações interpessoais permitem que se estabeleçam vínculos positivos com os pacientes e suas famílias, que contribuirão para a recuperação e a preservação da saúde.

A especialidade médica que se dedica à saúde mental é a psiquiatria. O trabalho do psiquiatra se desenvolve por meio da colaboração com outras especialidades da medicina e com profissionais de outras áreas, como psicólogos, psicopedagogos, fonoaudiólogos, enfermeiros, psicomotricistas, fisioterapeutas, nutricionistas, terapeutas ocupacionais, assistentes sociais, professores e outros.

A parceria de psiquiatras da infância e da adolescência com pediatras é muito frequente e tem excelentes resultados, podendo ocorrer mediante consultoria (o pediatra busca o psiquiatra para orientações em relação a aspectos mentais do paciente) ou atendimentos ao mesmo paciente, em um trabalho complementar que abrange a saúde física e a saúde mental.

O DIAGNÓSTICO PSIQUIÁTRICO[1-13,15-17]

O diagnóstico psiquiátrico se faz fundamentalmente pela avaliação clínica do paciente, por meio da anamnese e do exame psíquico (Tabela 1). Pode-se também utilizar recursos complementares como entrevistas padronizadas, testagens psicológicas, *checklists* e outros. Frequentemente são necessárias várias consultas para se firmar o diagnóstico.

É preciso levar em conta que a delimitação entre os transtornos mentais e a normalidade e entre as diversas categorias de transtornos não é tão nítida quanto em outras especialidades médicas. No caso de crianças e adolescentes, indivíduos em processo de desenvolvimento, o problema é ainda mais patente. Os quadros sintomáticos mudam com o tempo, acompanhando as mudanças ocorridas ao longo do caminho do desenvolvimento. O Quadro 1 apresenta as etapas da avaliação psiquiátrica de crianças e adolescentes.

Uma série de dificuldades complica as definições de normalidade e patologia no campo da saúde mental. A utilização do critério de normal como média pode incluir no campo patológico indivíduos que, por suas idiossincrasias, são diferentes da maioria, dentro da ampla variabilidade de maneiras de ser que compõe a diversidade humana. Definir a saúde com base em um estado ideal de equilíbrio e adaptação ao meio ou de ausência de doença pode ocasionar a desconsideração de crianças e adolescentes que não têm problemas comportamentais e aparentemente não apresentam sintomas psiquiátricos, mas sofrem silenciosamente. Em outros casos, sintomas mentais são reações a problemas de vida insuportáveis sem configurar um transtorno mental. De modo geral, para realizar o diagnóstico, tem-se preferido utilizar critérios pragmáticos: a presença de sofrimento psíquico do paciente e da família e a perturbação persistente das relações interpessoais, do lazer e do aprendizado.

QUADRO 1 A avaliação psiquiátrica de crianças e adolescentes

Identificação: • Nome, data de nascimento (idade), escola, ano escolar, com quem mora.
Queixa principal: • Dos pais ou responsáveis. • Da própria criança ou adolescente. • Dos encaminhadores (escola, médicos, psicólogos etc.).
História do problema atual: • Dificuldades que motivaram a avaliação. • Contexto em que ocorrem os problemas. • Duração e frequência dos sintomas.
História da gestação e do nascimento: • Gravidez, incluindo histórico do acompanhamento pré-natal. • Parto. • Problemas no período perinatal.
História do desenvolvimento: • Marcos do desenvolvimento motor grosso e adaptativo. • Linguagem verbal e não verbal. • Marcos do desenvolvimento pessoal-social (incluindo treinamento esfincteriano). • Pontos fortes e vulnerabilidades da criança ou do adolescente. • Temperamento.
História patológica pregressa: • Doenças sistêmicas ou condições crônicas. • Deficiências • Uso de medicamentos. • Alergias. • Internações. • Cirurgias. • Acidentes.

(continua)

QUADRO 1 A avaliação psiquiátrica de crianças e adolescentes (*continuação*)

História psiquiátrica: • Tratamentos (psicofármacos, psicoterapias). • Histórico de comportamentos arriscados. • Comportamento auto e heteroagressivo. • Tentativas de suicídio. • Comportamento sexual. • Uso de substâncias (álcool, drogas).
História social: • Relacionamento com os pares. • História escolar desde a pré-escola. • Atividades (lazer, esportes, uso de internet, *videogame*). • Sono. • Vulnerabilidades socioeconômicas (território de moradia, pobreza, violência). • Discriminação de raça, gênero ou religião.
História familiar: • Genograma • Problemas psiquiátricos e de aprendizagem. • Violência física, sexual, psicológica e negligência. • Profissão dos pais ou responsáveis. • Pontos fortes e vulnerabilidades da família.
Contexto cultural: • Escolaridade dos responsáveis. • Migrações. • Identificações étnicas e religiosas.
Exame do estado mental: • Aparência, comportamento, vestimentas, arrumação, presença de lesões, atitudes diante do examinador e com os acompanhantes (contato visual, exploração do ambiente, nível de atividade). • Capacidade de cooperar durante o exame. • Fala e linguagem: fluência, velocidade, volume, habilidade. • Desempenho cognitivo. • Atenção. • Memória. • *Insight* (capacidade de reconhecer os próprios problemas). • Julgamento. • Funções motoras: atividade, impulsividade, coordenação, tiques. • Humor e afeto: sintomas maníacos, humor deprimido, desinteresse, culpa. • Pensamento: conteúdo, coerência, velocidade. • Sensopercepção: ilusões ou alucinações auditivas, visuais ou em outras esferas sensórias. • Ansiedade, medos, fobias, obsessões e compulsões. • Sintomas de comportamento: inibição, oposição, agressividade. • Avaliação de risco: ideação ou comportamento suicidas. • Planos de se ferir ou ferir outras pessoas.

Fonte: Almeida et al., 2019;[1] Almeida et al., 2022;[2] Almeida e Brito, 2022.[3]

Na maioria das especialidades médicas, as doenças se apresentam como categorias bem definidas, com limites nítidos em relação às outras doenças e à normalidade. A abordagem categorial apresenta limitações claras no campo da psiquiatria, em que a separação entre os diversos transtornos mentais entre si e a fronteira dos transtornos com normalidade não são tão nítidas. Tendo como base as evidências disponíveis, que muitas vezes são frágeis, criam-se categorias diagnósticas a partir de um consenso de especialistas, que estabelecem critérios de inclusão (número de sintomas, duração, frequência, intensidade) e de exclusão, além da exigência de que os sintomas gerem sofrimento ou limitações, definindo arbitrariamente um ponto de corte entre a normalidade e a patologia.

Os riscos de uma abordagem categorial estrita e rígida são a transformação dos diagnósticos em entidades concretas com existência própria, e não formas de descrição de problemas, e a desconsideração de fatores subjetivos ou relacionais.

A abordagem dimensional na área da saúde mental, por sua vez, considera a existência de um *continuum* da normalidade à patologia, sem distinções nítidas. O risco dessa abordagem é a patologização generalizada, incluindo todos os indivíduos em formas leves, frustas ou limítrofes de um transtorno mental. Em psiquiatria, pois, vale manter um equilíbrio entre as abordagens categorial e dimensional.

Segundo a maioria dos autores, as comorbidades (presença de mais de um transtorno mental no indivíduo) são comuns na psiquiatria infantojuvenil. Como crianças e adolescentes são seres em desenvolvimento, com quadros sintomáticos cambiantes ao longo do tempo, sem limites claros com a normalidade e entre as diversas categorias diagnósticas, é possível que a alta frequência de comorbidades indique, pelo menos em parte, as limitações das classificações e dos critérios diagnósticos utilizados nessa faixa etária.

CLASSIFICAÇÕES PSIQUIÁTRICAS[15-17]

Transtornos psiquiátricos correspondem a descrições das várias formas de sofrimento mental e de problemas de comportamento que interferem no desenvolvimento, na aprendizagem, no lazer e nas relações interpessoais de crianças e adolescentes. Como essas formas de sofrimento variam ao longo do tempo e em diferentes circunstâncias, as classificações psiquiátricas são sempre provisórias, passando por revisões periódicas.

As classificações psiquiátricas mais utilizadas hoje são a Classificação Internacional de Doenças, da Organização Mundial da Saúde (OMS), cuja 11ª edição já tem tradução oficial para o português e está em fase de implementação no Brasil, e a 5ª edição revisada do Manual Diagnóstico e Estatístico de Transtornos Mentais (DSM-5-TR), da American Psychiatric Association (APA).

As últimas edições da CID e do DSM procuraram se aproximar, adotando categorias diagnósticas e critérios semelhantes. Ambas as classificações retiraram as seções específicas de transtornos da infância e adolescência presentes nas edições anteriores, agrupando os transtornos constantes dessas seções em outras partes (especialmente no grupo Transtornos do Neurodesenvolvimento) e utilizando geralmente os mesmos critérios diagnósticos das categorias de adultos, com pequenas modificações.

GRUPOS DIAGNÓSTICOS E TIPOS DE PROBLEMAS[1-3,6-13]

O Quadro 2 apresenta os tipos de problemas de saúde mental frequentes na clínica de crianças e adolescentes.

QUADRO 2 Principais problemas de saúde mental infantojuvenil

Problemas emocionais	• Sintomas de ansiedade: angústia, fobias (de animais, de situações específicas, de exposição social) e comportamentos de evitação. • Sintomas obsessivo-compulsivos: obsessões (pensamentos intrusivos que causam ansiedade), compulsões (comportamentos repetitivos adotados para aliviar a ansiedade). • Sintomas de humor: sentimentos de desvalorização, falta de prazer nas atividades, desesperança, autoagressão, prostração, perturbações no sono e no apetite (para mais ou para menos). • Equivalentes somáticos: queixas somáticas (dor de cabeça, dor abdominal etc.) como manifestação de problemas emocionais.
Problemas de conduta	Comportamento desafiador (contestação sistemática da autoridade), agressão, irritabilidade, explosões de raiva, condutas francamente antissociais (roubo, destruição de objetos, uso de drogas etc.).

(*continua*)

QUADRO 2 Principais problemas de saúde mental infantojuvenil (*continua*)

Problemas do desenvolvimento	Manifestações nas áreas motora, da alimentação, do controle esfincteriano, da fala e da linguagem, do brincar, da atenção, do nível de atividade e do desempenho escolar (principalmente leitura, escrita e habilidades matemáticas).
Problemas de interação social	Indiferença, distanciamento, pouca empatia, inabilidade social, passividade, comportamentos desinibidos e inadequados, dificuldades de relacionamento.

Fonte: Almeida et al., 2019;[1] Almeida et al., 2022;[2] Almeida e Brito, 2022.[3]

No Quadro 3 estão os principais transtornos mentais que ocorrem nessa faixa etária, divididos em 5 grandes grupos.

QUADRO 3 Grupos diagnósticos em psiquiatria da infância e da adolescência

Transtornos do desenvolvimento	• Deficiência intelectual. • Transtorno do espectro autista. • Transtornos da aprendizagem e da linguagem.
Transtornos disruptivos ou externalizantes	• Transtorno de déficit de atenção/hiperatividade. • Transtorno de conduta. • Transtorno de oposição desafiante.
Transtornos emocionais ou internalizantes	• Transtornos de ansiedade. • Depressão.
Transtornos da corporeidade	• Transtornos alimentares. • Abuso de álcool e outras drogas. • Transtornos com sintomas somáticos. • Autolesão. • Tiques. • Enurese e encoprese.
Transtornos psicóticos (mais comuns na adolescência)	• Esquizofrenia infantil. • Transtorno bipolar.

Fonte: Almeida et al., 2019;[1] Almeida et al., 2022;[2] Almeida e Brito, 2022.[3]

ETIOLOGIA[1-3,6-13]

Os transtornos mentais são multideterminados, ocorrendo pela interação complexa de fatores biológicos, psicológicos, sociais, econômicos e culturais. Muitas vezes fragilidades constitucionais interagem com experiências negativas para desencadear sintomas da esfera mental. É preciso lembrar que, mesmo em casos em que os fatores biológicos predominam, questões psicológicas e interpessoais têm forte influência na evolução dos problemas.

EPIDEMIOLOGIA[1-3,6-13,18-21]

Segundo metanálise publicada em 2015, em que foram incluídos 41 estudos epidemiológicos realizados em 27 países, a prevalência de transtornos mentais em crianças e adolescentes é de 13,4%. Os quadros mais frequentes nessa faixa etária são os transtornos de ansiedade (6,5%), os transtornos disruptivos (5,7%) e os transtornos depressivos (2,6%). Três estudos brasileiros encontraram uma taxa de prevalência geral de 10,8 a 13,1%, com dados semelhantes em relação aos estudos internacionais, apontando a maior frequência de transtornos de ansiedade, disruptivos e depressivos. Estudos recentes sugerem que a pandemia de covid-19 afetou negativamente a saúde mental da população como um todo, atingindo preferencialmente crianças e adolescentes, com consequente aumento da prevalência de transtornos mentais nessa faixa etária.

Na infância, os transtornos mentais são mais comuns em meninos; na adolescência e na idade adulta, há um predomínio do sexo feminino. Problemas internalizantes (depressão, ansiedade) são mais comuns no sexo feminino; problemas externalizantes (transtornos de conduta, transtorno de déficit de atenção/hiperatividade) em meninos. Alguns transtornos começam caracteristicamente na infância, outros iniciam na adolescência (Quadro 4).

QUADRO 4 Faixa etária de início de transtornos mentais

Infância	• Deficiência intelectual. • Transtorno do espectro autista. • Hiperatividade/transtorno de déficit de atenção. • Transtornos do apego. • Ansiedade de separação. • Fobias. • Transtornos de linguagem. • Transtornos de aprendizagem.
Adolescência	• Transtorno bipolar. • Tentativa de suicídio. • Autolesão. • Esquizofrenia. • Transtorno de pânico. • Anorexia nervosa. • Bulimia. • Abuso de substâncias psicoativas.

Fonte: Almeida et al., 2019;[1] Almeida et al., 2022;[2] Almeida e Brito, 2022.[3]

Estudos epidemiológicos reconheceram diversos fatores de risco (Quadro 5) e de proteção (Quadro 6) para transtornos mentais na infância e na adolescência.

QUADRO 5 Fatores de risco para transtornos mentais na infância e na adolescência

Na criança ou no adolescente	• Problemas na gravidez (infecções, doença congênita, exposição a álcool, drogas e outras toxinas). • Baixo peso no nascimento. • Hipóxia e outras complicações no parto. • Lesões do sistema nervoso central (SNC). • Baixa inteligência. • Desnutrição. • Doença crônica. • Mau desempenho escolar. • Temperamento difícil. • Violência emocional, física, sexual. • Negligência.
Na família	• Conflitos familiares graves. • Disciplina precária. • Violência doméstica. • Criminalidade paterna. • Pais com transtornos mentais ou usuários de drogas. • Famílias com muitos filhos. • Separação dos pais. • Ausência ou perda de um dos pais.
No meio social	• Problemas sociais graves. • Más condições de moradia. • Desemprego. • Condições econômicas desfavoráveis. • Ausência de escolas ou de serviços de saúde adequados. • Comunidades violentas.

Fonte: Almeida et al., 2019;[1] Almeida et al., 2022;[2] Almeida e Brito, 2022.[3]

QUADRO 6 Fatores de proteção e resiliência para a saúde mental de crianças e adolescentes

Pessoais	• Temperamento fácil. • Inteligência.
Familiares	• Relações afetivas seguras com pelo menos um adulto. • Boas relações familiares.
Sociais	• Pertencimento a grupos e instituições que oferecem apoio social e comunitário.

Fonte: Almeida et al., 2019;[1] Almeida et al., 2022;[2] Almeida e Brito, 2022.[3]

Os transtornos mentais têm um alto custo financeiro e um profundo impacto no desenvolvimento de crianças e adolescentes, gerando sofrimento e incapacitação. No Brasil, a despeito de esforços recentes para a criação de uma rede de atenção psicossocial infantojuvenil no Sistema Único de Saúde (SUS), persiste a baixa disponibilidade de recursos terapêuticos e serviços voltados à saúde mental dessa faixa etária, associada ao número insuficiente de profissionais habilitados, agravando ainda mais as consequências nefastas dos transtornos mentais.

SAÚDE MENTAL NA PRÁTICA PEDIÁTRICA[1-3]

A consulta pediátrica é um espaço privilegiado para a avaliação da saúde mental. O pediatra acompanha todo o processo de desenvolvimento de seus pacientes, por meio de consultas seriadas, e pode perceber aspectos relacionais das famílias das crianças e adolescentes. Na consulta, é possível verificar a presença de fatores de risco e proteção, observar problemas do campo da saúde mental, identificar transtornos mentais que se iniciam ou já estão instalados e reconhecer problemas subjetivos, relacionais ou de sofrimento psíquico.

Ao longo da infância e da adolescência, é comum o surgimento de sintomas emocionais ou de comportamento que são característicos de determinados períodos, não configurando transtornos mentais (por exemplo, fobias em crianças pequenas). Em contrapartida, é preciso estar atento para identificar crianças e adolescentes aparentemente bem ajustados, que vivenciam em segredo um profundo sofrimento mental.

Em caso de dúvida, o pediatra pode buscar ajuda do profissional de saúde mental. Em muitas situações, uma troca de ideias é suficiente. Em outras, torna-se necessário encaminhar os pacientes. Os encaminhamentos devem ser realizados com cuidado, por meio de diálogos com as crianças e adolescentes e suas famílias, buscando esclarecer que problemas de saúde mental podem ocorrer com qualquer pessoa, a qualquer tempo, e não são sinais de fraqueza, loucura ou falha dos pais.

CONSIDERAÇÕES FINAIS

A mente é um espaço virtual que estabelece uma ponte entre o mundo interno e o mundo externo. A mente humana se desenvolve a partir da interação dos processos biológicos inscritos nos genes com as experiências. As relações afetivas nos primeiros anos de vida estabelecem o alicerce da mente. Falhas ambientais podem gerar fragilidades que facilitam a eclosão de transtornos mentais ao longo da vida.

O diagnóstico psiquiátrico é fundamentalmente clínico. As categorias diagnósticas correspondem a descrições das diversas formas de problemas de comportamento e sofrimento psíquico que interferem no processo de desenvolvimento, afetando o aprendizado, as relações interpessoais e o lazer.

O pediatra está em um lugar privilegiado para reconhecer crianças e adolescentes em risco para problemas de saúde mental ou que já desenvolveram transtornos mentais. Na consulta pediátrica, o profissional pode avaliar questões subjetivas e familiares. A colaboração do pediatra com o profissional de saúde mental é um recurso importantíssimo para a promoção e o cuidado da saúde física e mental de crianças e adolescentes.

REFERÊNCIAS

1. Almeida RS, Lima RC, Crenzel G, Abranches CD. Saúde mental da criança e do adolescente. 2.ed. Barueri: Manole; 2019 (Série Pediatria Soperj).
2. Almeida RS, Lima RC, Crenzel G, Alves ASM. Introdução à saúde mental na infância e na adolescência. In: Sociedade Brasileira de Pediatria. Tratado de pediatria. 5.ed. v.2. Santana de Parnaíba: Manole; 2022. p.1045-51.
3. Almeida RS, Brito AR. Saúde mental na prática pediátrica. In: Silva LR, Solé D (eds.). Diagnóstico em pediatria. 2.ed. Santana de Parnaíba: Manole; 2022. p.122-32.
4. Siegel DJ. The developing mind. 3.ed. New York: The Gilford; 2020.
5. Eizirik C, Bassols AMS. O ciclo da vida humana: uma perspectiva psicodinâmica. 2.ed. Porto Alegre: Artmed; 2013.
6. Martin A, Volkmar F. Lewis's child and adolescent psychiatry: a comprehensive textbook. 5.ed. Philadelphia: Lippincott Williams & Wilkins; 2018.
7. Assumpção Jr FB, Kuczynski E, Assumpção TM. Tratado de psiquiatria da infância e da adolescência. 4.ed. Rio de Janeiro: Atheneu; 2022.
8. Pastura G, Santos FN (orgs.). Neuropsiquiatria infantil. Rio de Janeiro: Rubio; 2022.
9. Goodman R, Scott S. Child and adolescent psychiatry. 3.ed. Oxford: Willey Blackwell; 2012.
10. Marcelli D, Cohen D. Enfance et psychopathologie. 11.ed. revue et complétée. Issy-les-Moulineux: Elsevier-Masson; 2021.
11. Marcelli D, Braconnier A, Tandonnet L. Adolescence et psychopathologie. 9.ed. Issy-les-Moulineux: Elsevier-Masson; 2018.
12. Dulcan MK (ed.). Dulcan's textbook of child and adolescent psychiatry. 3.ed. Washington, DC: American Psychiatric Association; 2022.
13. Sadock BJ, Sadock V, Ruiz P. Kaplan and Sadock's comprehensive textbook of psychiatry. 10.ed. Philadelphia: Wolters Kluwer; 2017.
14. Gilmore K, Meersand P. Normal child and adolescent development: a psychodynamic primer. Washington, DC: American Psychiatric Association; 2014.

15. American Psychiatric Association. Manual Diagnóstico e Estatístico de Transtornos Mentais. 5.ed. Texto revisado (DSM-5-TR). Porto Alegre: Artmed; 2023.
16. Organização Mundial de Saúde (OMS). Classificação de Transtornos Mentais e de Comportamento da CID-10: descrições clínicas e diretrizes diagnósticas. Porto Alegre: Artes Médicas; 1993.
17. World Health Organization (WHO). 11ª Classificação Estatística Internacional de Doenças e Problemas Relacionados à Saúde (CID-11). 11.ed. 2024 (publicação em português). Disponível em: https://icd.who.int/browse/2024-01/mms/pt. Acesso em: 10 maio 2024.
18. Polanczyk GV, Salum GA, Sugaya LS, Caye A, Rohde LA. Annual research review: a meta-analysis of the worldwide prevalence of mental disorders in children and adolescents. J Child Psychol Psychiatry. 2015;56(3):345-65.
19. Fleitlich-Bilyk B, Goodman R. Prevalence of child and adolescent psychiatric disorders in Southeast Brazil. J Am Acad Child Adolesc Psychiatry. 2004;43(6):727-34.
20. Paula CS, Coutinho ES, Mari JJ, Rohde LA, Miguel EC, Bordin IA. Prevalence of psychiatric disorders among children and adolescents from four Brazilian regions. Braz J Psychiatry. 2015;37(2):178-9.
21. Anselmi L, Fleitlich-Bilyk B, Menezes AM, Araújo CL, Rohde LA. Prevalence of psychiatric disorders in a Brazilian birth cohort of 11-year-olds. Soc Psychiatry Psychiatr Epidemiol. 2010;45(1):135-42.

2

O desenvolvimento da mente

Adriana Rocha Brito
Roberto Santoro Almeida
Rossano Cabral Lima

DESTAQUES

- O processo de desenvolvimento mental se caracteriza pela conquista gradual de habilidades em várias áreas (de linguagem, social, emocional, motora etc.), e resulta da interação complexa entre fatores genéticos e influências ambientais.
- As experiências interpessoais dos primeiros anos de vida, especialmente as relações afetivas do bebê com sua mãe, constituem a base da vida mental.
- Os processos de amadurecimento cognitivo, emocional, social, da moralidade e da espiritualidade são fundamentais para a saúde mental.
- O acompanhamento cuidadoso do desenvolvimento é tarefa de máxima importância, uma vez que a identificação precoce de alterações, atrasos ou movimentos regressivos permite intervenções necessárias em tempo oportuno.

INTRODUÇÃO[1,2]

O desenvolvimento é definido como um processo dinâmico de aquisição progressiva de habilidades necessárias ao desempenho de funções e atividades cada vez mais complexas. O acompanhamento do desenvolvimento neuropsicomotor é realizado nas consultas de puericultura, que tradicionalmente monitoram os ganhos de habilidades em áreas específicas (motora grossa e fina, de linguagem e pessoal-social) por meio da avaliação dos marcos do desenvolvimento, definidos em testes de triagem padronizados. Essa é uma tarefa importantíssima do pediatra, pois permite a detecção de desvios, atrasos ou regressões e a instituição precoce de intervenções terapêuticas.

Este capítulo pretende apresentar o desenvolvimento de competências nos campos cognitivo, emocional, social, moral e espiritual, áreas que se interconectam e são fundamentais para uma vida mental saudável.

Forças biológicas e ambientais interagem para modelar o desenvolvimento, o que torna imprescindível a atenção para fatores de risco e de proteção desde a gestação. Nesse sentido, o início das consultas pediátricas ainda no período pré-natal tem uma imensa importância, pois já possibilita a avaliação da qualidade dos vínculos afetivos familiares e de possíveis temores e fantasias relacionados à criança por nascer, além de permitir o conhecimento das redes de apoio familiar e social. Nas consultas subsequentes, é fundamental a investigação cuidadosa de condições de vulnerabilidade que possam interferir no desenvolvimento, a fim de realizar as intervenções precoces necessárias. As consultas também possibilitam a identificação e a promoção de fatores de proteção que favorecem o desenvolvimento saudável.

A base da saúde mental é construída durante o desenvolvimento psíquico. Um ambiente harmonioso e acolhedor, com a presença de adultos estáveis e comprometidos, capazes de oferecer atenção, amor, amparo, limites e um cotidiano rico em estímulos e experiências, favorece a estruturação de um bom alicerce psíquico, que se reflete no desenvolvimento pleno das capacidades do indivíduo e na conquista de uma vida feliz e produtiva.

DESENVOLVIMENTO COGNITIVO[1-9]

Cognição é o processo pelo qual o indivíduo aprende, elabora o conhecimento e o aplica em seu cotidiano. O desenvolvimento cognitivo ocorre de forma contínua ao longo dos anos, abarcando as habilidades de percepção, de atenção, de memória, de regulação das emoções, de controle de impulsos, de compreensão, de pensamento, de julgamento, de habilidades linguísticas, de planejamento, de resolução de problemas e de tomada de decisões. A cognição define a forma como cada indivíduo se manifesta no mundo, afetando de modo direto as relações pessoais. As bases da cognição se organizam ao longo da infância e da adolescência, de acordo com processos que variam muito de pessoa para pessoa.

Fundamentando-se em pesquisas realizadas em crianças, e principalmente por meio da observação dos próprios filhos, o psicólogo suíço Jean Piaget propôs 4 estágios básicos do desenvolvimento cognitivo na infância e na adolescência. Segundo o autor, a plenitude da capacidade de aquisição do conhecimento está atrelada às condições que o ambiente proporciona. Piaget destacou o papel ativo do indivíduo na construção do conhecimento a partir da interação com o meio, observando que o processo, dirigido pelo afeto (que atribui significado e valor às experiências), depende da capacidade de organizar e estruturar mentalmente as situações vividas.

Após o nascimento, inicia-se um processo psicológico de adaptação ao meio por intermédio da assimilação (o registro de um evento vivido como parte de um esquema mental), da acomodação (a mudança de um esquema preexistente, fundada em uma nova informação recebida por meio da assimilação) e da equilibração (a reestruturação dos esquemas pelo equilíbrio entre a assimilação e a acomodação), formando-se as estruturas básicas do pensamento.

O Quadro 1 apresenta as fases do desenvolvimento cognitivo descritas por Piaget. Segundo o enfoque piagetiano, a cognição é qualitativamente diferente nos diferentes estágios do desenvolvimento.

QUADRO 1 Estágios do desenvolvimento cognitivo, segundo Piaget

Períodos	Desenvolvimento cognitivo
Sensório-motor 0-2 anos	Percepção do mundo por meio dos órgãos sensoriais. Desenvolvimento das habilidades motoras a partir dos reflexos. Ao final da fase, capacidade de operar representações mentais.
Pré-operatório 2-7 anos	Desenvolvimento da linguagem e da função simbólica. Cognição egocêntrica, mágica, ligada à percepção imediata. Relacionamento com o mundo a partir de desejos e necessidades.
Operatório concreto 7-11/12 anos	Declínio do egocentrismo, pensamento racional e lógico com capacidade para a resolução de problemas concretos, domínio dos conceitos de tempo e de número.
Operatório formal 11/12 anos em diante	Capacidade de abstração, domínio do pensamento lógico e dedutivo, criação de hipóteses e reflexão sobre as questões do mundo real.

Fonte: adaptado de Bee e Boyd, 2011;[2] Lopes e Lucca, 2012.[9]

No início do estágio sensório-motor não há diferenciação entre o eu e o mundo exterior. Os cuidados recebidos nutrem o bebê de estímulos táteis, visuais, auditivos, olfativos etc., que têm papel fundamental para o desenvolvimento da cognição. Os recém-nascidos reagem basicamente por meio de reflexos. São capazes de prestar atenção a rostos e de acompanhar luzes e objetos com os olhos.

Aos 2 meses o foco é a exploração do próprio corpo, que permite o estabelecimento dos primórdios da compreensão das relações de causa e efeito. Aos 3 ou 4 meses os bebês demonstram maior interesse pelo meio ambiente.

Entre o 8º e o 12º mês surge o comportamento de busca dos objetos escondidos. Por volta do 9º mês, consolida-se a permanência do objeto, ou seja, o entendimento de que os objetos continuam a existir mesmo quando desaparecem do campo de visão.

Entre 12 e 18 meses, a imitação é uma das principais vias de aprendizado. O jogo de faz de conta, ainda primitivo, ocorre envolvendo o próprio corpo da criança. A capacidade de andar, recém-adquirida, permite à criança o acesso a cenas de interesse e maior autonomia.

A característica mais representativa do período pré-operatório é a capacidade de interiorizar as ações por meio da imaginação. Nas brincadeiras de faz de conta, observam-se a atuação de processos de pensamento ainda não totalmente internalizados, e uma maior capacidade de simbolização. Outras particularidades marcantes dessa fase são a tendência ao egocentrismo e o pensamento mágico. Nessa fase, a criança não consegue ver o mundo pela perspectiva de outras pessoas, e não há diferença clara entre a imaginação e a realidade.

No período operatório-concreto há ampliação da capacidade do pensamento. Pouco a pouco, o escolar se torna capaz de pensar o mundo por meio da lógica, com importantes aquisições intelectuais, que tornam possível operações mentais concretas.

A adolescência é uma fase de profunda reorganização cerebral, em que ocorre a produção de novas sinapses, a manutenção das conexões utilizadas ativamente e a eliminação das não utilizadas (poda sináptica), possibilitando o aumento da capacidade de armazenamento de informações e o aprendizado de novas habilidades. A mielinização aumenta a velocidade da transmissão do sinal nervoso, otimizando a comunicação e a rapidez do processamento de informações.

Por volta dos 12 a 13 anos, emerge a capacidade de pensar de forma abstrata. Nesse período, o jovem passa a ser capaz de refletir em níveis cada vez maiores de complexidade e a responder simultaneamente a diversos aspectos de uma situação, pela adoção de vários pontos de vista. Vai se desenvolvendo a aptidão para prever as consequências dos atos por intermédio do pensamento lógico e da elaboração de hipóteses complexas. Manifesta-se também a capacidade de "pensar sobre o pensamento" (metacognição), que viabiliza a reflexão sobre o processo de chegar a uma determinada hipótese ou conclusão, contribuindo para a produção de formas mais elaboradas e abstratas de reflexão.

DESENVOLVIMENTO EMOCIONAL[1-6,8,10-13]

As emoções são reações complexas experimentadas em resposta a uma determinada circunstância, envolvendo componentes subjetivos, fisiológicos e comportamentais. As emoções têm um aspecto valorativo, conferindo significado às vivências que as desencadeiam e promovendo reações adaptativas. Em situações de ameaça, por exemplo, a reação emocional de medo confere à experiência uma valência negativa e prepara o indivíduo para enfrentar o perigo, por meio de mudanças corporais e comportamentais.

Em 1972, o psicólogo Paul Ekman descreveu 6 emoções básicas humanas, com caráter universal – o medo, a surpresa, o nojo, a tristeza, a alegria e a raiva. A expressão dessas emoções, por meio de manifestações faciais e corporais, se estabelece entre os 2 e os 6 meses de idade. Alguns anos depois, Robert Plutchik demonstrou que emoções diferentes podem se misturar de acordo com a situação vivida e introduziu o conceito da roda das emoções, comparando a combinação de emoções à imagem de um pintor misturando tintas a partir de cores primárias para criar cores e nuances na sua paleta. Em 1999, Ekman ampliou sua lista de emoções básicas, acrescentando o constrangimento, a excitação, o desprezo, a vergonha, o orgulho, a satisfação e a diversão.

O pediatra e psicanalista inglês Donald Winnicott investigou o desenvolvimento emocional primitivo, descrevendo os processos maturacionais pelos quais cada pessoa passa para alcançar uma vida mental saudável. Winnicott parte da dependência absoluta do bebê para acompanhar o surgimento da vida mental a partir da interação com a mãe. A "mãe suficientemente boa" atende de forma consistente as necessidades físicas e psicológicas de seu filho, permitindo o desenvolvimento gradual da autonomia.

Para Winnicott, algum tempo antes do nascimento do bebê e durante algumas semanas depois do parto, as mães entram em um estado mental especial de recolhimento e de atenção exclusiva ao filho, que o autor denominou preocupação materna primária, um estado que permite à mãe a sintonia emocional e física necessária para o atendimento das necessidades absolutas de seu bebê. As tendências hereditárias presentes no nascimento só se realizarão na existência desse ambiente facilitador – representado pela mãe ou por alguém que ocupe esse lugar e que seja capaz de se adaptar afetivamente às demandas que vão aparecendo na rotina do bebê, por meio do *holding* (sustentação física e ambiental do bebê absolutamente dependente), do *handling* (o manejo físico do corpo do bebê em atendimento a suas necessidades) e da apresentação de objetos (a introdução de objetos do mundo externo ao bebê). Esses cuidados são responsáveis pela jornada da condição de não integração do eu para um estado de relativa unidade.

Com base em um extenso estudo das consequências patológicas das separações precoces de bebês e suas mães, o psiquiatra e psicanalista britânico John Bowlby desenvolveu a teoria do apego (*attachment*). Segundo o autor, a relação afetiva calorosa, íntima e contínua que se desenvolve entre o bebê e sua mãe ao longo do 1º ano de vida é resultado da tendência inata do bebê de se relacionar com os pais e da resposta destes à dependência absoluta do bebê. A evolução positiva do apego é a base do sentimento de segurança da criança.

O psicanalista Erik Erikson também enfatizou a importância do papel materno na constituição subjetiva do sujeito e descreveu a confiança básica como o primeiro dos estágios psicossociais. Ela se desenvolve no 1º ano de vida, na proporção em que os bebês são atendidos constantemente e de forma consistente em suas necessidades urgentes, gerando um alívio prazeroso da tensão. Desse modo, a disponibilidade de um cuidador atento e afetuoso cria as condições favoráveis para um vínculo seguro.

A qualidade do cuidado e da atenção fornece uma base segura às crianças que começam a andar e explorar os ambientes, permitindo que tenham confiança em seus movimentos de busca de maior autonomia. Por volta dos 18 meses, ocorre uma reaproximação do cuidador. Nessa fase, é comum o apego a objetos, denominados por Winnicott objetos transicionais – paninhos, travesseirinhos ou bonecos –, especialmente na hora de dormir. Os objetos transicionais oferecem espaço intermediário entre o mundo interno e o mundo externo e representam o cuidador ausente, permitindo conforto em situações de afastamento da mãe.

Entre os 2 e os 5 anos, surgem desafios emocionais como a aceitação de limites e a necessidade de maior controle dos impulsos. Em um período em que se assentam os alicerces da identidade, a criança afirma sua individualidade e diferenciação em relação ao adulto pelo uso do **não** e pelo autorreconhecimento como menino ou menina. Nesse período se expande a interação com os pares e outros adultos. Os pré-escolares vão aprendendo quais são os comportamentos aceitáveis e percebem o poder que possuem sobre os adultos, testando seus limites. Acessos de fúria desencadeados por situações de frustração surgem ao fim do 1º ano de vida e são comuns até os 4 anos. São frequentes sentimentos contraditórios em relação aos pais e aos irmãos, como ciúmes excessivos, amor, ódio etc. As brincadeiras são fundamentais para o desenvolvimento emocional, por permitir a expressão das emoções e a representação e a elaboração das situações de vida. O brincar é uma espécie de precursor do pensamento, externalizado em ação no mundo.

Na fase escolar há maior controle das emoções e a criança se torna capaz de pensar de forma lógica, estabelecendo mais claramente as fronteiras entre a realidade e a fantasia. Ampliam-se a capacidade de aprendizado e a relação com os pares. O escolar apresenta grande preocupação com o certo e o errado e com as regras de convívio. Surgem os jogos com regras e o envolvimento com os esportes.

A adolescência é um período de turbulência emocional. Nos primeiros anos dessa fase, é frequente a angústia pelas mudanças corporais próprias da idade. O adolescente se sente feio e desengonçado. São características do período a maior capacidade de pensar abstratamente e perceber as nuances das situações, a busca de novidades, a impulsividade, a onipotência, a dificuldade em avaliar os perigos de certas situações, a dificuldade em pensar nas consequências das ações e a vulnerabilidade às influências dos pares. As mudanças no sistema cerebral de recompensa (com menor nível basal de dopamina e maior liberação do neurotransmissor em situações de prazer) contribuem para as oscilações entre momentos de busca de estímulos intensos e períodos de tédio.

Durante a adolescência, os fatores externos têm uma influência expressiva no desenvolvimento cerebral. As experiências, principalmente as de natureza interpessoal, vão modelando os circuitos cerebrais, manifestando-se na relação que o adolescente tem consigo mesmo, com a família, com seus pares e com o mundo.

Com frequência, o adolescente se afasta emocionalmente da família em busca da construção da sua identidade. É comum que surja uma mudança significativa de interesses ou da forma de se conduzir, como parte do processo de individuação e diferenciação em relação aos adultos, especialmente os pais.

Nessa etapa, é imprescindível que os pais permaneçam presentes e que forneçam apoio e limites flexíveis por meio do diálogo respeitoso.

DESENVOLVIMENTO SOCIAL[1-3,5-8,12,14,15]

A sociabilidade é a propensão para interagir e se relacionar com os outros, integrar-se em sociedade e envolver-se em atividades sociais. A competência social consiste na capacidade de ser sensível e habilidoso no relacionamento com outros indivíduos.

O desenvolvimento social ocorre concomitantemente ao desenvolvimento de outras áreas, em relações complexas de influência. As competências sociais, emocionais e cognitivas evoluem simultaneamente, por meio da interação com outras pessoas. Segundo Erikson, a dimensão social e a cultura são fundamentais para o desenvolvimento do indivíduo, como base para a formação da identidade. Sua teoria do desenvolvimento psicossocial propõe estágios marcados por transições (crises) que precisam ser ultrapassadas. Em cada crise há uma profunda reestruturação interna, com duas possibilidades de desfecho, uma positiva e outra negativa. A forma de resolução da crise influencia a capacidade de lidar com conflitos ao longo da vida. O Quadro 2 apresenta os primeiros 5 dos 8 estágios propostos pelo autor, aqueles que correspondem à infância e à adolescência.

Aos 3 meses, o bebê demonstra reciprocidade afetiva, por meio do sorriso social em resposta à presença do rosto humano, e mantém contato visual com a mãe ao ser amamentado. Embora desde o nascimento reconheça a voz e o cheiro da mãe, somente por volta do 8º mês de vida a percebe como pessoa separada, de quem depende, o que pode ser observado pela ansiedade na presença de estranhos e o surgimento da ansiedade de separação.

Ao fim do 1º ano, a criança já é capaz de comunicar suas necessidades e desejos por meio da linguagem, começando a exercitar sua autonomia. Em torno dos 2 anos combina duas palavras para expressar o que quer. Passa a usar "eu" para se referir a si mesma e "não" para se opor à mãe, de quem já se sente mais diferenciada. Inicia-se o treinamento para o uso do banheiro. Nessa fase ocorre a expansão das habilidades comunicativas. As pessoas são vistas como boas e más, conforme acatem ou não os desejos imediatos da criança. São comuns as crises de birra diante das frustrações, e os conflitos com o pai ou os irmãos pela disputa da atenção da mãe.

QUADRO 2 Estágios do desenvolvimento psicossocial, segundo Erikson

Confiança básica *versus* desconfiança (nascimento – 1 ano)	Da interação adequada com os cuidadores emerge uma sensação de segurança, que favorece o desenvolvimento da confiança nas pessoas. Falhas (por exemplo, por negligência) podem resultar em insegurança, desconfiança e sintomas de ansiedade.
Autonomia *versus* vergonha e dúvida (2-3 anos)	A ampliação da linguagem coincide com o senso de autonomia, quando o pré-escolar começa a perceber que é um ser social e a aprender a manipular objetos. Há contradição entre a busca de prazer e as regras sociais. A aceitação das manifestações de independência pelos pais contribui para a conquista de um sentimento de autonomia. Críticas podem gerar dúvidas, vergonha e culpa.
Iniciativa *versus* culpa (4-5 anos)	Com a conquista da autonomia, o pré-escolar testa suas habilidades físicas e mentais, imita os adultos, experimenta diversos papéis nas brincadeiras com seus pares e desenvolve a imaginação. O respaldo à iniciativa desenvolve responsabilidade. O repúdio às manifestações de iniciativa gera culpa.
Diligência *versus* inferioridade (6-12 anos)	Na idade escolar, com a expansão da criatividade, observa-se a necessidade de controlar a imaginação e direcionar o foco criativo para processos de socialização formal. O estímulo à diligência gera a autopercepção gratificante da capacidade de competência, ao passo que a cobrança excessiva e/ou a rejeição de falhas podem criar desmotivação e sentimentos de inferioridade.
Identidade *versus* confusão de identidade (13-18 anos)	A fase se caracteriza pela busca da própria identidade, de propósitos e de um papel na sociedade. Embora o núcleo da identidade psicossocial esteja formado no fim desse período, o processo não termina com o fim da adolescência. Algumas vezes, o indivíduo não é reconhecido ou não se adéqua às normas implícitas dos grupos sociais, o que gera confusão. Finalizar essa etapa com sucesso significa concluir a edificação de uma base sólida e saudável para a vida adulta.

Fonte: adaptado de Bee e Boyd, 2011;[2] Alves, 2020.[15]

Na faixa etária escolar – de acordo com processos de construção da identidade de gênero resultantes da interação entre o indivíduo e a cultura (ver Capítulo 13) –, os meninos passam a se identificar com o pai, e as meninas, com a mãe. Outras pessoas, como avós, professores e até mesmo personagens de histórias fictícias, podem ser vistos como modelos. Há maior sociabilidade e é comum a criança eleger um "melhor amigo".

Na adolescência, torna-se premente a busca da individualidade, que paradoxalmente se constrói nas relações com as outras pessoas. As amizades proporcionam a oportunidade para a formação das habilidades sociais necessárias e também para a construção de uma identidade própria fora da família. Não só o desenvolvimento social mas também o emocional dependem da conquista e da manutenção de relacionamentos positivos. Com as novas possibilidades de interação, os jovens vão experimentando e assumindo novos papéis na sociedade, por exemplo, o de amigo confidente, de parceiro romântico, de líder e outros.

As últimas regiões do cérebro a amadurecer (perto do fim da adolescência) são aquelas que compõem o circuito social, áreas do córtex envolvidas no desenvolvimento da empatia e da teoria da mente, habilidades sociocognitivas fundamentais para a aprendizagem social e as interações cotidianas saudáveis. As emoções são motivadores da conduta, conectando o indivíduo a outras pessoas.

A teoria da mente é a habilidade de atribuir estados mentais – pensamentos, intenções, desejos, conhecimento, crenças etc. – a si e aos outros e de compreender que os outros têm visões de mundo que podem ser distintas da sua própria. A empatia consiste na capacidade de se identificar com os sentimentos e preocupações de outras pessoas, por meio da conexão com seus estados afetivos e da projeção imaginativa em suas perspectivas. A empatia é a base da tolerância e da compaixão. Compreender e respeitar pensamentos, sentimentos e emoções de outras pessoas e reconhecer o valor das diferenças humanas é o alicerce da consciência social.

A família, principalmente os pais, continua ocupando papel fundamental no processo de desenvolvimento social, como uma base afetiva que por meio do exemplo, do apoio e da supervisão auxilia na construção de valores, de habilidades de tomada de decisão e de solução de problemas. Os adolescentes também buscam modelos em outros adultos com quem se identificam, como avós, professores, artistas ou mesmo personagens de livros, filmes ou séries. As conexões virtuosas são protetoras e contribuem para o desenvolvimento das bases morais.

Espera-se que ao final da adolescência o jovem tenha desenvolvido uma identidade saudável, que o torne apto a ocupar seu lugar no mundo, por meio de relacionamentos afetivos maduros e do caminho para a realização profissional.

DESENVOLVIMENTO MORAL[2,4,9,16-19]

A moral se refere a um conjunto de normas que orientam o comportamento aceitável de uma pessoa em uma sociedade ou uma cultura, estando intimamente relacionada aos costumes de uma região e de uma época. Questões morais e éticas permeiam todas as interações humanas em todos os tempos e lugares e são determinadas por fatores históricos e sociais. A consciência moral se constitui na interação do indivíduo com seu meio social, por intermédio das relações interpessoais. Essa instância internalizada compreende um conjunto de atitudes, valores e virtudes que regem as ações.

Moral e ética são frequentemente usadas como sinônimos. No entanto, significam coisas diferentes. A palavra moral se refere ao conjunto de regras e princípios instituídos por um povo que indicam uma forma de agir adequada, envolvendo a capacidade de construção de julgamentos, a compreensão e o uso de convenções sociais. Ética é a reflexão acerca das ações morais, tendo em vista o bem-estar coletivo.

O processo de desenvolvimento moral ocorre gradativamente e de forma contínua, desde a infância e ao longo da vida, por meio das relações que os indivíduos estabelecem entre si e com o ambiente em que estão inseridos, dependendo das condições culturais, sociais e familiares.

É importante lembrar que os membros da família, em especial os pais, frequentemente são os primeiros a mostrar como o mundo funciona, estabelecer normas e apresentar as tradições culturais. Os valores começam a ser formados por meio das interações com eles e, no decorrer da vida, com outras pessoas. À medida que os jovens vão interagindo, vão conhecendo outros pontos de vista, aprendendo a refletir, a dialogar e a aprimorar suas próprias concepções morais.

Jean Piaget propôs 3 estágios para o desenvolvimento moral, correlacionados aos estágios do desenvolvimento cognitivo (Quadro 3). Na teoria piagetiana, a maioria das crianças percebe o certo e o errado como absolutos e inquestionáveis, ao passo que os adolescentes frequentemente questionam a moralidade recebida, incluindo os padrões de comportamento dos grupos de pares.

Com base em entrevistas de dezenas de crianças e adolescentes, Lawrence Kohlberg propôs 3 níveis de desenvolvimento moral, compreendendo 6 estágios. Cada estágio corresponde a uma forma específica de raciocinar sobre questões morais e de se posicionar diante do mundo. Para Kohlberg, o desenvolvimento do raciocínio abstrato é um pré-requisito para o desenvolvimento moral. O julgamento moral evolui à medida que o pensamento egocêntrico dá lugar ao pensamento abstrato. Nesse processo, não só o nível de sofisticação cognitiva é relevante, mas também as experiências de vida marcadas pela emoção promovem uma reavaliação interna que permite ao adolescente observar outros pontos de vista.

QUADRO 3 Desenvolvimento do juízo moral, segundo Piaget

Estágios	Desenvolvimento cognitivo	Juízo moral
Sensório-motor 0-2 anos	Inteligência de ordem prática.	**Anomia** Sem sentido de moralidade.
Pré-operatório 2-7 anos	Desenvolvimento da linguagem e da função simbólica.	**Heteronomia** Moral baseada no medo da punição, obediência à autoridade.
Operatório concreto 7-11/12 anos	Pensamento racional e lógico.	**Heteronomia** Moral baseada no respeito unilateral e na reciprocidade. Crianças seguem as regras e esperam que todos façam o mesmo.
Operatório formal 11/12 anos em diante	Capacidade de abstração, simultaneidade e metapensamento.	**Autonomia** Moral baseada em princípios superiores de leis e no respeito mútuo, na equidade e na cooperação; reconhecimento de que regras podem ser mudadas.

Fonte: Lopes e Lucca, 2012;[9] D'Aurea-Tardeli, 2007.[16]

O Quadro 4 apresenta a teoria do desenvolvimento moral de Kohlberg. O primeiro nível foi denominado pelo autor estágio pré-convencional, período em que a criança age de acordo com as repercussões externas de punição ou recompensa, e não por uma consciência moral. O segundo nível representa a moralidade convencional, em que há respeito à ordem e aos papéis sociais estabelecidos, com internalização das figuras de autoridade e preocupação em ser bom para atender a expectativas e agradar os outros. O terceiro e último nível é o pós-convencional, no qual se estabelece a compreensão genuína do que é certo e do que é errado, por meio de noções mais abstratas de justiça e da capacidade de empatia. A conduta é regida pela consciência dos princípios éticos universais, que estão além de qualquer contrato social.

De acordo com Kohlberg, é possível alcançar níveis superiores de moralidade ainda na adolescência, em geral em sua fase final. Cabe ressaltar que, mesmo nesses casos, o desenvolvimento moral não termina com a adolescência, pois se trata de um processo que continua a evoluir ao longo da vida.

QUADRO 4 Teoria do desenvolvimento moral - Lawrence Kohlberg

Nível pré-convencional Até por volta dos 9 anos	1. Punição e obediência
	2. Hedonismo ingênuo
Nível convencional A partir dos 10 anos	3. Relações interpessoais - "O bom garoto"
	4. Ordem social
Nível pós-convencional	5. Contrato social
	6. Consciência individual - Princípios éticos universais

Fonte: adaptado de Bee e Boyd, 2011;[2] Sousa, 2006;[17] Alves, 2017.[18]

A psicanálise compreende o desenvolvimento da moralidade com base no surgimento de uma instância psíquica, o superego ou supereu, formado pela internalização das regras morais impostas pelos pais e por figuras de autoridade. O superego guarda os valores morais (como a pessoa deve agir) e o padrão ideal, o ideal do ego (o que a pessoa deve ser). O superego é em grande medida inconsciente e se manifesta por meio de sentimentos de culpa, quando o indivíduo descumpre seus próprios padrões morais ou não corresponde a seu ideal.

DESENVOLVIMENTO ESPIRITUAL[4,6,20-22]

O Estatuto da Criança e do Adolescente contempla a dimensão espiritual em seu artigo 3º, garantindo que "a criança e o adolescente gozam de todos os direitos fundamentais inerentes à pessoa humana", e assegurando "todas as oportunidades e facilidades, a fim de lhes facultar o desenvolvimento físico, mental, moral, espiritual e social, em condições de liberdade e de dignidade".

A espiritualidade é a sensibilidade para a experiência humana em busca do sentido da vida, em dimensões que transcendem as vivências e as preocupações cotidianas, podendo ou não estar relacionada a uma prática religiosa particular. Ou seja, é importante destacar que não é necessário ter uma religião para vivenciar a espiritualidade.

A religião se refere à adesão a um sistema de crenças e práticas relacionadas a uma tradição em que há acordo sobre o que é respeitado e praticado, enquanto a espiritualidade é um sentimento de conexão com o sagrado. Mircea Eliade, um dos mais influentes cientistas das religiões do século XX, considera que "o sagrado é a função de dar sentido".

Até por volta dos 11 ou 12 anos, a criança desenvolve sua fé com base nas crenças e valores da família e da comunidade. Na adolescência, são comuns os questionamentos dessas crenças e valores, na busca de estabelecer os próprios princípios. O desenvolvimento espiritual e/ou a religião podem oferecer um ambiente positivo para os jovens, dando-lhes um sentimento de pertencimento e relacionamentos benéficos com seus pares e com outras pessoas.

James Fowler, psicólogo e professor de teologia, foi um pioneiro estudioso das dimensões psicológicas da espiritualidade, propondo uma teoria do desenvolvimento da fé com 6 estágios, que são consistentes com os estágios de desenvolvimento cognitivo.

O Quadro 5 apresenta os 4 primeiros estágios, que abarcam os períodos da infância e da adolescência. É importante destacar que o processo segue até o fim da vida. Poucas pessoas conseguem atingir o último estágio, caracterizado pelo exercício contínuo do altruísmo, em prol do bem maior da humanidade.

Os pais podem motivar seus filhos a experimentar vivências espirituais em contatos com a natureza e a arte, ou a ingressar em grupos religiosos, atividades da igreja ou reuniões relacionadas ao tema, valorizando as tradições de sua cultura e território, porém sem imposições.

É essencial ressaltar que as pessoas que são referências afetivas para as crianças e adolescentes ensinam por meio de suas atitudes, na coerência entre pensamento, palavra e ação, e pelo valor que dão às virtudes. Seus exemplos inspiram os jovens a serem honestos, respeitosos, pontuais, solidários e justos.

Por sua vez, é fundamental lembrar que o fanatismo religioso pode gerar intolerância, preconceito e violência. A espiritualidade deve ser respeitada em suas manifestações espontâneas, sem imposições. Pessoas sem crenças religiosas podem cultivar a solidariedade, a empatia, a compreensão, a aceitação das diferenças, e outras formas de transcendência, por intermédio da prática de esportes, da contemplação da arte e da natureza, ou de projetos coletivos.

A prática da espiritualidade promove reflexões existenciais, impulsionando os jovens a desenvolver valores humanos e virtudes, no caminho que vai da ignorância à sabedoria, do egoísmo ao altruísmo.

QUADRO 5 Estágios do desenvolvimento da fé, segundo Fowler

Fé intuitiva-projetiva 3-7 anos Estágio pré-operatório	Os pré-escolares não dispõem de estruturas internas para compreender suas experiências. A fé das crianças é influenciada pelos exemplos, histórias e ações de outras pessoas, especialmente de adultos com autoridade. Nessa fase, com o nascimento da imaginação, desenvolve-se a capacidade de manter a compreensão e os sentimentos intuitivos em imagens e histórias poderosas. Por sua vez, a criança pode ser dominada por imagens de terror e destrutividade.
Fé mítico-literal Idade escolar Estágio cognitivo operatório-concreto	O mundo torna-se ordenado e previsível nesse período. A fé converte-se em uma questão de confiança nas histórias, regras e valores implícitos da comunidade de fé da família. O escolar aceita as histórias e crenças que representam sua comunidade.
Fé sintético-convencional Adolescência	Nesse estágio o jovem tenta reunir e sintetizar elementos distintos da vida em uma identidade integrada. Os valores e as crenças espirituais que o adolescente vivencia são oriundos de pessoas que desempenham papéis significativos em sua vida, pois sua identidade ainda não está consolidada e seu julgamento ainda não está suficientemente desenvolvido para construir um ponto de vista autônomo.
Fé individuativo-reflexiva Fim da adolescência e início da idade adulta	Nessa fase, o jovem sai da influência de outras pessoas e assume a responsabilidade pelas próprias decisões e por sua autenticidade, congruência e consistência. Deseja uma liderança que respeite suas posições e abra espaço para sua contribuição nas decisões do grupo.

Fonte: Fowler, 1995.[22]

CONSIDERAÇÕES FINAIS

Ao longo das diversas etapas do desenvolvimento humano, as experiências interpessoais, em especial com pessoas afetivamente relevantes, são a base da organização da mente.

A atenção ao desenvolvimento mental e físico, em todas as suas dimensões, é uma das tarefas mais importantes do pediatra. A detecção precoce de falhas no desenvolvimento e o acesso a intervenções adequadas em tempo oportuno são medidas fundamentais para possibilitar a recuperação ou minimização de problemas ao longo da vida. Ao proporcionar às crianças e aos adolescentes oportunidades para um desenvolvimento saudável em todas as áreas, os adultos contribuirão para a construção de vidas prósperas, plenas e felizes.

REFERÊNCIAS

1. Almeida RS, Lima RC, Crenzel G, Abranches CD. Saúde mental da criança e do adolescente. 2.ed. Barueri: Manole; 2019.
2. Bee H, Boyd D. A criança em desenvolvimento. 12.ed. São Paulo: Artmed; 2011.
3. Silva LR, Solé D (coords.). Diagnóstico em pediatria. Santana de Parnaíba: Manole; 2022.
4. American Psychological Association. Dictionary of psychology. Disponível em: https://dictionary.apa.org/. Acesso em: 10 maio 2024.
5. U.S. Department of Health and Human Services, Office of Adolescent Health, Adolescent Development Explained. Washington, D.C: U.S. Government Printing Office; 2018.
6. McNeely C, Blanchard J. The teen years explained: a guide to healthy adolescent development. Baltimore: Johns Hopkins Bloomberg School of Public Health, Center for Adolescent Health at Johns Hopkins Bloomberg School of Public Health; 2009.
7. Herculano-Houzel S. O cérebro adolescente: a neurociência da transformação da criança em adulto. 2015.
8. Arain M, Haque M, Johal L, Mathur P, Nel W, Rais A, et al. Maturation of the adolescent brain. Neuropsychiatr Dis Treat. 2013;9:449-61.
9. Lopes CMB, Lucca JA. Psicologia da educação II: Piaget, Vygotsky, Winnicott e Wallon. Paraná: Unicentro; 2012.
10. Winnicott DW. Desenvolvimento emocional primitivo. In: Winnicott DW. Da pediatria à psicanálise: obras escolhidas. Rio de Janeiro: Imago; 2000. p.218-32. (Trabalho original publicado em 1945.)
11. Casey BJ, Heller AS, Gee DG, Cohen AO. Development of the emotional brain. Neurosci Lett. 2019;693:29-34.
12. Almeida RS. Adolescência e contemporaneidade: aspectos biopsicossociais. Residência Pediátrica. 2015;5(3)s1:13-6.
13. McLaughlin KA, Garrad MC, Somerville LH. What develops during emotional development? A component process approach to identifying sources of psychopathology risk in adolescence. Dialogues Clin Neurosci. 2015;17(4):403-10.
14. Kushnir T. Imagination and social cognition in childhood. Wiley Interdiscip Rev Cogn Sci. 2022;13(4):e1603.
15. Alves LM. Erik Erikson: os estágios psicossociais do desenvolvimento. Ensaios e notas. 2020.
16. D'Aurea-Tardeli D. Moral e ética: preceitos e princípios. São Paulo: Duetto. Viver mente e cérebro – Coleção: O olhar adolescente. 2007;1(4). p.22-9.
17. Sousa PML. Desenvolvimento moral na adolescência. 2006.
18. Alves LM. Os estágios morais de Kohlberg. Ensaios e notas. 2017.
19. Golse B (org.). Le dévelopment affectif et cognitif de l'enfant. 5.ed. Issy-les-Moulineaux: Elsevier-Masson; 2015.
20. Estatuto da Criança e do Adolescente e normas correlatas. 2.ed. atualizada até maio de 2023. Brasília, DF: Senado Federal, Coordenação de Edições Técnicas; 2023.
21. Eliade M. O sagrado e o profano: a essência das religiões. São Paulo: Martins Fontes; 2018.
22. Fowler, JW. Stages of faith: the psychology of human development. New York: Harper One; 1995.

3

Promoção de saúde mental

Adriana Rocha Brito
Roberto Santoro Almeida
Rossano Cabral Lima
Vera Ferrari Rego Barros

DESTAQUES

- A saúde mental é uma das dimensões essenciais da vida saudável, consistindo em um estado de equilíbrio dinâmico de três componentes essenciais – bem-estar psicológico, emocional e social.
- Os profissionais de saúde dedicados aos cuidados de crianças e adolescentes podem promover ativamente a saúde mental de seus pacientes, por meio do monitoramento da saúde e do bem-estar e da identificação precoce de fatores de risco, especialmente os modificáveis, ou condições patológicas influenciadas por um estilo de vida prejudicial.
- Em todas as consultas médicas, deve ser incluído o convite à participação ativa dos pais e cuidadores na promoção integral de uma vida saudável para as crianças e os adolescentes.

INTRODUÇÃO[1-8]

Segundo a Organização Mundial da Saúde (OMS), saúde mental é "um estado de bem-estar no qual um indivíduo percebe suas próprias habilidades, pode lidar com os estresses normais da vida, pode trabalhar produtivamente e é capaz de fazer uma contribuição para a sua comunidade", ou seja, um estado de equilíbrio dinâmico de três componentes essenciais – bem-estar psicológico, emocional e social. A OMS também destaca que "saúde mental e bem-estar são fundamentais para nossa capacidade coletiva e individual, como seres humanos, para pensar, nos emocionar, interagir uns com os outros e ganhar e aproveitar a vida".

A promoção efetiva de rotinas e práticas de saúde e bem-estar depende de vários domínios de influência – individual, interpessoal, interinstitucional, comunitário e de políticas públicas – que compõem o modelo socioecológico. Os profissionais de saúde dedicados aos cuidados de crianças e adolescentes devem atuar em todas as esferas do modelo – durante o atendimento, por meio do monitoramento da saúde e do bem-estar e da identificação precoce de fatores de risco, especialmente os modificáveis, ou condições patológicas influenciadas por um estilo de vida prejudicial. Questões relacionadas a desigualdades socioeconômicas, fora do poder de resolução do médico, devem ser encaminhadas para serviços de proteção e assistência social e de defesa de direitos. Nos níveis institucional, comunitário e político, profissionais de saúde podem colaborar como defensores e modelos de bons hábitos, incentivando as mudanças necessárias para a criação de um ambiente mais saudável ao desenvolvimento.

Em um tempo de constantes e aceleradas mudanças, com impacto significativo em diferentes áreas (especialmente no clima, na tecnologia e na saúde), tem-se observado um aumento dramático de problemas de saúde mental na infância e na adolescência ao longo dos últimos anos. Em todo o mundo, entre 10 e 20% das crianças e adolescentes apresentam um transtorno mental ou comportamental diagnosticado que ameaça o desenvolvimento e o bem-estar. Além disso, muitas crianças apresentam sintomas emocionais e comportamentais que não preenchem os critérios diagnósticos das atuais classificações, mas causam significativo prejuízo funcional. Crianças que tiveram experiências adversas de vários tipos têm maior risco de desenvolver problemas de saúde física e mental durante a infância, a adolescência e a idade adulta.

É preciso proteger a geração que definirá o futuro da humanidade, construindo novas possibilidades de enfrentamento dos futuros desafios. A OMS tem como meta o desenvolvimento sustentável até o ano de 2030. Entre os objetivos específicos (ODS 3) do ambicioso projeto, está a promoção da saúde mental e do bem-estar.

PROMOVENDO A SAÚDE MENTAL DE CRIANÇAS E ADOLESCENTES[1,2,4,8,9]

A promoção de saúde mental é um elemento essencial do cuidado pediátrico. É fundamental criar uma parceria com os pais e construir uma aliança com a criança ou o adolescente, para que todos assumam a corresponsabilidade nos cuidados de saúde. Desse modo, o profissional deve estabelecer uma comunicação empática e eficaz na relação médico-paciente-família, firmando um vínculo de confiança entre os envolvidos.

Conhecer os hábitos, as relações socioafetivas, os ambientes frequentados, as crenças e experiências dos pacientes, bem como o estilo de vida da família, permite que o profissional ofereça orientações personalizadas, que apoiem suas práticas culturais, valores e engajamento comunitário.

O atendimento humanizado prioriza a escuta sensível e atenta, sem julgamentos, que leva em conta os sentimentos, as preocupações e as expectativas de todos. A abordagem deve ser centrada na saúde e no bem-estar. É fundamental identificar as prioridades e combinar metas para a mudança de comportamento, aumentando a consciência da importância dos novos hábitos adotados. Os pais e outros cuidadores devem ser incentivados a se tornarem modelos de bons hábitos de saúde.

As orientações para a implementação das estratégias de promoção de saúde mental devem ser claras e objetivas. Os responsáveis devem ser convidados a se engajar ativamente nas ações de promoção, na vigilância do estado de saúde, na detecção de sintomas de sofrimento psíquico e no tratamento.

A saúde mental é determinada por uma complexa interação de estressores e vulnerabilidades individuais, sociais e estruturais, além de fatores de proteção. Cabem ao profissional de saúde a identificação de crianças e adolescentes sob risco, a detecção precoce de sintomas e o encaminhamento de pacientes com transtornos mentais já instalados.

Nos casos em que for recomendado atendimento por um especialista em saúde mental e/ou atendimento multiprofissional, o pediatra deve conduzir cuidadosamente todos os encaminhamentos indispensáveis, fomentando o diálogo entre os diversos especialistas e, quando pertinente, a interlocução com as escolas.

O estilo de vida saudável, que inclui nutrição de qualidade, atividade física regular, sono reparador, uso consciente de telas e mídias sociais e um bom ambiente familiar e social, é um elemento-chave da promoção de bem-estar psíquico e da prevenção de transtornos mentais.

O melhor interesse da criança, o direito ao desenvolvimento e o direito de ser ouvida e ser levada a sério são princípios que regem a Convenção sobre os Direitos da Criança, instrumento de Direitos Humanos adotado pela Assembleia Geral da Organização das Nações Unidas (ONU) em 20 de novembro de 1989, com ratificação por 196 países.

ESTRATÉGIAS DE PROMOÇÃO DA SAÚDE MENTAL[1-3,10-12]

Ações simples, inseridas na rotina, podem resultar em benefícios à saúde mental. A seguir serão apresentadas algumas estratégias que favorecem o desenvolvimento saudável e o bem-estar psíquico.

O planejamento da rotina[2,9,10]

A organização da rotina deve ser conduzida pelos pais ou outros responsáveis sempre com a cooperação dos filhos. Devem ser estabelecidos horários para as tarefas habituais, como refeições, banho, hora de dormir, estudo, atividade física, entretenimento digital e auxílio nas tarefas domésticas. O gerenciamento equilibrado do cotidiano requer ainda a previsão de momentos para o convívio com os amigos e a família e para o lazer, além de tempo livre.

A importância dos relacionamentos afetivos estáveis e de modelos de bons hábitos[1,2,8-10,13,14]

A presença de adultos estáveis, comprometidos e atentos às necessidades das crianças e adolescentes é um importante fator protetor contra agravos à saúde mental. Em geral, os pais são a primeira referência para as crianças, devendo acolhê-las e atendê-las em suas necessidades físicas, emocionais e culturais. Cabe aos pais também servir de modelo de conduta. Bons exemplos vindos de pessoas afetivamente significativas podem inspirar o desenvolvimento de hábitos e interações sociais saudáveis, prevenindo relacionamentos tóxicos.

O processo de criação dos filhos deve ser baseado na parentalidade positiva, com a implementação de uma educação firme, porém gentil, honesta e respeitosa.

Desde a idade pré-escolar a criança pode cooperar em tarefas simples, desenvolvendo a capacidade de participar responsavelmente de trabalhos em grupo, com base no aprendizado com a família. Ajudar a cuidar dos espaços compartilhados do domicílio ensina a importância da colaboração.

Os pais devem conversar francamente com os filhos, respondendo com sinceridade às perguntas feitas pelas crianças e adolescentes. Cabe também aos pais impor limites claros, adequados à idade. O engajamento da família é um componente vital da promoção de saúde.

Educação, acesso ao lazer, atividades culturais e arte[1,2,10,15,16]

A Convenção sobre os Direitos da Criança estabelece que toda criança tem direito à educação (art. 28), ao desenvolvimento pleno da personalidade, das aptidões e da capacidade mental e física em todo o seu potencial (art. 29), ao descanso, ao lazer, ao divertimento, às atividades recreativas próprias da idade e à livre participação na vida cultural e artística (art. 31). Esses direitos foram incorporados pelo Estatuto da Criança e do Adolescente (ECA) no Brasil.

Na escola, os professores devem equilibrar o tempo dedicado às tarefas curriculares em sala de aula com as atividades recreativas, que proporcionam a oportunidade de convívio social e favorecem a expressão da espontaneidade e da criatividade, com impacto positivo no aprendizado e no comportamento.

As escolas podem participar das estratégias promotoras de saúde, atuando como agentes transformadores de situações de vulnerabilidade. Devem, por exemplo, intervir preventivamente contra o *bullying*, combatendo os ciclos de violência no ambiente escolar, especialmente nos casos de discriminações de raça, religião, classe social, deficiência, gênero e orientação sexual.

A participação dos pais na vida escolar dos filhos é essencial. Devem proporcionar um espaço organizado e sem distrações para os estudos em casa, estimulando os a criarem disciplina, compromisso e responsabilidade. É importante evitar cobranças excessivas ou exigências de perfeccionismo.

Os pais devem promover o contato de seus filhos com atividades culturais e artísticas. O acesso à cultura e à arte amplia o conhecimento, desenvolve a sensibilidade e favorece o encontro humano. É preciso entender a cultura como um direito, tornando-a acessível a todos.

A administração das emoções e o desenvolvimento de resiliência[1-4,9,10,13,14]

A base da estrutura psíquica é formada a partir das experiências emocionais iniciais do bebê com seus cuidadores, em especial a mãe, e da evolução positiva do apego, criando condições favoráveis para a formação de um vínculo afetivo seguro, que permite o desenvolvimento emocional saudável. Os fundamentos da capacidade de se relacionar se estabelecem no convívio entre pais e filhos, baseados em uma interação afetiva satisfatória. A privação afetiva é um dos fatores de risco mais relevantes para o adoecimento mental ao longo da vida.

De acordo com a OMS, saúde mental é um estado de bem-estar no qual o indivíduo é capaz de usar suas próprias habilidades para lidar com o estresse rotineiro, o que implica o desenvolvimento de estratégias para enfrentar problemas e adaptar-se a mudanças. Desenvolver o autocontrole e aprender a gerenciar as emoções são aptidões fundamentais desse processo, que envolve perceber, avaliar e regular positivamente as emoções e os sentimentos, reconhecer e respeitar os próprios limites e saber buscar ajuda. As crianças devem desenvolver a capacidade de reconhecer, nomear e gerenciar as emoções, mesmo as desagradáveis. Os pais devem colaborar na construção do vocabulário emocional de seus filhos.

Resiliência é a capacidade de enfrentar e responder positivamente às exigências, aos desafios e às adversidades da vida, superando os obstáculos e aprendendo com a experiência. A capacidade de adaptação favorável em resposta a uma situação adversa se desenvolve ao longo do tempo e é influenciada pela disponibilidade de relações afetivas saudáveis de apoio. Cuidadores devem contribuir para a busca conjunta de formas construtivas de lidar com os desafios cotidianos, construindo habilidades para o enfrentamento de obstáculos e problemas da vida.

Os pediatras devem estar preparados para detectar e prevenir fatores de risco à saúde mental, e para fortalecer e ampliar os fatores de proteção, promovendo a construção de resiliência.

O brincar[1,2,9-14,17,18]

O brincar, ato criativo primordial, é a base de todas as atividades culturais e laborais do mundo adulto. A ausência ou inibição do brincar indica graves problemas na esfera mental.

As atividades lúdicas são fundamentais para o desenvolvimento de habilidades de socialização, de autorregulação e de administração das emoções, contribuindo para a construção da resiliência. O brincar também estimula a curiosidade e a imaginação, enriquecendo o mundo simbólico. Por meio das brincadeiras, as crianças internalizam valores e experiências culturais. Os pais e cuidadores devem ser incentivados a participar das atividades lúdicas.

É importante que as crianças tenham um tempo não estruturado para brincar. A brincadeira livre estimula a criatividade e contribui para o desenvolvimento da habilidade de se relacionar e fazer amigos, ampliando os repertórios social e imaginativo.

O contato com a natureza[2,10,12,18]

A Sociedade Brasileira de Pediatria (SBP) recomenda o estímulo a todas as formas de contato com a natureza, enfatizando que a privação desse convívio está associada a problemas de saúde mental.

As vivências na natureza favorecem o desenvolvimento neuropsicomotor, a iniciativa, a criatividade, a autoconfiança, a capacidade de fazer escolhas e a sensibilidade. Estudos têm demonstrado que o convívio com a natureza promove o progresso da cognição, incentiva a prática de atividades físicas regulares e equilibra a vida psíquica. Portanto, possibilitar o acesso de crianças, adolescentes e suas famílias a espaços verdes e ambientes naturais ao ar livre contribui para a promoção, bem como para o restabelecimento, da saúde e do bem-estar físico e mental.

Animais de estimação[19]

A presença de animais de estimação no lar pode ser um importante fator protetor ambiental, com impacto positivo na saúde mental. A conexão com o animal ocasiona uma ampla gama de benefícios socioemocionais na infância, oferecendo a oportunidade de aprender sobre companheirismo, lealdade e respeito a outros seres vivos. Alguns animais domésticos, como o cachorro, podem também contribuir para aumentar a atividade física da família, por intermédio das brincadeiras e dos passeios.

Cuidar de um bichinho favorece o desenvolvimento da empatia, da compaixão e da capacidade de assumir responsabilidades. Por volta dos 5 ou 6 anos de idade, a criança já é capaz de assumir alguns dos cuidados de que um animal necessita.

A escolha do animal de estimação é uma tarefa que deve levar em conta o estilo da família, especialmente o tempo para se dedicar aos cuidados necessários. Também é importante considerar a idade da criança, sendo mais seguro aguardar até que tenha pelo menos 4 anos de idade, e maturidade suficiente para saber se comportar com o animal (a maioria dos ferimentos ocasionados por mordidas ocorre abaixo dessa faixa etária). As características do animal também devem ser levadas em conta – alguns têm temperamentos mais amigáveis, ao passo que outros apresentam comportamentos imprevisíveis. É uma boa ideia, antes da adoção, visitar alguém que tenha um animal de estimação para observar a rotina de cuidados. Crianças devem ser ensinadas a adotar medidas para evitar acidentes como mordeduras, entre outros.

O convívio afetuoso com o animal de estimação tem impacto positivo na saúde emocional das crianças.

Alimentação saudável[1,2,4,10,20]

É parte essencial da consulta pediátrica a avaliação das condutas alimentares e a orientação de bons hábitos. O direito à nutrição adequada também está contemplado na Convenção sobre os Direitos da Criança (art. 27) e no ECA, fazendo desse tema uma prioridade na promoção de saúde.

O leite materno, primeiro alimento da vida do bebê, deve ser oferecido de forma exclusiva até os 6 meses de idade, época em que se inicia a introdução de novos alimentos. Deve-se encorajar a amamentação, um encontro entre mãe e filho cujos benefícios físicos e mentais, tanto imediatos como em longo prazo, são bem estabelecidos. Ao mesmo tempo, é fundamental evitar a culpabilização das mães que por algum motivo não tenham condições de amamentar. A relação afetiva saudável com o bebê é o aspecto mais importante para um desenvolvimento harmonioso e pode ocorrer mesmo que não haja amamentação.

À medida que progride a introdução dos alimentos sólidos, recomenda-se estimular uma dieta diversificada rica em frutas *in natura*, verduras, legumes, grãos integrais e fontes magras de proteínas, com uma variedade de sabores e texturas, evitando-se o consumo de sucos e a adição de açúcares antes dos 2 anos de idade. Em idades posteriores, deve-se evitar o excesso de gorduras, de sal e de alimentos altamente processados. Essas medidas são úteis para o estabelecimento de hábitos alimentares saudáveis e para a prevenção da obesidade infantil. Os primeiros anos de vida são fundamentais para a formação dos hábitos alimentares. Os pais devem incentivar uma alimentação saudável também fora de casa e proteger a criança da publicidade de alimentos impróprios.

Recomenda-se o estímulo à participação das crianças e adolescentes no cultivo (quando possível), na escolha e no preparo dos alimentos. É importante estabelecer horários de refeição em família, com todos à mesa sem distrações como celulares, *tablets* ou televisão.

A adoção de hábitos alimentares saudáveis é fundamental não só para o crescimento, mas também para o desenvolvimento adequado das crianças e adolescentes.

Sono adequado[1,2,4,10,21,22]

Um sono saudável é fundamental para o bem-estar mental, devendo-se levar em conta a duração, a regularidade, a qualidade e a ausência de distúrbios do sono. Problemas de sono se associam a comprometimentos do comportamento, da capacidade de atenção, da aprendizagem, da memória, da regulação emocional e da qualidade de vida, prejudicando a saúde física e a saúde mental.

O número de horas de sono recomendadas em 24 horas pela Academia Americana de Medicina do Sono e pela SBP, de acordo com a idade, é:

- Lactentes entre 4 e 12 meses: 12 a 16 horas de sono (incluindo cochilos).
- Entre 1 e 2 anos: 11 a 14 horas (incluindo cochilos).
- Pré-escolares entre 3 e 5 anos: 10 a 13 horas (incluindo cochilos).
- Entre 6 e 12 anos: 9 a 12 horas.
- Adolescentes de 13 a 18 anos: 8 a 10 horas.

Como decorrência de um sono ruim ou insuficiente, podem surgir problemas de atenção, de comportamento e de aprendizagem. Comprometimentos do sono também elevam a frequência de acidentes, lesões, comportamento suicida e depressão, entre outros.

Os pediatras devem avaliar rotineiramente o padrão de sono de seus pacientes e orientá-los a adotarem medidas de higiene do sono (ver Quadro 2 do Capítulo 12). Bons hábitos de sono devem ser implementados quando as crianças ainda são pequenas. Já desde o nascimento, o bebê deve ser ensinado a adormecer sozinho em seu próprio berço. Para crianças maiores vale estabelecer uma rotina consistente – que pode ser composta de banho, escovar os dentes e leitura na cama, por exemplo.

Prática de atividades físicas[2,4,10,18,23-25]

A prática regular de atividades físicas, além de beneficiar a qualidade de vida e o bem-estar e de auxiliar na prevenção da hipertensão, do sobrepeso e da obesidade, tem efeitos positivos na saúde mental.

A atividade física pode ser praticada de muitas formas: exercício físico (atividade estruturada e repetitiva que tem a finalidade de manter a aptidão física, o desempenho ou a saúde), esportes (com regras e realizados para fins de competição) e formas ativas de recreação. O estímulo à atividade física moderada a vigorosa contribui diretamente para a promoção de saúde mental e bem-estar, um dos objetivos do programa da OMS para o desenvolvimento sustentável.

Na infância e na adolescência, a atividade física regular contribui para a saúde cardiovascular, musculoesquelética e metabólica, favorecendo a saúde mental e a sociabilidade. Segundo as recomendações das diretrizes para a atividade física, pré-escolares entre 3 e 5 anos devem se exercitar pelo menos 3 horas por dia, com intensidade leve, moderada e vigorosa, por meio de brincadeiras ativas de vários tipos. A partir dos 3 anos podem ser incluídas gradualmente atividades estruturadas. Escolares e adolescentes entre 6 e 17 anos de idade devem praticar pelo menos 60 minutos de atividade física por dia, incluindo atividades aeróbicas de intensidade moderada a vigorosa, bem como atividades de fortalecimento muscular e ósseo, cada uma delas pelo menos 3 dias por semana.

Embora as diretrizes não mencionem os bebês de 0 a 2 anos de idade, a Academia Americana de Pediatria (AAP) recomenda o incentivo ao desenvolvimento da motricidade grossa e da alfabetização física por meio de atividades lúdicas, evitando-se a permanência prolongada em aparelhos de confinamento, como carrinhos, assentos etc. Acima dos 2 anos, à medida que as habilidades motoras são desenvolvidas, as crianças devem ser apresentadas a atividades lúdicas não estruturadas, fracionadas durante 180 minutos por dia, especialmente de forma conjunta com os responsáveis e outras crianças, em ambiente o mais seguro possível. É fundamental a valorização do tempo de jogo não estruturado e das brincadeiras livres na natureza.

A AAP, assim como a SBP, incentiva a prescrição de atividade física que leve em consideração interesses, habilidades e preferências da criança ou adolescente, para que a atividade seja agradável e acessível às rotinas do dia a dia, com a possibilidade de se tornar um hábito por toda a vida. O acesso à natureza proporciona um espaço natural para brincadeiras e atividade física, especialmente para os que não gostam de exercícios físicos ou atividades esportivas, oferecendo-se alternativas como andar de bicicleta, de patins, nadar, dançar, pular corda ou jogar bola.

Em 2018, a OMS lançou a campanha "Sejamos ativos: todos, em todos os lugares, todos os dias" (tradução de "*Let's be active: everyone, everywhere, everyday*"), com um plano global que estabelece objetivos e ações abarcando múltiplos determinantes culturais, ambientais e individuais para incentivar as pessoas a se tornarem "mais ativas para um mundo mais saudável" (tradução de "*More active people for a healthier world*"). A meta é diminuir a inatividade física em 10% até 2025 e em 15% até 2030. O plano tem como alvo a criação de sociedades menos sedentárias, por meio do incentivo, para pessoas de todas as idades, de práticas como caminhadas, ciclismo, esportes, atividades recreativas, dança e jogos.

Criação de hábitos digitais saudáveis[4,9,26]

O uso de telas faz parte do universo da maioria das crianças e adolescentes nascidos na era digital. Alguns benefícios são indiscutíveis, especialmente no acesso a informações e conteúdos culturais, bem como a facilidade de comunicação rápida. Por sua vez, há riscos, com potencial de causar problemas graves de saúde mental. A conscientização de todos sobre os riscos e as regras de segurança no mundo virtual é prioridade absoluta para a prevenção de problemas.

O tema será discutido em detalhes no Capítulo 14.

A SBP estabeleceu critérios para o uso saudável das telas na infância e na adolescência, considerando a escolha da atividade digital e o tempo máximo de tela para cada faixa etária. A supervisão dos responsáveis é fundamental.

As recomendações são as seguintes:

- Menores de 2 anos: o uso de telas deve ser desencorajado, restrito a conversas breves por vídeo, com supervisão de adultos. O telefone celular não deve ser oferecido como um brinquedo.

- Entre 2 e 5 anos: o tempo de uso deve se limitar a no máximo 1 hora por dia, sempre sob supervisão. Os pais devem ser incentivados a escolher programas de alta qualidade para assistirem junto aos filhos, verificando previamente o conteúdo.
- Entre 6 e 10 anos: o tempo de uso deve se limitar a no máximo 2 horas por dia, além do tempo utilizado para tarefas acadêmicas.
- Adolescentes: o tempo de uso deve se limitar a no máximo 2 a 3 horas por dia, além do tempo para o estudo.
- Os horários das refeições devem ser livres de telas.
- Todos devem evitar as telas pelo menos 1 hora antes do horário de dormir.

Os pais devem ser modelos para os hábitos digitais adotados pelos filhos, priorizando o equilíbrio entre as vivências virtuais e as demandas cotidianas do mundo real. Devem reservar um período para a exploração de conteúdos digitais junto aos filhos, conversando sobre suas experiências no espaço digital.

Vale lembrar que as redes sociais e a internet podem apresentar falsas informações sobre questões de saúde e promover ideologias totalitárias, estilos de vida doentios e preconceitos nas mais diversas formas. Crianças e adolescentes são mais vulneráveis a esses tipos de conteúdo.

Deve-se ainda mencionar a importância da alfabetização digital, visando à entrada e à participação de forma segura e responsável no ambiente virtual. É importante garantir a navegação de pessoas com deficiências e combater a desigualdade digital, considerando que nem todos os segmentos da população têm acesso igualitário às tecnologias de informação e comunicação.

O Quadro 4 do Capítulo 14 apresenta as estratégias de promoção do uso adequado de telas por crianças e adolescentes.

Benefícios da espiritualidade na saúde mental[2,15,27]

A espiritualidade pode ser definida como uma jornada interior em busca de sentido para a experiência humana em dimensões que transcendem as fronteiras do conhecimento convencional e da realidade prosaica do cotidiano, podendo ou não estar relacionada a uma prática religiosa. É clara a relação benéfica entre a prática da espiritualidade e a melhoria da qualidade de vida e da sensação de bem-estar. Sua importância é reconhecida pelos profissionais que trabalham com cuidados paliativos.

A conexão com a transcendência pode ser vivenciada por meio do contato com a natureza, com as artes (poesia, literatura, música, artes plásticas etc.), com uma religião institucionalizada ou com uma comunidade espiritual. Pode ser encontrada na disposição para praticar o bem e contemplar o belo, no processo de autoconhecimento, em práticas espirituais como a meditação, a yoga, as técnicas de *mindfulness*, ou na criação artística. Os pais podem convidar ou incentivar seus filhos a experimentarem algum desses caminhos, sem imposições, valorizando as tradições de sua cultura.

O médico de crianças e adolescentes deve estar receptivo para as vivências espirituais de seus pacientes, acolhendo-os em uma atitude de respeito e valorização. Para muitos, a prática da espiritualidade é uma fonte de força, conforto e esperança. Muitas vezes, serve de estratégia de enfrentamento para amenizar situações de estresse ou de trauma, oferecendo conforto diante de doenças ameaçadoras à vida.

A Convenção sobre os Direitos da Criança estabelece o direito de a criança se desenvolver física, mental, moral, espiritual e socialmente de maneira saudável, em condições de liberdade e dignidade. A definição de cuidados paliativos da OMS destaca a integração dos aspectos físicos, mentais e espirituais na assistência ao paciente. A inclusão da espiritualidade como um domínio de cuidado, em particular na abordagem de crianças e adolescentes cronicamente doentes ou em cuidados paliativos, define uma responsabilidade do profissional de saúde, reconhecendo o direito de cada paciente ao bem-estar espiritual, independentemente da idade ou do diagnóstico.

CONSIDERAÇÕES FINAIS

As consultas pediátricas devem ser oportunidades para a promoção da saúde em todas as suas dimensões, incluindo a vigilância do desenvolvimento, a observação e o acompanhamento de aspectos emocionais e psicoafetivos e as orientações em relação à nutrição saudável, à imunização, a medidas de higiene, ao sono adequado, ao brincar espontâneo, ao convívio com a natureza, à prática regular de atividades físicas e ao acesso à cultura e à arte. O acompanhamento pediátrico deve sempre incluir ações preventivas e educativas, contribuindo para a promoção da saúde mental.

Problemas de desenvolvimento e de saúde mental impedem que as crianças e os adolescentes alcancem todo o seu potencial. Todos os esforços possíveis para a promoção da saúde e a prevenção de agravos devem ser realizados em tempo hábil. As ações preventivas e promotoras de saúde são muito mais bem-sucedidas quando implementadas antes da apresentação de sinais ou sintomas de adoecimento mental.

As estratégias para a promoção de saúde mental devem abranger diversas esferas: crianças e adolescentes, famílias e ambiente socioeconômico-cultural. Ações que se estendem para o âmbito da sociedade requerem cooperação multissetorial e políticas públicas que garantam os direitos das crianças e adolescentes.

REFERÊNCIAS

1. Almeida RS, Lima RC, Crenzel G, Abranches CD. Saúde mental da criança e do adolescente. 2.ed. Barueri: Manole; 2019 (Série Pediatria Soperj).
2. Brito AR, Alves ASM, Almeida RS, Lima RC, Barros VFR. Promoção de saúde mental na infância e na adolescência. In: Sociedade Brasileira de Pediatria. Tratado de pediatria. 5.ed. v.2. Santana de Paraíba: Manole; 2022. p.1094-7.
3. World Health Organization (WHO). Mental health: Strengthening our response. 2018. Disponível em: https://www.who.int/news-room/fact-sheets/detail/mental-health-strengthening-our-response. Acesso em: 10 maio 2024.
4. Muth ND, Bolling C, Hannon T, Sharifi M; Section on obesity; Committee on nutrition. The role of the pediatrician in the promotion of healthy, active living. Pediatrics. 2024;153(3):e2023065480.
5. World Health Organization (WHO). Improving the mental and brain health of children and adolescents. Disponível em: https://www.who.int/activities/improving-the-mental-and-brain-health-of-children-and-adolescents. Acesso em: 10 maio 2024.
6. Centers for Disease Control and Prevention; Bitsko RH, Claussen AH, Lichstein J, Black LI, Jones SE, Danielson ML, et al.; Contributor. Mental Health Surveillance Among Children – United States, 2013-2019. MMWR Suppl. 2022;71(2):1-42.
7. World Health Organization (WHO). Comprehensive mental health action plan 2013-2030. Geneva: World Health Organization; 2021. Disponível em: https://www.who.int/ publications/i/item/9789240031029. Acesso em: 10 maio 2024.
8. Perrin EC. Promotion of mental health as a key element of pediatric care. JAMA Pediatr. 2020;174(5):413-5.
9. Sociedade Brasileira de Pediatria (SBP). Departamento Científico de Pediatria do Desenvolvimento e Comportamento. Como desenvolver resiliência e funções executivas na prática. n.13. 23 ago. 2022. Disponível em: https://www.sbp.com.br/fileadmin/user_upload/23604b-DC_Como_des_Resiliencia_e_FuncExec_na_Pratica.pdf. Acesso em: 10 maio 2024.
10. Sociedade Brasileira de Pediatria (SBP). Grupo de Trabalho de Saúde Mental. Pandemia de covid-19: guia prático para promoção de saúde mental de crianças e adolescentes. Resid Pediatr. 2020;10(2):1-4.
11. Yogman M, Garner A, Hutchinson J, Hirsh-Pasek K, Golikoff RM, et al. The power of play: a pediatric role in enhancing development in young children. Pediatrics. 2018;142(3):e20182058.
12. Sociedade Brasileira de Pediatria (SBP) Grupo de Trabalho em Saúde e Natureza. Benefícios da natureza no desenvolvimento de crianças e adolescentes. 2019. Disponível em: https://www.sbp.com.br/fileadmin/user_upload/manual_orientacao_sbp_cen1.pdf. Acesso em: 10 maio 2024.

13. U.S. Department of Health and Human Services, Office of Adolescent Health, Adolescent Development Explained. Washington, D.C: U.S. Government Printing Office; 2018.
14. McNeely C, Blanchard J. The teen years explained: a guide to healthy adolescent development. Baltimore: Johns Hopkins Bloomberg School of Public Health, Center for Adolescent Health; 2009.
15. Organização das Nações Unidas (ONU). Convenção sobre os Direitos das Crianças. 1989. Disponível em: https://www.unicef.org/brazil/cdc-versao-crianca. Acesso em: 10 maio 2024.
16. Estatuto da Criança e do Adolescente e normas correlatas. 2.ed. atualizada até maio de 2023. Brasília: Senado Federal, Coordenação de Edições Técnicas; 2023.
17. Winnicott DW. O brincar e a realidade. Rio de Janeiro: Imago; 1975.
18. Jimenez MP, DeVille NV, Elliott EG, Schiff JE, Wilt GE, Hart JE, et al. Associations between nature exposure and health: a review of the evidence. Int J Environ Res Public Health. 2021;18(9):4790.
19. Marusinec L. How old should my children be before we adopt a pet? American Academy of Pediatrics. Disponível em: https://www.healthychildren.org/English/tips-tools/ask-the-pediatrician/Pages/How-old-should-my-children-be-before-we-adopt-a-pet.aspx. Acesso em: 20 jun. 2024.
20. Sociedade Brasileira de Pediatria (SBP); Departamentos Científicos de Aleitamento Materno e Nutrologia; Pinheiro RS, Souza FIS (relatoras). Aleitamento e alimentação complementar. Análise sobre as recomendações da Organização Mundial de Saúde – 2023, n.115. 7 nov. 2023.
21. Paruthi S, Brooks LJ, D'Ambrosio C, Hall WA, Kotagal S, Lloyd RM, et al. Recommended amount of sleep for pediatric populations: a consensus statement of the American Academy of Sleep Medicine. J Clin Sleep Med. 2016;12(6):785-6.
22. Sociedade Brasileira de Pediatria (SBP). Departamento Científico do sono. Higiene do sono – Atualização 2021. n.5. 5 nov. 2021. Disponível em: https://www.sbp.com.br/fileadmin/user_upload/23196c-DC_Higiene_do_Sono_-_Atualizacao_2021.pdf. Acesso em: 10 maio 2024.
23. Physical Activity Guidelines Advisory Committee. 2018 Physical activity guidelines Scientific Advisory Committee Scientific Report. Washington, DC: U.S. Department of Health and Human Services; 2018. Disponível em: https://health.gov/sites/default/files/2019-09/PAG_Advisory_Committee_Report.pdf. Acesso em: 10 maio 2024.
24. World Health Organization (WHO). Global action plan on physical activity 2018-2030: more active people for a healthier world. 2018. Disponível em: https://www.who.int/initiatives/gappa. Acesso em: 10 maio 2024.
25. Sociedade Brasileira de Pediatria (SBP). Grupo de Trabalho em Atividade Física. Promoção da atividade física na infância e na adolescência. N. 1. 2017. Disponível em: https://www.sbp.com.br/fileadmin/user_upload/19890d-MO-Promo_AtivFisica_na_Inf_e_Adoles.pdf. Acesso em: 10 maio 2024.
26. Sociedade Brasileira de Pediatria (SBP). Grupo de Trabalho Saúde na Era Digital. #Menos Telas #Mais Saúde. 2019. Disponível em: https://www.sbp.com.br/fileadmin/user_upload/_22246c-ManOrient_-__MenosTelas__MaisSaude.pdf. Acesso em: 10 maio 2024.
27. Weaver MS, Wratchford D. Spirituality in adolescent patients. Ann Palliat Med. 2017;6(3):270-8.

SEÇÃO 2

Clínica

4

Deficiência intelectual, transtornos de aprendizagem e de linguagem

Rossano Cabral Lima
Roberto Santoro Almeida
Gabriela Judith Crenzel

DESTAQUES

- As deficiências intelectuais e os transtornos de aprendizado e de linguagem são problemas de etiologia multifatorial, cujo diagnóstico e manejo devem ser multidisciplinares, podendo envolver profissionais do campo da saúde (pediatras, psiquiatras, neuropediatras, fonoaudiólogos) e da educação (pedagogos, psicopedagogos e professores).
- Ao avaliar as competências conceituais, linguísticas, sociais e práticas da criança ou do adolescente, e especialmente seus impactos na escola, devem ser consideradas as expectativas da cultura e do ambiente social, assim como a relação com o ambiente de aprendizagem, evitando explicações reducionistas como "fracasso escolar".
- O diagnóstico e a intervenção precoces melhoram consideravelmente o prognóstico, evitando muitas vezes uma evolução desfavorável, o surgimento de novos problemas e as repercussões na saúde mental das crianças afetadas.
- A pandemia de covid-19 provocou impactos importantes na vida escolar e na aprendizagem, de intensidade variada e duração por vezes prolongada, afetando principalmente crianças em processo de alfabetização e em desvantagem socioeconômica.

INTRODUÇÃO[1,2]

Nas classificações psiquiátricas atuais, os transtornos do desenvolvimento intelectual, de aprendizagem e de linguagem foram incluídos no grupo dos transtornos do neurodesenvolvimento, pois envolvem dificuldades precoces e significativas na aquisição e na execução de funções cognitivas ou de comunicação, de caráter mais geral ou mais específico, com impacto na autonomia e na adaptação social. Sua etiologia é complexa, multifatorial e, em muitos casos individuais, desconhecida, provavelmente envolvendo a interação entre elementos constitucionais e ambientais. O diagnóstico dessas condições deve levar em conta, portanto, fatores biológicos, psicológicos, familiares e socioeconômico-culturais, baseando-se em uma avaliação completa e integrada do desenvolvimento.

Frequentemente, ao iniciar a escola, os problemas de desenvolvimento ficam mais evidentes. Dependendo do grau e do tipo de comprometimento, essa percepção pode se dar mais cedo ou mais tarde, à medida que aumentam as demandas pedagógicas, em especial no período da alfabetização.

DEFICIÊNCIA INTELECTUAL

Definição[1-6]

A deficiência intelectual (DI), também chamada de transtorno do desenvolvimento intelectual (anteriormente, retardo mental), representa um grupo de condições com etiologias diversas, originadas durante os primeiros anos do desenvolvimento infantil, caracterizadas por interrupção ou lentificação do funcionamento intelectual (envolvendo raciocínio, resolução de problemas, planejamento, pensamento abstrato, julgamento, aprendizado acadêmico ou aprendizado com a experiência) e do comportamento adaptativo (restringindo o funcionamento em uma ou mais atividades da vida diária, incluindo as habilidades de comunicação, a participação social e a vida independente em vários ambientes, como casa, escola, trabalho e comunidade). A avaliação de uma possível DI deve levar em conta o nível de desenvolvimento, o desempenho de outras crianças da mesma faixa etária, as oportunidades de aprendizagem e o meio sociocultural, contextualizando o problema para evitar diagnósticos falso-positivos, que podem ocasionar um manejo inadequado da situação.

Quadro clínico[2,5]

A CID-11 e o DSM-5-TR dividem a DI em 4 graus, de acordo com a gravidade, conforme apresentado no Quadro 1.

QUADRO 1 Níveis de gravidade da deficiência intelectual (DI)

Graus	Características
DI leve	A maioria dos pacientes domina as atividades básicas de autocuidado, domésticas e práticas, mas há dificuldades na aquisição e na compreensão de conceitos mais complexos de linguagem e no desenvolvimento das habilidades acadêmicas. Podem alcançar uma vida relativamente independente quando adultos, mas geralmente precisam de apoio para executar tarefas mais complexas.
DI moderada	Alguns conseguem se cuidar e realizar tarefas práticas mais simples, mas a maioria precisa de apoio considerável e contínuo. A linguagem e a aquisição de habilidades acadêmicas variam, geralmente se limitando às competências básicas.
DI grave	Apresentam linguagem e aquisição de habilidades acadêmicas muito limitadas. Por vezes adquirem habilidades básicas de autocuidado com treinamento intensivo. Podem ter deficiências motoras e normalmente requerem apoio diário em um ambiente supervisionado.
DI profunda	As habilidades de comunicação são muito limitadas. Geralmente há deficiências motoras e sensoriais concomitantes, necessitando de apoio diário em ambiente totalmente supervisionado.

Fonte: WHO, 2018;[2] APA, 2023.[5]

Epidemiologia[1-3]

A prevalência média de DI se situa em torno de 1%, com frequência um pouco maior no sexo masculino. Taxas artificialmente mais altas são encontradas quando se utilizam apenas testes padronizados de inteligência, pois é necessário haver deficiência da execução de atividades da vida prática, incluindo a presença ou ausência da necessidade de apoio para as tarefas do dia a dia, para que o diagnóstico seja confirmado.

Considerações etiológicas[1,3]

Nenhuma etiologia específica pode ser encontrada em cerca de dois terços dos casos leves e um terço dos casos graves. Nas demais situações, destacam-se as causas orgânicas/genéticas, como os erros inatos do metabolismo (fenilcetonúria, síndrome de Hunter) e as anormalidades cromossômicas (como a síndrome de Down, a síndrome do X frágil, a síndrome de Turner, a síndrome de Klinefelter e a esclerose tuberosa).

Outros fatores e condições implicados na gênese da DI são a síndrome alcoólica fetal, doenças maternas (pré-eclâmpsia, diabetes ou tireoideopatias), agentes infecciosos (rubéola, citomegalovírus) e diversos problemas pré e perinatais. Influências ambientais (como desnutrição e experiências de privação emocional e social intensas) podem também causar ou agravar a DI, pelo menos em suas formas leves.

Diagnóstico diferencial[1-3,6]

Deve-se ter cuidado para evitar diagnósticos falso-positivos de DI em pessoas com deficiências comunicativas, sensoriais ou motoras, com privação sensorial grave, com baixos níveis de alfabetização e em tratamentos de saúde que podem afetar o rendimento cognitivo (por exemplo, farmacoterapia), ou pessoas que estão em processo de adaptação a novos contextos socioculturais, como imigrantes.

A privação psicossocial extrema na primeira infância pode produzir deficiências seletivas em funções mentais específicas, como linguagem, interação social e expressão emocional. Dependendo do início, do nível de gravidade e da duração da privação, o funcionamento nessas áreas pode melhorar substancialmente depois de a criança ser transferida para um ambiente mais positivo.

Desempenho escolar insatisfatório por causa de outros fatores, como transtornos mentais (depressão ou desatenção) ou problemas psicossociais (violência doméstica ou faltas recorrentes às aulas, por exemplo), pode ser confundido com DI.

Crianças com DI não costumam apresentar os comportamentos estereotipados nem as limitações nas interações sociais e de comunicação que caracterizam o transtorno do espectro do autismo (TEA). Contudo, cerca de 26 a 55% de crianças com TEA apresentam comorbidade com DI.

É preciso diferenciar a DI dos transtornos específicos de aprendizagem (leitura, escrita ou matemática) e dos problemas específicos de linguagem (articulação/expressão da fala ou compreensão). Esses quadros serão abordados mais à frente neste capítulo.

Curso e prognóstico[1-4]

A evolução dos casos de DI varia de acordo com fatores individuais, com a qualidade do cuidado oferecido e com o nível de deficiência. A maior parte dos indivíduos com DI apresenta quadros leves.

Nos casos de DI leve, o prognóstico tende a ser favorável, especialmente quando o diagnóstico e as intervenções terapêuticas têm início precoce e quando há apoio no ambiente escolar e certa estabilidade familiar. Nos quadros moderados, a perspectiva de médio e longo prazo é menos favorável, sendo necessário algum grau de supervisão.

Os indivíduos com DI grave ou profunda geralmente não são capazes de ter vida independente, necessitando de cuidadores e serviços de apoio. As metas terapêuticas tendem a ser mais limitadas (como desenvolver um grau mínimo de comunicação ou alcançar o controle de esfíncteres ou a alimentação sem ajuda).

Problemas psiquiátricos se apresentam em cerca de 30% dos casos de DI leves e moderados e em até metade dos casos graves e profundos. Nos quadros de DI leve e moderada, os mais comuns são ansiedade, alterações de conduta e humor (irritabilidade, episódios de agressividade, retraimento excessivo) e hiperatividade. Na DI grave e profunda, pode-se encontrar também inquietude grave, autoagressões ou automutilações, distúrbios do sono, pica (ingestão compulsiva de substâncias não comestíveis), ruminação, enurese e encoprese, entre outros.

Tratamento[1,3]

A prevenção primária da DI, quando possível, envolve a eliminação ou a redução de condições de risco para o desenvolvimento do quadro e inclui medidas como aconselhamento genético, acompanhamento pré-natal e o teste do pezinho.

Como nenhuma etiologia específica pode ser encontrada em boa parte dos casos, e muitas causas conhecidas não podem ser curadas, as medidas terapêuticas devem ter como objetivos a promoção do desenvolvimento da autonomia, o atendimento das necessidades educacionais e sociais, o ensino de habilidades para a vida, a atenuação de sintomas associados, a minimização de incapacidades por meio da redução de riscos (em casa, na comunidade ou na escola), a orientação e o apoio familiares e o tratamento das comorbidades.

TRANSTORNOS DE APRENDIZAGEM

Definição[1,6-8]

Há distintas razões para uma criança apresentar dificuldades em seu processo de escolarização, especialmente no período da alfabetização. Boa parte dessas razões não se localiza na criança em si, mas nas relações que se estabelecem entre ela e o contexto escolar. Por isso, é recomendável evitar explicações individualizantes, preconceituosas e medicalizantes, geralmente implícitas na noção de "fracasso escolar". Para caracterizar um transtorno de aprendizagem, é necessário que existam dificuldades significativas e persistentes em um nível claramente abaixo do que seria esperado para a idade cronológica, o nível de funcionamento intelectual e os recursos educativos disponíveis, havendo a necessidade de sempre considerar as oportunidades de aprendizagem oferecidas à criança.

Quadro clínico[1,7]

Os transtornos específicos de aprendizagem são o transtorno de leitura (dislexia), o transtorno de expressão escrita e o transtorno de habilidades matemáticas (ou discalculia). Esses quadros podem se associar a transtornos de linguagem ou de comunicação, transtornos de déficit de atenção e hiperatividade e de conduta e distúrbios emocionais (ansiedade e depressão, muitas vezes como consequência da frustração da criança pelos insucessos nos resultados acadêmicos).

No transtorno de leitura ou dislexia, há dificuldades em habilidades como a precisão na leitura, a fluência e a compreensão de palavras e frases.

No transtorno de expressão escrita, a criança apresenta erros de ortografia (como aglutinações, omissões, acréscimos ou inversões de letras ou sílabas), de gramática e de pontuação significativos e persistentes, desorganização e pouca coerência na produção textual, lentidão no ritmo de cópia e escrita e caligrafia deficiente, por vezes com letra ininteligível, em razão da quantidade de erros e borrões.

No transtorno de habilidades relacionadas à matemática ou à aritmética (discalculia), há dificuldades importantes no raciocínio matemático, na sequenciação de números, na resolução de operações matemáticas simples, na memorização de fatos numéricos, no cálculo e na compreensão de unidades de medida, regras ou fórmulas.

Epidemiologia[1,2,7,9]

A prevalência dos transtornos da aprendizagem nas 3 áreas específicas (leitura, expressão escrita e matemática) é de 5 e 15% das crianças em idade escolar, com frequência 3 vezes maior no sexo masculino. A prevalência de cada uma das apresentações é variável. Entre crianças em idade escolar, o transtorno de leitura é o mais frequente, ocorrendo entre 5 e 17%, seguido do transtorno de expressão escrita (7 a 15%) e do transtorno das habilidades relacionadas à matemática (entre 6 e 7%).

Considerações etiológicas[1,9]

As pesquisas sobre a etiologia dos transtornos de aprendizagem tendem a enfatizar os fatores genéticos que afetam o desenvolvimento, a maturação e a estrutura funcional do cérebro, mas também reconhecem que há fatores de risco ambientais, como a pobreza e a falta de oportunidades educativas, que afetam os padrões de funcionamento e de desenvolvimento da criança, piorando o prognóstico ou atuando como um gatilho na manifestação dos sintomas.

Diagnóstico diferencial[1,2]

É importante investigar se os problemas na aprendizagem se devem mais a inadequações pedagógicas ou à falta de oportunidades de aprendizado do que a dificuldades da própria criança. Muitas vezes, ambos os fatores – individuais e escolares – estão presentes.

Além disso, a pandemia de covid-19 ocasionou alterações significativas na vida escolar e nos processos de aprendizagem, com impacto variado e por vezes prolongado, afetando especialmente as crianças nos primeiros anos de escolarização que apresentam transtornos de aprendizagem e se encontram em situação de pobreza.

Os principais diagnósticos diferenciais são:

- Deficiências sensoriais: exames físicos e complementares podem ser necessários para diferenciar os transtornos de aprendizagem das dificuldades em decorrência de deficiências na visão ou na audição.
- DI: indivíduos com DI geralmente apresentam limitações no desempenho acadêmico. A DI é o diagnóstico de eleição quando os problemas de aprendizagem se devem a déficits generalizados (e não em áreas específicas) do funcionamento intelectual.
- Transtorno de linguagem: nesse quadro há déficits persistentes na aquisição, na compreensão, na produção ou no uso da linguagem que podem levar a dificuldades de aprendizagem, especialmente na alfabetização, incluindo leitura de palavras e produção escrita. A concomitância de ambas as condições é frequente.
- Transtorno de déficit de atenção e hiperatividade: as limitações na aquisição de habilidades acadêmicas no transtorno de aprendizagem não decorrem apenas da capacidade da criança de manter a atenção em tarefas acadêmicas ou de modular adequadamente seu nível de atividade. Contudo, a comorbidade entre ambos é considerada comum.

Curso e prognóstico[2,7]

Os déficits de leitura, matemática e expressão escrita identificados na infância geralmente tendem a persistir, em graus variados, durante a juventude ou além, com distintos impactos no desempenho acadêmico, incluindo maior frequência de abandono escolar. Os prejuízos específicos variam de acordo com o estágio de desenvolvimento e as habilidades de aprendizagem, a gravidade das limitações, a complexidade das tarefas, a presença de transtornos mentais concomitantes e a oferta precoce de apoio clínico e pedagógico.

Tratamento[1,7]

Com base em uma visão ampliada da natureza do problema de aprendizagem, é possível estabelecer um plano de intervenção específico para cada criança e seu tipo de dificuldade central. O exame físico e os exames complementares neurológicos não contribuem para fazer o diagnóstico, mas a avaliação neuropsicológica pode ser útil, inclusive para o planejamento terapêutico. No caso da dislexia, por exemplo, as estratégias incluem intervenções como o treino dos sons das letras e da consciência fonêmica, a ligação de letras e fonemas por meio da escrita e a leitura de textos de nível adequado.

É preciso contar com uma boa rede de apoio, especialmente na escola, e com cuidado multidisciplinar, com intervenções psicoterápicas, fonoaudiológicas e psicopedagógicas. A escola, a equipe terapêutica e a família devem trabalhar em parceria para promover as intervenções necessárias, evitando complicações acadêmicas e emocionais. As intervenções terapêuticas e as adaptações pedagógicas – como tutorias educacionais – costumam melhorar o curso dos transtornos de aprendizagem, e, quanto mais precoces, melhor o prognóstico.

TRANSTORNOS DE LINGUAGEM

Definição[1,2,10]

A linguagem resulta da interação de fatores genéticos e do neurodesenvolvimento com as experiências da aprendizagem dos códigos e do conteúdo linguístico em um contexto familiar e sociocultural. Ela compreende os aspectos de articulação (produção de sons do discurso falado), prosódia (expressão e compreensão dos aspectos da linguagem mediados pela inflexão e pelo tom da voz), sintaxe (produção e compreensão de frases gramaticalmente corretas), semântica (codificação e decodificação dos significados das palavras) e pragmática (uso das regras de conversação e compreensão de significados implícitos).

Os transtornos de linguagem e de fala – também nomeados de transtornos da comunicação – podem envolver um ou mais desses níveis e se caracterizam por déficits persistentes na aquisição, compreensão, produção ou uso da linguagem (falada ou sinalizada), que surgem durante o período de desenvolvimento, levando a limitações significativas na capacidade de comunicação. Os transtornos de fala e de linguagem estão fora dos limites da variação normal esperada para a idade e o nível de funcionamento intelectual e não são atribuíveis a variantes regionais, sociais ou culturais/étnicas da linguagem.

Quadro clínico[1,6]

Os principais subtipos de transtornos de linguagem estão descritos no Quadro 2.

QUADRO 2 Subtipos de transtornos de linguagem

Transtornos da linguagem expressiva	A capacidade de expressão verbal não corresponde ao nível de desenvolvimento, podendo haver problemas de articulação, sintaxe, substituição ou omissão de fonemas ou alterações do ritmo da fala.
Transtornos da linguagem receptiva	Há atraso da compreensão das palavras, que também podem se associar a problemas de expressão e articulação da fala (transtornos receptivo-expressivos).
Transtornos fonológico-sintáticos (dislalias)	As dislalias são perturbações na forma da expressão oral, sem comprometimento do conteúdo, com erros de articulação, omissões, distorções ou substituições dos sons da fala. Podem variar desde quadros leves até a presença de uma fala completamente ininteligível para pessoas que não convivem com a criança.
Transtornos semântico-pragmáticos	Envolvem problemas no uso e no conteúdo da linguagem. A compreensão é muito literal, e a linguagem expressiva é limitada, com dificuldades para organizar o discurso e utilizar o contexto para se fazer compreender. São frequentes os problemas de prosódia – o paciente apresenta uma fala de inflexão monótona ou incomum –, e a fala tende a ser repetitiva, com abuso de monólogos.
Tartamudez, gagueira ou disfemia	A disfemia se caracteriza por alterações da fluidez da fala, com bloqueios, repetições ou prolongamentos de sons ou sílabas, e fragmentação de palavras. Crianças e adolescentes com tartamudez costumam apresentar outros problemas de linguagem e risco aumentado para transtornos de ansiedade e depressão. O quadro piora em situações de pressão emocional, como apresentações em público.

Fonte: adaptado de Crenzel et al., 2022;[1] Almeida et al., 2019.[6]

Epidemiologia[1,2,10]

A prevalência dos transtornos da linguagem entre crianças é estimada entre 6 e 15%, sendo mais comum entre aquelas com outros transtornos do neurodesenvolvimento comórbidos. Os números variam segundo a faixa etária: cerca de 11% para crianças de 3 a 5 anos, 9% para as de 6 a 8 anos, e 4 e 7% a partir de 9 anos. O quadro é mais diagnosticado em meninos que em meninas.

Considerações etiológicas[1,2,10]

A etiologia dos transtornos da linguagem é multifatorial e, em boa parte dos casos individuais, desconhecida. Embora haja evidências da influência de fatores genéticos e métodos neurobiológicos tenham demonstrado diferenças na estrutura neural em crianças com transtornos específicos de linguagem, ainda não há marcadores clínicos confiáveis.

Outros fatores associados são problemas perinatais e alterações no processamento auditivo. Dificuldades de articulação da fala muitas vezes estão relacionadas a problemas anatômicos e funcionais no sistema orofacial, devido a hábitos orais inadequados, como o uso prolongado da chupeta e da mamadeira, ou a sucção de dedos.

A identificação dos fatores etiológicos é dificultada pelo fato de que os distúrbios de linguagem podem existir como síndromes isoladas, mas também de modo combinado ou acompanhar outros distúrbios do desenvolvimento.

Diagnóstico diferencial[1,2,6]

- Deficiência auditiva: todas as crianças que apresentam dificuldades de linguagem devem ser submetidas a avaliação auditiva. Crianças muito pequenas com deficiência auditiva geralmente compensam a falta de linguagem oral usando modos de comunicação não verbais, como gestos, expressões faciais e o olhar.
- TEA: o autismo envolve comprometimento pragmático da linguagem. Aspectos receptivos e expressivos da fala não são necessariamente afetados. O TEA pode ser diferenciado pela presença de problemas adicionais na reciprocidade social, bem como por comportamentos restritos, repetitivos e estereotipados, que não estão presentes nos transtornos específicos de linguagem.
- Outros quadros médicos/neurológicos: o comprometimento da linguagem pode resultar de acidente vascular encefálico, trauma craniano, infecção (por exemplo, meningite/encefalite), encefalopatia do desenvolvimento com ou sem epilepsia evidente ou síndromes de regressão (como a síndrome de Landau-Kleffner ou a afasia epiléptica adquirida).

- Outros diagnósticos diferenciais são a DI, os transtornos de aprendizagem (como visto anteriormente) e o mutismo seletivo.

Curso e prognóstico[1,2,5]

As crianças variam na idade e no ritmo em que adquirem as competências linguísticas. A maioria das dificuldades de linguagem, especialmente nos primeiros anos, consiste em atrasos ou problemas articulatórios leves, sem maiores repercussões e com bom prognóstico. Boa parte das crianças em idade pré-escolar que adquirem a fala mais tarde do que o esperado acaba desenvolvendo habilidades linguísticas normais. Algum grau de disfluência transitória, com repetição de palavras e fala vacilante, é normal até os 4 ou 5 anos de idade, tendendo a cessar sem tratamento específico.

A partir dos 4 anos de idade pode haver uma apresentação de sintomas mais estável e com maior probabilidade de persistir até a adolescência. Crianças com alterações de linguagem receptiva (ou receptivo-expressivas) têm pior prognóstico, sendo frequentes dificuldades posteriores na compreensão da leitura.

O impacto dos quadros mais graves pode ser evidente ainda no início da idade adulta, muitas vezes com consequências sociais, adaptativas, comportamentais e de comunicação negativas ao longo da vida.

Tratamento[1,10]

O tratamento de escolha para os transtornos de linguagem são as intervenções especializadas de fonoaudiologia. Os transtornos de linguagem expressiva costumam apresentar melhores resultados, havendo menos evidência de resposta nos transtornos receptivos de linguagem.

Muitas crianças podem necessitar de tratamento psicoterápico, em função das dificuldades emocionais e de interação social decorrentes de seus problemas. A orientação à família é sempre indicada.

No caso das disfemias, as abordagens terapêuticas têm por objetivos a melhor adaptação social e emocional, o enfrentamento de situações de exposição verbal, a diminuição da ansiedade e o aumento da autoestima.

Nos casos associados a DI e TEA, o tratamento deve abordar todos os aspectos do problema da criança, não apenas os da fala e da linguagem.

CONSIDERAÇÕES FINAIS

A DI se divide em leve, moderada, grave e profunda, manifestando-se nos primeiros anos do desenvolvimento infantil, e se caracterizando por interrupção ou lentificação no funcionamento intelectual e por limitações no comportamento adaptativo e na autonomia. Seu diagnóstico deve levar em consideração o desempenho de outras crianças da mesma faixa etária e o nível de desenvolvimento, além das oportunidades de aprendizagem, o meio sociocultural e a presença de fatores como deficiências comunicativas, sensoriais ou motoras. Problemas psiquiátricos comórbidos se apresentam em cerca de 30% dos casos de DI leves e moderados e em até metade dos casos graves e profundos.

Os transtornos de aprendizagem envolvem dificuldades significativas e persistentes em um nível claramente abaixo do que seria esperado para a idade cronológica, o nível de funcionamento intelectual e os recursos educativos disponíveis. É sempre preciso considerar as oportunidades de aprendizagem, pois o problema pode se ligar mais a fatores pedagógicos do que a uma dificuldade intrínseca à criança.

Os transtornos de linguagem abrangem os transtornos da linguagem expressiva, os transtornos da linguagem receptiva (e os transtornos receptivo-expressivos), os transtornos fonológico-sintáticos (dislalias), os transtornos semântico-pragmáticos e a tartamudez, gagueira ou disfemia. O diagnóstico e o manejo geralmente são realizados por profissionais da fonoaudiologia.

REFERÊNCIAS

1. Crenzel G, Almeida RS, Lima RC. Deficiência intelectual, transtornos de aprendizagem e de linguagem. In: Sociedade Brasileira de Pediatria. Tratado de pediatria. 5.ed. v.2. Santana de Parnaíba: Manole; 2022. p.1052-6.
2. World Health Organization (WHO). 11ª Classificação Estatística Internacional de Doenças e Problemas Relacionados à Saúde (CID-11). 11.ed. 2024 (publicação em português). Disponível em: https://icd.who.int/browse/2024-01/mms/pt. Acesso em: 10 maio 2024.
3. Ke X, Liu J. Deficiência intelectual. In: Rey JM, Martin A (eds.). JM Rey's Iacapap e-textbook of child and adolescent mental health (edição em português; Dias-Silva F, ed.). Geneva: International Association for Child and Adolescent Psychiatry and Allied Professions, 2015. Disponível em: https://iacapap.org/_Resources/Persistent/00c6fe1075efd7ac4331c39600b1a6120df8a91e/C.1-Intelectual-disabilities-PORTUGUESE-2015.pdf. Acesso em: 10 maio 2024.
4. Volkmar FR, Dykens EM, Hodapp RM. Intellectual disability. In: Martin A, Volkmar FR, Bloch M (eds.). Lewis's child and adolescent psychiatry: a comprehensive textbook. 5.ed. Philadelphia: Wolters Kluwer; 2018. p.1197-223.
5. American Psychiatric Association. Manual Diagnóstico e Estatístico de Transtornos Mentais. 5.ed. Texto revisado (DSM-5-TR). Porto Alegre: Artmed; 2023.

6. Almeida RS, Lima RC, Crenzel G, Abranches CD. Saúde mental da criança e do adolescente. 2.ed. Barueri: Manole; 2019 (Série Pediatria Soperj).
7. Nag S, Snowling MJ. School underachievement and specific learning difficulties. In: Rey JM (ed.). Iacapap e-textbook of child and adolescent mental health. Geneva: International Association for Child and Adolescent Psychiatry and Allied Professions; 2012. Disponível em: https://iacapap.org/_Resources/Persistent/3150c10bf4abd85e73ad73b8333eeab1f47d2e24/C.3-LEARNING-DISABILITIES-072012.pdf. Acesso em: 10 maio 2024.
8. Patto MHS. A produção do fracasso escolar: histórias de submissão e rebeldia. 4.ed. São Paulo: Casa do Psicólogo; 2015.
9. Grigorenko EL. Learning disabilities. In: Martin A, Volkmar FR, Bloch M (eds.). Lewis's child and adolescent psychiatry: a comprehensive textbook. 5.ed. Philadelphia: Wolters Kluwer; 2018. p.1225-45.
10. Simmons ES, Paul R. Disorders of communication. In: Martin A, Volkmar FR, Bloch M (eds.). Lewis's child and adolescent psychiatry: a comprehensive textbook. 5.ed. Philadelphia: Wolters Kluwer; 2018. p.1247-75.

5

Transtornos do espectro autista e psicoses

Rossano Cabral Lima
Adriana Rocha Brito
Roberto Santoro Almeida
Gabriela Judith Crenzel

DESTAQUES

- O termo espectro aponta para uma ampla variação na síndrome autista e no nível de apoio necessário, com casos mais leves em um extremo, mais graves no outro, e graus intermediários entre eles.
- O plano de tratamento deve ser individualizado e associar diversas modalidades terapêuticas e educacionais, privilegiando intervenções psicossociais focadas no desenvolvimento de habilidades sociais.
- Os quadros psicóticos se instalam um pouco mais tardiamente que o autismo e implicam prejuízos na percepção da realidade, experiências corporais bizarras e desorganização do pensamento, da linguagem e do comportamento.

INTRODUÇÃO[1]

Os transtornos do espectro autista (TEA) e as psicoses infantis (PI) têm em comum o início precoce – nos primeiros anos de vida no caso dos primeiros, um pouco mais tarde no caso das segundas – e a abrangência, persistência e impacto no desenvolvimento e nas relações sociais, podendo acarretar sofrimento psíquico e sobrecarga familiar.

TRANSTORNO DO ESPECTRO AUTISTA

Definição[1,2]

O TEA é caracterizado por limitações persistentes na interação e na comunicação social e por um repertório de interesses e comportamentos restrito e repetitivo, com prejuízos das atividades lúdicas e imaginativas, frequentemente associados a alterações na sensibilidade a estímulos de diversas modalidades sensoriais (auditivos, visuais, táteis, gustativos, dolorosos).

Por se tratar de um espectro, há uma ampla variação na intensidade do quadro e no nível de apoio necessário, com casos mais leves e autônomos em um extremo e mais graves e limitantes no outro, e graus intermediários entre eles.

Quadro clínico[1-5]

O diagnóstico de TEA é clínico, baseado nos dados da anamnese e da observação do comportamento e do desenvolvimento social e da linguagem, muitas vezes demandando algum tempo para a confirmação, especialmente em crianças muito pequenas. As duas principais classificações atuais – o Manual Diagnóstico e Estatístico de Transtornos Mentais, em sua 5ª edição revisada (DSM-5-TR), da Associação Americana de Psiquiatria, e a Classificação Estatística Internacional de Doenças e Problemas Relacionados com a Saúde, atualmente na sua 11ª edição (CID-11), publicada pela Organização Mundial da Saúde (OMS) – organizam os sinais e sintomas centrais do TEA em torno de 2 eixos:

1. Prejuízos na interação e comunicação social.
2. Padrões de comportamentos e interesses restritos, repetitivos e rígidos.

Prejuízos na interação e comunicação social

Abrangem comprometimento da linguagem verbal e não verbal utilizada nas interações sociais, falha em desenvolver relacionamentos apropriados ao nível de desenvolvimento da criança e limitada iniciativa para compartilhar interesses ou conquistas com os outros, apontando para problemas na reciprocidade social ou emocional. O prejuízo na atenção compartilhada pode ser percebido desde os primeiros anos de vida.

As crianças com TEA usam comportamentos não verbais como contato visual, gestos, posturas corporais e expressões faciais com menos frequência do que crianças com desenvolvimento típico. Pode haver limitada procura ativa pelo olhar do outro, isolamento em situações sociais ou ausência de resposta quando chamadas pelo nome. Muitas vezes a criança utiliza uma parte do corpo da outra pessoa para alcançar objetos ou conseguir o que deseja.

As dificuldades nas relações também estão presentes nas crianças com TEA de bom nível cognitivo. Algumas não demonstram interesse em se relacionar com pares e têm problemas em interpretar as ações de outras pessoas e responder de acordo. Muitas dessas crianças não compreendem normas ou significados implícitos nas relações sociais e não conseguem se colocar no lugar do outro. Podem ter problemas para iniciar e sustentar uma conversa (especialmente a conversa casual), ter dificuldade para pedir informações e ignorar os comentários de outras pessoas. Com frequência, discorrem longamente sobre temas específicos, sem considerar o interesse de seus interlocutores.

No caso da comunicação verbal, pode haver atraso ou total falta de desenvolvimento da linguagem falada, sem tentativas compensatórias não verbais, dificuldade em iniciar ou sustentar conversas, ou fala idiossincrática ou estereotipada – a velocidade, o volume e a entonação podem ser anormalmente altos, baixos, rápidos, lentos, espasmódicos ou monótonos.

Parte das pessoas com TEA que falam não usam a primeira pessoa ("eu"), referindo-se a si mesmas na terceira pessoa. A ecolalia (repetição de palavras de outros) é comum, assim como a repetição estereotipada de frases fora do contexto, ou mesmo a invenção de palavras (neologismos). Pode haver dificuldades para entender o duplo sentido, o humor ou a ironia. Nos autistas mais graves, a simples compreensão de ordens ou solicitações pode ser bastante limitada.

Padrões de comportamentos e interesses restritos, repetitivos e rígidos

Esse domínio abrange comportamentos sensório-motores repetitivos, insistência na mesmice e interesses circunscritos. Comportamentos sensório-motores repetitivos são mais frequentemente vistos em crianças pequenas e estão associados com menor inteligência não verbal. Estes incluem movimentos com as mãos e os dedos, balançar o corpo, caminhar na ponta dos pés, farejar e lamber objetos, e girar o corpo.

Os movimentos de alguns objetos, especialmente os que são contínuos e previsíveis, como os giratórios, exercem grande atração sobre essas crianças.

Há uma preocupação com a manutenção de rotinas, rituais, e com a ordenação de brinquedos ou outros objetos. As dificuldades e resistências a mudanças nos hábitos rotineiros e no ambiente podem causar episódios de ansiedade, irritação e raiva, por vezes chegando a acessos de fúria.

Os jogos de faz de conta e as brincadeiras de imitação estão geralmente ausentes, são precários ou demoram para se instalar. Crianças com TEA exibem atenção excessivamente seletiva a alguns estímulos específicos, o que pode se dever à preferência pela informação local em detrimento da global. Dessa forma, o foco de interesse dessas crianças pode estar exageradamente ligado a um objeto (ou parte dele), tema ou atividade – leem extensivamente sobre determinados assuntos, colecionam itens ou podem falar longamente sobre o tema de interesse. Podem também ter problemas em mudar para outros tópicos, mesmo que outras pessoas demonstrem falta de interesse, e podem ficar angustiadas ou mesmo agitadas quando são interrompidas.

As crianças com TEA apresentam certos comportamentos atípicos que provavelmente decorrem da hipersensibilidade sensorial. Incluem-se aqui as reações negativas quando expostas a certos tipos e intensidades de sons, luzes e cheiros, o incômodo ao contato da pele com alguns tecidos e a resistência ao sabor e textura de alguns alimentos. Em alguns casos, parece haver menor reatividade à dor ou a mudanças de temperatura.

O DSM-5-TR inclui 3 especificadores de gravidade (Quadro 1), de acordo com o nível de apoio necessário (nível 1: exigindo apoio; nível 2: exigindo apoio substancial; nível 3: exigindo apoio muito substancial). Já a CID-11 optou pela divisão em subgrupos, que envolvem:

- Presença ou ausência de problemas de desenvolvimento intelectual.
- Presença ou ausência de prejuízo na linguagem funcional.

Epidemiologia[5-9]

Nas últimas três décadas houve aumento significativo na prevalência do TEA, que pode estar relacionado à ampliação dos critérios diagnósticos, à substituição de diagnósticos de deficiência intelectual e PI pelo diagnóstico de autismo, a diferenças metodológicas nos diversos estudos, à maior conscientização da sociedade e dos profissionais de saúde e à maior disponibilidade de serviços. Para além desses fatores, não é certo se há um verdadeiro crescimento da incidência do quadro.

QUADRO 1 Níveis de gravidade do transtorno do espectro autista

Nível de gravidade	Interação e comunicação social	Comportamento
Nível 1 "Exigindo apoio"	Sem apoio, prejuízos significativos, com dificuldade para iniciar interações sociais, respostas atípicas ou incapacidade de aproveitar aberturas sociais dos outros. Pode haver interesse reduzido por interações interpessoais ou tentativas malsucedidas e estranhas de fazer amizades.	A rigidez de comportamento interfere no funcionamento em um ou mais contextos. Resistência em trocar de atividade e problemas de organização e planejamento, que constituem obstáculos à conquista da autonomia.
Nível 2 "Exigindo apoio substancial"	Déficits graves de comunicação verbal e não verbal, habilidades de comunicação social prejudicadas, prejuízos sociais aparentes mesmo com apoio adequado, limitação em iniciar interações sociais e resposta reduzida ou anormal a aberturas sociais dos outros. Como exemplo, o indivíduo fala frases simples e interage de acordo com seus interesses restritos, apresentando comunicação não verbal notavelmente estranha.	Inflexibilidade, dificuldade de lidar com mudanças ou outros comportamentos restritos e/ou repetitivos frequentes e aparentes para um observador casual. Os comportamentos interferem no funcionamento em vários contextos. Presença de sofrimento e/ou dificuldade de mudar o foco ou as ações.
Nível 3 "Exigindo apoio muito substancial"	A gravidade da deficiência na comunicação social causa prejuízos significativos de funcionamento, com grande limitação em iniciar as interações e resposta mínima a aberturas sociais dos outros. Como exemplo, o indivíduo apresenta fala inteligível com vocabulário limitado, raramente inicia as interações e, quando interage, utiliza abordagens incomuns, reagindo apenas a tentativas de contato social muito diretas.	Inflexibilidade, extrema dificuldade em lidar com mudanças, comportamentos restritos e repetitivos que interferem acentuadamente no funcionamento em todos os contextos. Grande sofrimento e dificuldade para mudar o foco ou as ações.

Fonte: American Psychiatric Association, 2023.[4]

A prevalência média em várias partes do planeta fica em torno de 1%, mas há variações significativas, chegando a 1 caso para 36 crianças nos EUA, segundo dados do Centers for Disease Control and Prevention (CDC). O quadro afeta cerca de 4 vezes mais meninos que meninas.

Considerações etiológicas[1,2,5,9]

A patogênese do TEA é provavelmente multifatorial, envolvendo alterações em múltiplos genes e suas interações com fatores ambientais, levando a problemas diversos do neurodesenvolvimento (como alterações no processo de migração neuronal cortical e na conectividade nas redes e áreas cerebrais envolvidas na percepção social). Apenas em cerca de 10% dos casos é possível identificar alguma síndrome genética específica associada com o TEA.

Alguns fatores tidos como potencialmente associados a maior vulnerabilidade ao autismo incluem: idade avançada dos pais (especialmente da mãe), intervalo curto entre gestações, história familiar de doença autoimune, exposição pré-natal a medicamentos (como valproato), à poluição do ar e a pesticidas organofosforados, e nascimento prematuro.

Diagnóstico diferencial[1,2,10]

Alguns quadros clínicos e psiquiátricos apresentam características que se assemelham ao TEA, demandando uma avaliação mais refinada para o diagnóstico correto (Quadro 2). O diagnóstico diferencial com a psicose esquizofrênica será abordado mais à frente neste capítulo.

Curso e prognóstico[1,5,9]

A evolução do TEA é variável, de acordo com a extensão dos comprometimentos, as estratégias de cuidado e a fase de início do quadro. Muitas pessoas com TEA mantêm suas limitações ao longo do tempo, com pouca melhora clínica. No entanto, há casos que apresentam um progresso considerável, com avanços na autonomia ou atenuação dos sintomas centrais e acessórios. Os parâmetros que melhor predizem uma evolução favorável são a ausência de deficiência intelectual comórbida e a presença de linguagem funcional até os 5 anos de idade.

QUADRO 2 Diagnósticos diferenciais do transtorno do espectro autista (TEA)

Deficiência auditiva	As crianças surdas geralmente tentam se comunicar por outros meios. As crianças autistas não surdas, por sua vez, são atraídas ou se incomodam com uma série de sons, embora possam ignorar outros. De todo modo, é fundamental realizar uma avaliação auditiva em todas as crianças com atraso da fala.
TEL e transtorno da comunicação social (pragmática)	Crianças com TEL não costumam apresentar prejuízos na comunicação não verbal ou padrão repetitivo de comportamentos. Quando há deficiência na interação e comunicação social sem interesses restritos e repetitivos, deve-se utilizar o diagnóstico de transtorno da comunicação social (pragmática).
DI	A DI pode ser um diagnóstico diferencial ou ocorrer concomitantemente ao TEA (neste caso, especialmente nos níveis 2 e 3). É difícil excluir a presença de DI nos primeiros anos de vida, mas, à medida que a criança cresce, se houver exclusivamente DI não haverá o padrão de prejuízos na comunicação social e comportamentos restritos do TEA.
Síndrome de Landau-Kleffner	É uma afasia epiléptica adquirida que acomete crianças entre 2 e 8 anos. Recomenda-se a realização de eletroencefalograma de sono em todas as crianças com regressão da linguagem, mesmo na ausência de crises epilépticas.
Síndrome de Rett	É uma condição ligada a uma alteração no gene MECP2 no cromossomo X, afetando quase exclusivamente meninas. Geralmente, ao desenvolvimento normal até 6 a 18 meses de idade segue-se uma regressão na fala e no uso proposital das mãos, associada a estereotipias manuais e retraimento social, que se assemelham a um quadro autístico. Além disso, há uma desaceleração no crescimento da cabeça, levando à microcefalia adquirida. Podem ocorrer crises epilépticas.
Privação psicossocial grave	Tais situações são associadas a quadros "pseudoautistas", embora a reciprocidade social não seja totalmente afetada e os sintomas possam ser revertidos se houver melhora no ambiente.

DI: deficiência intelectual; TEL: transtorno específico da linguagem.
Fonte: adaptado de Lima et al., 2022;[1] Fuentes et al., 2014;[2] Lord et al., 2018;[9] Almeida et al., 2019.[10]

O prognóstico do autismo vem melhorando com o tempo, o que pode refletir mudanças nos critérios e práticas diagnósticas e intervenções mais precoces e eficazes. Hoje apenas uma minoria (cerca de 20%) permanece sem comunicação verbal, e quase um terço se torna praticamente independente e autossuficiente na vida adulta.

Tratamento[1,2,10,11]

Não há uma estratégia padrão a ser utilizada em todas as crianças e adolescentes do espectro autista. Indica-se associar diversas modalidades terapêuticas e educacionais, com base na avaliação individualizada das necessidades e potencialidades de cada um. O plano de cuidados pode incluir a participação de especialistas como psiquiatras, neuropediatras, psicólogos de distintas linhas, fonoaudiólogos, terapeutas ocupacionais, psicomotricistas e psicopedagogos, entre outros.

A OMS recomenda a implementação de intervenções psicossociais focadas no desenvolvimento de habilidades sociais – mediadas por pares, em grupos ou individualmente – para melhorar o bem-estar e o nível de funcionamento de crianças e adolescentes com autismo. No Sistema Único de Saúde (SUS), isso deve ser realizado na Rede de Atenção Psicossocial, na Rede da Saúde da Pessoa com Deficiência e na Atenção Básica. Além disso, a participação familiar deve ser valorizada e incentivada, por meio de informação e apoio, respeitando os valores dos cuidadores e as tradições da comunidade.

Pode ser necessário tratamento medicamentoso para sintomas acessórios ou comórbidos como irritabilidade, agressividade, agitação psicomotora, desatenção, ansiedade, alterações do humor e problemas do sono, entre outros. Seu uso deve ser temporário, sendo necessário monitorar efeitos colaterais como aumento de peso, elevações de taxas de glicose, colesterol e triglicerídeos, além de hiperprolactinemia, especialmente com o uso de antipsicóticos.

PSICOSES INFANTIS

Definição[1,12]

A PI envolve prejuízos na distinção entre os mundos interno e externo, associados a distorções na percepção da realidade, experiências corporais bizarras, fantasias de fragmentação, invasão e destruição, e desorganização do pensamento, da linguagem e do comportamento.

Quadro clínico[12-16]

A Classificação Francesa de Transtornos Mentais da Criança e do Adolescente (CFTMEA), em sua 6ª edição revisada, lista os seguintes transtornos psicóticos:

- Desarmonias psicóticas.
- Psicoses esquizofrênicas pré-puberais.
- Esquizofrenia na adolescência.
- Delírios crônicos.
- Transtornos psicóticos agudos.

Neste capítulo serão abordados os três primeiros.

Desarmonias psicóticas (ou desarmonias múltiplas e complexas do desenvolvimento)

Quadro que se manifesta a partir dos 3 ou 4 anos, cuja sintomatologia pode incluir manifestações somáticas ou comportamentais, instabilidade, inibições graves, manifestações fóbicas, histéricas ou obsessivas, desarmonia na emergência da linguagem e da psicomotricidade e fracassos nas tentativas de escolarização.

Por trás dessa sintomatologia, haveria os seguintes traços e mecanismos comuns:

- Ameaça de ruptura com o real.
- Ausência ou má organização do sentimento de si e das relações com a realidade.
- Tendência ao transbordamento do pensamento por afetos e representações violentas.
- Angústias depressivas, de separação e de aniquilação.
- Predomínio de posições e interesses primitivos.

As capacidades de adaptação e controle podem assegurar uma proteção contra os riscos maiores de desorganização, limitando a expressão da patologia a algumas áreas ou períodos evolutivos, mas implicando também restrições nas trocas com os outros.

Psicoses esquizofrênicas pré-púberes

Aparecem após 4 ou 5 anos de idade, evoluindo progressivamente após um episódio agudo ou subagudo ou se instalando de forma insidiosa, podendo ser precedidas por atraso no desenvolvimento da fala e limitações na sociabilidade. Nelas predominam dissociação, manifestações de angústia psicótica, retraimento e desorganização importante da vida mental, com perda rápida de capacidades adaptativas.

Manifestações delirantes são menos frequentes, menos evidentes e pouco sistematizadas em comparação com a esquizofrenia em jovens, podendo se manifestar sob a forma de ideias paranoicas, de transformação corporal ou de fobias estranhas.

Esquizofrenia na adolescência

A esquizofrenia desencadeada na adolescência se aproxima da forma adulta típica, envolvendo sintomas positivos (alucinações, delírios, conduta bizarra, neologismos), negativos (retraimento social, empobrecimento afetivo, comprometimentos na fluência verbal, na vontade e no pragmatismo) e sinais de desorganização do pensamento e da conduta (associados a afeto inadequado, regredido ou pueril).

Epidemiologia[1,14-16]

A esquizofrenia geralmente surge na adolescência ou no início da vida adulta, quando atinge cerca de 1% da população. Na infância o quadro é raro, chegando a 1 caso para cada mil a 10 mil crianças e predominando em meninos. A partir da adolescência a distribuição entre os sexos é igual.

Considerações etiológicas[14,15]

A etiologia da esquizofrenia ainda não está totalmente esclarecida e envolve a interação entre aspectos ligados ao neurodesenvolvimento, genéticos, psicológicos e ambientais.

Fatores de risco ou vulnerabilidade podem incluir história familiar de psicose, especialmente em parentes de primeiro grau, migração, violência contra a criança, desnutrição intrauterina e complicações obstétricas.

Os fatores que podem precipitar um episódio psicótico incluem o uso de substâncias ilícitas ou de medicamentos, doença física grave, estresses psicológicos e experiências traumáticas.

Diagnóstico diferencial[1,10,14-17]

É sempre importante considerar que faz parte do desenvolvimento da criança pequena o pensamento mágico/animista, que atribui sentimentos e motivações a objetos inanimados ou fenômenos naturais.

Experiências alucinatórias isoladas são relativamente frequentes na infância e geralmente não evoluem para uma psicose. Além disso, crianças na faixa de 5 a 12 anos podem ter "amigos imaginários", que não devem ser interpretados como patológicos.

Alucinações associadas com os períodos de transição da vigília para o sono (hipnagógicas) ou do sono para a vigília (hipnopômpicas) tendem a diminuir com a idade, não tendo maior significado psicopatológico.

Manifestações psicóticas decorrentes do abuso de substâncias (cocaína, anfetaminas, metilfenidato, *ecstasy*, alucinógenos, corticoides, opioides e maconha) e secundárias a doenças orgânicas (como a doença de Wilson e algumas formas de epilepsia e enxaqueca) devem ser descartadas.

No caso de transtornos afetivos, os sintomas psicóticos tendem a ser congruentes com o humor (depressivo ou maníaco). Nos transtornos bipolares típicos, o curso tende a ocorrer em fases, com boa recuperação nos intervalos, e a evolução em longo prazo é menos incapacitante que a da esquizofrenia.

Quanto aos TEA, as principais diferenças com a esquizofrenia são a idade de instalação (nos primeiros anos de vida no TEA, no final da adolescência e no início da vida adulta na esquizofrenia) e a ausência de sintomas psicóticos positivos em quase todos os casos de autismo. Contudo, alguns sintomas pré-mórbidos ou precoces da esquizofrenia são semelhantes ao TEA. Problemas de sociabilidade e comunicação, condutas bizarras ou inadequadas, maneirismos, estereotipias e catatonia podem estar presentes em ambos os quadros, assim como falhas na cognição social.

Curso e prognóstico[14-16,18]

A evolução da esquizofrenia é geralmente prolongada, havendo crises ou "surtos" psicóticos, seguidos de recuperação parcial, levando a níveis variados de prejuízos no funcionamento cognitivo e social, com impactos na vida escolar, familiar e laborativa.

Uma evolução mais favorável pode ocorrer se o início da doença for agudo, se houver poucos sintomas negativos e se o tratamento for iniciado prontamente. A instalação precoce (antes dos 13 anos), o sexo masculino, o início insidioso, o mau funcionamento pré-mórbido e o abuso de substâncias estão associados a um pior prognóstico.

Tratamento[1,10,14-16,18]

O tratamento de quadros psicóticos na infância e na adolescência envolve a integração entre estratégias psicoterápicas e medicamentosas e o apoio à família, em estreita colaboração com a escola, visando atenuar os impactos do transtorno na vida acadêmica e evitar o estigma. Situações sem maior gravidade podem ser tratadas em nível ambulatorial. Deve-se reservar o encaminhamento para emergências e hospitalização em casos refratários.

As intervenções psicológicas podem ocorrer de forma individual ou coletiva e devem envolver o apoio à família, associado à psicoeducação. Podem também envolver estratégias de reabilitação psicossocial e acompanhamento terapêutico, visando recuperar ou instalar competências sociais prejudicadas pelos sintomas.

A medicação antipsicótica é útil para o alívio dos sintomas positivos e nas crises psicóticas, que podem cursar com agitação, paranoia e violência. Os antipsicóticos de primeira geração (haloperidol, periciazina, clorpromazina, levomepromazina) são eficazes, mas o risco de efeitos extrapiramidais, os efeitos anticolinérgicos e a intensa sedação têm limitado seu uso ou restringido a utilização aos episódios agudos.

Os antipsicóticos de segunda geração (como risperidona, aripiprazol e quetiapina) têm sido mais usados, mas também pode haver sedação e efeitos extrapiramidais, além de efeitos metabólicos.

CONSIDERAÇÕES FINAIS

O TEA é caracterizado por limitações persistentes na interação e na comunicação social, associadas a um repertório de interesses e comportamentos restrito e repetitivo, com prejuízos das atividades lúdicas e imaginativas, além de alterações em diversas modalidades sensoriais.

Os motivos do aumento na prevalência do TEA, hoje situada em torno de 1%, podem estar relacionados à ampliação dos critérios diagnósticos e à maior conscientização e disponibilidade de serviços, entre outros fatores.

As PI envolvem distorções na percepção da realidade, tendo na esquizofrenia pré ou pós-púbere o seu quadro mais grave.

O tratamento do TEA e da PI envolve diversos profissionais, serviços e modalidades terapêuticas, incluindo psicoterapia, psicofarmacoterapia, terapia familiar e apoio escolar.

REFERÊNCIAS

1. Lima RC, Wanderley DB, Brito AR, Almeida RS. Transtornos do espectro autista e psicoses. In: Sociedade Brasileira de Pediatria. Tratado de pediatria. 5.ed. v.2. Santana de Parnaíba: Manole; 2022. p.1057-60.
2. Fuentes J, Bakare M, Munir K, Aguayo P, Gaddour N, Öner Ö. Transtorno do espectro autista. In: Rey JM (ed.). Iacapap e-textbook of child and adolescent mental health (edição em português; Dias Silva F, ed.). Genebra: International Association for Child and Adolescent Psychiatry and Allied Professions; 2014. Disponível em: https://iacapap.org/_Resources/Persistent/31cc544af25bd01b2737af4ae89e2f3989ddf4c2/C.2-ASD-2014-v1.1-portuguese.pdf. Acesso em: 10 maio 2024.
3. World Health Organization (WHO). 11ª Classificação Estatística Internacional de Doenças e Problemas Relacionados à Saúde (CID-11). 11.ed. 2024 (publicação em português). Disponível em: https://icd.who.int/browse/2024-01/mms/pt. Acesso em: 10 maio 2024.
4. American Psychiatric Association. Manual Diagnóstico e Estatístico de Transtornos Mentais. 5.ed. Texto revisado (DSM-5-TR). Porto Alegre: Artmed; 2023.
5. Volkmar FR, van Schalkwyk GI, van der Wyk B. Autism spectrum disorder. In: Martin A, Volkmar FR, Bloch M (eds.). Lewis's child and adolescent psychiatry: a comprehensive textbook. 5.ed. Philadelphia: Wolters Kluwer; 2018. p.1164-95.
6. Maenner MJ, Shaw KA, Baio J, Washington A, Patrick M, DiRienzo M, et al. Prevalence of autism Spectrum Disorder Among Children Aged 8 Years: Autism and Developmental Disabilities Monitoring Network, 11 Sites, United States, 2016. MMWR Surveill Summ. 2020;69(SS-4):1-12. Disponível em: https://www.cdc.gov/ncbddd/autism/data.html. Acesso em: 10 maio 2024.
7. Lyall K, Croen L, Daniels J, Fallin MD, Ladd-Acosta C, Lee BK, et al. The changing epidemiology of autism spectrum disorders. Annu Rev Public Health. 2017;38:81-102.
8. Lundström S, Reichenberg A, Anckarsäter H, Lichtenstein P, Gillberg C. Autism phenotype versus registered diagnosis in Swedish children: prevalence trends over 10 years in general population samples. BMJ. 2015;350:h1961.
9. Lord C, Elsabbagh M, Baird G, Veenstra-Vanderweele J. Autism spectrum disorder. The Lancet. 2018;392(10146):508-20.

10. Almeida RS, Lima RC, Crenzel G, Abranches CD. Saúde mental da criança e do adolescente. 2.ed. Barueri: Manole; 2019 (Série Pediatria Soperj).
11. Mental Health Gap Action Programme guideline for mental, neurological and substance use disorders. Geneva: World Health Organization; 2023.
12. Marcelli D, Cohen D. Infância e psicopatologia. 8.ed. Porto Alegre: Artmed; 2010.
13. Misès R (org.). Classification française des troubles mentaux de l'enfant et de l'adolescent–R-2020. 6.ed. Rennes: Presses De L'EHESP; 2020.
14. Starling J, Feijo I. Schizophrenia and other psychotic disorders of early onset (edição em português; Moscoso A, ed.). In: Rey JM (ed.). Iacapap e-textbook of child and adolescent mental health. Geneva: International Association for Child and Adolescent Psychiatry and Allied Professions; 2016. Disponível em: https://iacapap.org/_Resources/Persistent/46ce59d8db36189e7fc47a416226542206f0e083/H.5-Esquizofrenia-Portuguese-2016.pdf. Acesso em: 10 maio 2024.
15. Hollis C, Palaniyappan L. Schizophrenia and psychosis. In: Thapar A, Pine DS, Leckman JF, Scott S, Snowling MJ, Taylor E (eds.). Rutter's child and adolescent psychiatry. 6.ed. Oxford, UK: Wiley--Blackwell; 2015. p.774-92.
16. Ordóñez AE, Gogtay N Childhood-onset schizophrenia and other early-onset psychotic disorders. In: Martin A, Volkmar FR, Bloch M (eds.). Lewis's child and adolescent psychiatry: a comprehensive textbook. 5.ed. Philadelphia: Wolters Kluwer; 2018. p.1277-312.
17. Pina-Camacho L, Parellada M, Kyriakopoulos M. Autism spectrum disorder and schizophrenia: boundaries and uncertainties. BJPsych Advances. 2016;22(5):316-24.
18. Hollis C, Palaniyappan L. Schizophrenia and psychosis. In: Thapar A, Pine DS, Leckman JF, Scott S, Snowling MJ, Taylor E (eds.). Rutter's child and adolescent psychiatry. 6.ed. Oxford, UK: Wiley--Blackwell; 2015. p.774-92.

6

Transtorno de déficit de atenção e hiperatividade e transtornos de conduta

Rossano Cabral Lima
Roberto Santoro Almeida
Gabriela Judith Crenzel

DESTAQUES

- Atividade motora intensa e impulsos agressivos estão presentes no desenvolvimento normal das crianças, assim como posturas opositoras. Crianças hipoativas e passivas não são necessariamente mais saudáveis.
- É recomendável que problemas psicossociais e outros quadros psiquiátricos sejam descartados antes de se considerar o diagnóstico de transtorno de déficit de atenção e hiperatividade (TDAH), reservando-o para condições prolongadas que têm impacto significativo na vida da criança e do adolescente.
- Nem toda conduta antissocial ou disfuncional é sinônimo de psicopatologia individual, pois muitas vezes fatores socioeconômicos são mais relevantes na determinação dos comportamentos problemáticos. Mesmo quando o diagnóstico de transtornos de conduta é pertinente, é preciso considerar as variáveis familiares, sociais, econômicas e culturais, ao lado das características individuais da criança ou do adolescente.
- O manejo desses quadros é psicossocial, interdisciplinar e multiprofissional e envolve estratégias psicológicas, medicamentosas (no caso do TDAH) e educacionais, sendo fundamental o envolvimento da família.

INTRODUÇÃO[1,2]

O transtorno de déficit de atenção e hiperatividade (TDAH) e os transtornos de conduta (TC) são quadros externalizantes ou disruptivos, envolvendo manifestações comportamentais como a inquietude, a impulsividade, a dificuldade em manter o foco, a postura opositiva e resistente ou, no limite, atos antissociais. Tais comportamentos, tomados isoladamente, nem sempre são sinais de transtorno mental, e muitas vezes fazem parte do desenvolvimento da criança ou do adolescente em sua interação com o mundo ao redor.

Esses quadros ganharam grande destaque nos últimos anos, especialmente após a pandemia de covid-19, que afetou o comportamento dos alunos e desestabilizou sua relação com os estudos. Isso tem levado a alta demanda das escolas e a certa pressão dos pais por seu diagnóstico. É preciso, contudo, uma avaliação cuidadosa, excluindo outras possibilidades, como reações da criança a um ambiente familiar ou escolar desfavorável ou questões de ordem sociocultural, que não apontam para um problema médico.

TRANSTORNO DE DÉFICIT DE ATENÇÃO E HIPERATIVIDADE

Definição[2-4]

O TDAH é um quadro que envolve dificuldades frequentes, persistentes e abrangentes nas dimensões da atenção, da atividade motora e da impulsividade. Problemas que aparecem apenas na escola ou somente em casa provavelmente apontam para questões pedagógicas ou relacionais, e não para um distúrbio psiquiátrico localizado apenas na criança ou no adolescente.

Quadro clínico[1-5]

O TDAH pode se apresentar com predomínio de hiperatividade/impulsividade, de desatenção ou de forma combinada (Quadro 1).

QUADRO 1 Apresentações do transtorno de déficit de atenção e hiperatividade (TDAH)

Apresentação predominantemente hiperativa/impulsiva	Inclui atividade motora e/ou fala excessivas e inapropriadas, dificuldade para permanecer sentado ou impaciência em situações em que se precisa esperar, atitudes intempestivas e impensadas, comportamento desajeitado ou desastrado; por vezes com associação a sinais e sintomas inespecíficos na motricidade fina.
Apresentação predominantemente desatenta	Há a tendência a ficar distraído ou divagando durante a execução de uma tarefa, com diminuição da capacidade de manter a atenção por períodos mais longos e excessiva mudança do foco atentivo, além de desorganização e procrastinação. Em situações muito atrativas e estimulantes (como telas e jogos virtuais), o foco pode estar presente, dado que o interesse e a vontade fixados naquela atividade compensam a tendência à desatenção.
Apresentação combinada	Envolve quaisquer dos comportamentos citados acima, em distintas combinações. A apresentação combinada é geralmente associada a maiores prejuízos no funcionamento global, inclusive no desempenho escolar.

Fonte: adaptado de WHO, 2024;[4] American Psychiatric Association, 2023.[5]

Epidemiologia[1,3,6,7]

A prevalência do TDAH em crianças e adolescentes geralmente se situa entre 5 e 7%. Há ampla variação entre as pesquisas, como resultado de fatores metodológicos, socioeconômicos e culturais. Por exemplo, o diagnóstico pode ser superestimado se a avaliação se limitar aos critérios sintomáticos presentes em questionários e não incluir o nível de comprometimento causado por eles e o contexto em que são observados os sintomas. Há predomínio do sexo masculino na proporção de 4:1 em amostras clínicas, que cai para 2:1 em estudos na população geral. Os subtipos hiperativo e combinado tendem a ser mais comuns em meninos, havendo leve predomínio do subtipo desatento em meninas.

Considerações etiológicas[1,3]

Dado que o TDAH é um diagnóstico descritivo e não etiológico, podem haver distintos fatores que acarretam os mesmos agrupamentos de sintomas.

A predisposição genética exerce sua influência por meio da interação com fatores ambientais inespecíficos (que podem incluir complicações pré, peri e neonatais, deficiências nutricionais ou exposição a chumbo e organofosforados, entre outros), associados a variáveis socioeconômicas, de personalidade e fatores psicodinâmicos. A neurobiologia do TDAH é igualmente complexa e envolve neurotransmissores monoaminérgicos (especialmente a dopamina), e variações funcionais e estruturais no córtex pré-frontal, gânglios da base e cerebelo. Nenhuma dessas alterações é específica o suficiente para ser usada como marcador biológico para o diagnóstico da condição.

Diagnóstico diferencial[1-3,5,8]

É importante investigar fatores orgânicos que possam produzir desatenção e/ou hiperatividade, como hipertireoidismo, uso de medicamentos (por exemplo, esteroides, anti-histamínicos, teofilina, simpaticomiméticos, fenobarbital, acatisia induzida por antipsicóticos) e abuso de substâncias, assim como avaliar a acuidade visual e auditiva. Padrões de sono disfuncionais também podem contribuir para sintomas diurnos que se assemelham aos do TDAH.

Do ponto de vista psiquiátrico, há diversos quadros que podem afetar, secundariamente, a atenção ou a atividade motora. Transtornos de ansiedade, transtornos do humor, quadros psicóticos, distúrbios específicos de aprendizagem, deficiência intelectual e autismo são alguns deles. A maior dificuldade, do ponto de vista diagnóstico, é que parte desses quadros também pode ser comórbida ao TDAH, sendo muitas vezes necessária a avaliação do especialista para esclarecer esses casos.

Recomenda-se cautela ao considerar o diagnóstico de TDAH em crianças menores de 5 anos, pois até essa idade a atividade motora aumentada pode fazer parte do desenvolvimento normal. Na fase escolar, é igualmente necessário levar em conta a "imaturidade relativa": as crianças mais novas da turma costumam receber o diagnóstico de TDAH com mais frequência que seus pares alguns meses mais velhos, podendo representar um "falso-positivo" em consequência da imaturidade, que geralmente vai se atenuando com o crescimento e o adequado acompanhamento pedagógico.

Curso e prognóstico[1,3,6]

A hiperatividade é mais evidente na fase pré-escolar, e a desatenção passa a ser a principal queixa feita por pais ou pela escola em crianças na fase escolar. A hiperatividade tende a diminuir com a idade, podendo ser substituída por uma sensação interna de inquietação. A impulsividade também tende a diminuir, mas ainda pode ser intensa na adolescência. De modo geral, o conjunto de sintomas mais persistente é a desatenção, a desorganização e a dificuldade com horários. Apesar de o TDAH ser hoje um quadro estudado no curso da vida, pesquisas sobre sua persistência na fase adulta apontam para números divergentes (podendo variar entre 4 e 76%).

Tratamento[2,3,9]

O tratamento do TDAH deve ser individualizado, envolvendo o uso de distintas estratégias, levando em conta as opções disponíveis para o paciente e sua família. Além disso, é importante envolver a própria criança ou adolescente nas decisões sobre o tratamento, tanto em relação às modalidades não farmacológicas como quanto às farmacológicas.

Estratégias não farmacológicas

- Psicoterapia: pode ter como alvos a exploração de novas estratégias para solucionar problemas, a mudança de comportamentos e o manejo da frustração, a pactuação de regras, a ampliação de habilidades sociais e da autorregulação, o maior *insight* sobre o padrão de dificuldades, a melhora na comunicação e a diminuição dos conflitos em casa. Ao lado disso, a terapia pode ser útil para a orientação dos pais e a negociação em relação à organização e às rotinas domésticas. As técnicas comportamentais são as mais usadas atualmente, mas as evidências de sua efetividade se ligam mais às comorbidades do que à hiperatividade e ao déficit de atenção em si.
- Estratégias pedagógicas/escolares: envolvem a orientação aos professores sobre o quadro e a adequação do ambiente escolar às necessidades do aluno. Isso pode incluir:
  - Mudanças no posicionamento na sala de aula, de modo a diminuir a distraibilidade.

- Auxílio na organização do material escolar.
- Explicação de forma diferenciada das matérias.
- Flexibilidade no tempo de prova e demais tarefas.
- Avaliações em ambiente silencioso e tranquilo, separado da turma.
- Sintetização dos enunciados das questões das provas.

Estratégias farmacológicas

- Estimulantes: são moduladores da dopamina e/ou noradrenalina. No mercado brasileiro, estão disponíveis o metilfenidato – em suas apresentações de liberação imediata e liberação prolongada – e a lisdexanfetamina, de liberação prolongada.

  É preciso sempre considerar a relação entre os efeitos terapêuticos e os efeitos colaterais e reavaliar a necessidade da manutenção do medicamento (por exemplo, no início de cada ano escolar). Os principais efeitos adversos dos estimulantes são, a curto prazo, inapetência, insônia, cefaleia e tiques e, a longo prazo, a desaceleração da curva do crescimento, exigindo acompanhamento pediátrico regular. Em caso de história pessoal e familiar de eventos cardiovasculares, é necessário monitorar a frequência cardíaca e a pressão arterial. Um histórico de crises convulsivas justifica cautela no uso de estimulantes.

  Os estimulantes podem ser usados somente em dias letivos ou de forma contínua, levando em conta a presença ou ausência de problemas decorrentes do quadro fora do ambiente escolar, e a relação entre os efeitos terapêuticos e eventuais efeitos colaterais do fármaco. A suspensão dos estimulantes nos finais de semana, feriados e férias escolares costuma atenuar os efeitos colaterais e não implica redução da efetividade do tratamento quando o medicamento é retomado.
- Atomoxetina: é um inibidor da recaptação de noradrenalina que começou a ser comercializado no Brasil em 2023, com efeitos terapêuticos moderados, necessitando de uso contínuo em 1 a 2 tomadas ao dia. É uma opção a ser considerada, na presença de sintomas de ansiedade associados ou de pouca eficácia ou intolerância aos efeitos colaterais dos estimulantes.
- Imipramina: além da redução da hiperatividade, pode levar a melhora do humor disfórico, quando presente, mas não tem maiores efeitos sobre a atenção.

- Clonidina: usada principalmente quando há tiques associados ao TDAH; costuma ser muito sedativa.
- Bupropiona: deve ser usada em maiores de 18 anos.

TRANSTORNOS DE CONDUTA

Definição[1,2]

Em psiquiatria, fala-se de TC quando há a presença de atos considerados antissociais, desafiadores ou agressivos. Para terem algum significado clínico, esses comportamentos não são eventuais ou circunstanciais, mas frequentes e persistentes em comparação ao que seria esperado de outras crianças e adolescentes de mesma idade ou nível de desenvolvimento. Além disso, são destoantes das regras éticas/morais do meio sociocultural e prejudicam a integração da criança ou adolescente à família, à escola e à comunidade em geral. Os TC são condições bastante heterogêneas, seja em sua apresentação clínica, etiologia ou prognóstico, e nem sempre correspondem claramente a uma "psicopatologia individual", pois muitas vezes ocultam problemas familiares ou sociais que são determinantes para a produção daquele padrão disfuncional de comportamento.

É sempre importante lembrar que impulsos agressivos estão presentes no desenvolvimento normal das crianças; somado a isso, à medida que elas vão crescendo e ganhando em autonomia, posturas opositoras em relação aos adultos são esperadas.

Quadro clínico[2,4,9]

Esse grupo abrange o TC e o transtorno de oposição desafiante (TOD).

O TC envolve comportamentos ameaçadores, cruéis ou agressivos, danos à propriedade (como incêndio, arrombamento ou destruição), roubos, golpes, fugas de casa e outras violações de regras. Pode, além disso, estar ou não associado a características psicológicas como falta de remorso, de culpa e de empatia, expressão afetiva superficial ou busca de sensações intensas. A CID-11 divide o TC entre o de início na infância e o de início na adolescência, e quanto à presença ou ausência de emoções sociais como empatia, sensibilidade à dor do outro, remorso ou culpa.

Já o TOD envolve postura desafiadora em relação a regras impostas pelos adultos, havendo recusa a cumprir o que é solicitado; atitude hostil, provocativa, de confronto ou explosões de raiva; comportamento incômodo deliberado; humor irritável, hipersensível e ressentido. A CID-11 divide o TOD quanto à presença ou não de irritabilidade e raiva crônicas, e quanto à manifestação ou não de emoções sociais como empatia, remorso ou culpa, conforme descrito no TC.

Epidemiologia[1,3]

A prevalência de TC varia entre 2 e 8% e a do TOD pode variar entre 2 e 10%. Ambos são 2 a 3 vezes mais comuns em meninos que em meninas.

Considerações etiológicas[2,10,11]

Múltiplos fatores de risco ou vulnerabilidade contribuem para o desenvolvimento do TC e do TOD. Os fatores socioeconômicos, familiares e culturais geralmente têm maior peso que os de ordem biológica.

As variáveis ligadas ao ambiente social envolvem pobreza, desemprego, más condições de moradia, apoio social frágil e escolas inadequadas (turmas grandes e espaços precários, pouca disponibilidade dos professores, ocorrência de *bullying*).

Há fatores ligados mais diretamente à família e ao ambiente doméstico, como:

- Histórico de psicopatologia (depressão materna), criminalidade e uso abusivo de álcool e outras drogas entre os pais.
- Violência e conflitos domésticos.
- Uso de coerção, punições severas, violência física ou sexual, controle excessivo, rejeição, falta de apoio emocional, permissividade e pouca supervisão.

As variáveis ligadas à criança ou adolescente se relacionam a condições que afetam o desenvolvimento físico ou psicológico, como:

- Baixo peso ao nascer e problemas peri ou pré-natais.
- Baixo desempenho intelectual global ou prejuízos neuropsicológicos específicos, incluindo problemas de linguagem, de coordenação motora, de raciocínio abstrato e de atenção.
- Comportamentos agressivos ou resistentes presentes muito precocemente.

- Sintomas ou transtornos mentais comórbidos (humor irritável, impulsividade, hiperatividade ou déficit de atenção).

Diagnóstico diferencial[2,4,5,10,11]

Do ponto de vista psiquiátrico, o TDAH é o principal quadro a ser diferenciado, pois a impulsividade pode estar presente nas duas condições. O TDAH também ocorre frequentemente como comorbidade. Contudo, crianças hiperativas ou desatentas não apresentam necessariamente os demais comportamentos disruptivos característicos do TOD ou do TC.

Se os problemas de comportamento se iniciam logo após a criança passar por uma situação estressora (como morte na família, violência física ou sexual, divórcio dos pais) e não persistem por mais de 6 meses, o diagnóstico de transtorno de ajustamento pode ser o mais adequado.

O predomínio de irritabilidade e instabilidade marcante de humor podem apontar para quadros depressivos ou bipolares. Porém, muitas vezes apenas após algum tempo de acompanhamento (e com a resposta ao tratamento) torna-se possível o diagnóstico diferencial.

Nos transtornos do espectro do autismo (TEA) pode haver resistência a mudanças na rotina, explosões emocionais e atos destrutivos, mas as limitações na comunicação social são muito típicas e ajudam a distingui-los dos TC.

Curso e prognóstico[2,12]

Os casos mais severos e de pior prognóstico são aqueles nos quais os comportamentos disruptivos são variados, frequentes e graves, ocorrendo em diferentes situações. O fator mais consistente associado a maior gravidade e pior evolução costuma ser a precocidade do início do quadro, como no subgrupo de TC com início na infância. Da mesma forma, a evolução é mais desfavorável no subgrupo no qual há insensibilidade e baixa expressão emocional. Abuso e dependência de substâncias se associam a quadros de TC mais persistentes.

O TOD pode ser um precursor do TC, especialmente quando há comportamentos desafiadores ou rancorosos muito intensos. Contudo, muitas crianças com TOD não desenvolvem um TC subsequente. A manutenção do quadro de TC em direção à adolescência e à vida adulta é maior em homens, que tendem a apresentar uma continuidade homotípica, com sintomas disruptivos semelhantes aos que apresentavam na infância e na adolescência. As mulheres, por sua vez, tendem a apresentar uma continuidade heterotípica, com mais sintomas emocionais ou transtornos de personalidade no decorrer da vida.

Tratamento[1,2,10-13]

É importante ressaltar que não cabe ao campo médico a solução da delinquência e a prevenção da criminalidade. O manejo dos TC envolve intervenções interdisciplinares, parte delas realizada por profissionais de fora do campo da saúde (justiça, direitos da criança, assistência social ou educação). As metas precisam ser estabelecidas de modo pragmático, muitas vezes bem longe do ideal de total retidão moral, obediência irrestrita e submissão completa às regras de comportamento bem adaptado. O trabalho tanto com a criança/jovem quanto com seus familiares/cuidadores é fundamental.

Do ponto de vista clínico, o manejo envolve a abordagem da criança ou adolescente (psicoterapia, pactuação/repactuação de metas de comportamento), da família (terapia, aconselhamento e orientação dos pais) e, por vezes, intervenções junto à escola. Os objetivos do tratamento precisam ser realistas e reavaliados periodicamente, sendo comum que após períodos de melhora relativa haja recidiva dos comportamentos desafiadores ou antissociais. A criança ou adolescente com esses quadros está o tempo todo testando o ambiente, e o clínico precisa lidar com a própria frustração ao manejar as condutas disruptivas e transgressoras, ajudando o paciente – e seus responsáveis – a superá-las dentro de suas possibilidades.

Não há psicofármacos específicos para o TC ou o TOD. Antipsicóticos e inibidores seletivos de recaptação de serotonina (ISRS) por vezes são utilizados para controle da raiva e irritabilidade, mas o nível de evidências para tal uso é frágil. O uso de medicamento só é recomendado em caso de comorbidades psiquiátricas (como TDAH ou quadros depressivos e ansiosos). Em casos associados a abuso ou dependência de substâncias, o tratamento pode incorporar estratégias de redução de danos, se a abstinência não for possível no curto prazo.

CONSIDERAÇÕES FINAIS

O TDAH e os TC envolvem manifestações comportamentais que geralmente têm efeitos disruptivos no ambiente de casa, na sala de aula ou na comunidade, por vezes também levando a prejuízos e sofrimento para a criança, o adolescente ou a família.

O médico acaba sendo o alvo principal de pressões por diagnóstico e soluções rápidas a essas situações, mas é sempre aconselhável fazer uma investigação abrangente, que pode exigir mais tempo. Isso pode envolver a parceria com profissionais de outras áreas, pois esses comportamentos muitas vezes ocultam questões familiares, escolares ou sociais, nem sempre apontando (apenas) para uma psicopatologia individual.

Mesmo quando o diagnóstico é pertinente, é preciso levar em consideração as variáveis psicossociais, ao lado das características individuais da criança ou do adolescente. O tratamento geralmente envolve a combinação de estratégias psicológicas, medicamentosas (no caso do TDAH) e educacionais. O envolvimento dos familiares ou outros cuidadores é fundamental para um bom manejo dos casos.

REFERÊNCIAS

1. Lima RC, Almeida RS, Crenzel G. Transtornos de conduta e hiperatividade. In: Sociedade Brasileira de Pediatria. Tratado de pediatria. 5.ed. v.2. Barueri: Manole; 2022. p.1069-72.
2. Almeida RS, Lima RC, Crenzel G, Abranches CD. Saúde mental da criança e do adolescente. 2.ed. Barueri: Manole; 2019 (Série Pediatria Soperj).
3. Freitas SA, Coimbra IM, Castanho JM, Polanczyk GV, Rohde LA. Attention deficit hyperactivity disorder. In: Rey JM, Martin A (eds.). JM Rey's Iacapap e-textbook of child and adolescent mental health (edição em português; Dias-Silva F, ed.). Geneva: International Association for Child and Adolescent Psychiatry and Allied Professions; 2020. Disponível em: https://iacapap.org/_Resources/Persistent/69b849d851e040c48cc0036bf888874a4716afa3/D.1-ADHD-Portuguese-2020.pdf. Acesso em: 10 maio 2024.
4. World Health Organization (WHO). 11ª Classificação Estatística Internacional de Doenças e Problemas Relacionados à Saúde (CID-11). 11.ed. 2024 (publicação em português). Disponível em: https://icd.who.int/browse/2024-01/mms/pt. Acesso em: 10 maio 2024.
5. American Psychiatric Association. Manual Diagnóstico e Estatístico de Transtornos Mentais. 5.ed. Texto revisado (DSM-5-TR). Porto Alegre: Artmed; 2023.
6. Spetie L, Arnold EL. Attention-deficit hyperactivity disorder. In: Martin A, Volkmar FR, Bloch M (eds.). Lewis's child and adolescent psychiatry: a comprehensive textbook. 5.ed. Philadelphia: Wolters Kluwer; 2018. p.1008-65.
7. Thomas R, Sanders S, Doust J, Beller E, Glasziou P. Prevalence of attention-deficit/hyperactivity disorder: a systematic review and meta-analysis. Pediatrics. 2015;135(4):e994-1001.
8. Frances A. Voltando ao normal. Rio de Janeiro: Versal; 2017.
9. Mechler K, Banaschewski T, Hohmann S, Häge A. Evidence-based pharmacological treatment options for ADHD in children and adolescents. Pharmacology & Therapeutics. 2022;230:107940.
10. Rey JM, Walter G, Soutullo CA. Oppositional defiant and conduct disorders. In: Martin A, Volkmar FR, Bloch M (eds.). Lewis's child and adolescent psychiatry: a comprehensive textbook. 5.ed. Philadelphia: Wolters Kluwer; 2018. p.1067-95.

11. Scott S. Conduct disorders. In: Rey JM, Martin A (eds.). JM Rey's Iacapap e-Textbook of Child and Adolescent Mental Health (edição em português; Dias Silva F, ed.). Geneva: International Association for Child and Adolescent Psychiatry and Allied Professions; 2019. Disponível em: https://iacapap.org/_Resources/Persistent/cb0447f2f808c1913822e820278612df9f0ff6b7/D.3-CONDUCT-DISORDER-PORTUGUESE-2019.pdf. Acesso em: 10 maio 2024.
12. Goodman R, Scott S. Child and adolescent psychiatry. 3.ed. Oxford: Wiley-Blackwell; 2012.
13. Marcelli D, Cohen D. Infância e psicopatologia. 8.ed. Porto Alegre: Artmed; 2010.

7

Transtornos de humor

Gabriela Judith Crenzel
Roberto Santoro Almeida
Rossano Cabral Lima

DESTAQUES

- Os transtornos de humor podem ocorrer em todas as fases da vida, com aumento progressivo de prevalência com a idade.
- É essencial diferenciar os transtornos depressivos e o transtorno bipolar de períodos normais de tristeza, irritabilidade ou de oscilações de humor, que ocorrem de forma corriqueira e fazem parte do curso natural da vida das crianças e dos adolescentes.
- Os sintomas dos transtornos depressivos podem variar de acordo com a idade. Em crianças pequenas, manifestam-se principalmente com irritabilidade e queixas somáticas. Na adolescência, o quadro clínico se assemelha ao dos adultos.
- O transtorno bipolar se caracteriza pela alternância de episódios maníacos, hipomaníacos, depressivos ou mistos com períodos de humor normal, diferindo das flutuações normais do humor pela intensidade e duração dos sintomas, pela presença de mudanças comportamentais e pelo comprometimento do dia a dia.

INTRODUÇÃO[1-6]

Como visto no Capítulo 1, as fronteiras entre os transtornos psiquiátricos e a normalidade são muitas vezes difíceis de definir, principalmente no caso da infância e da adolescência. O diagnóstico de um transtorno de humor, em particular a depressão, nessa faixa etária requer extremo cuidado do profissional. Um complicador adicional é que o termo "depressão" é muitas vezes utilizado para descrever um estado de ânimo passageiro. Antes de se chegar a um diagnóstico de transtorno de humor, fatores contextuais precisam ser levados em consideração, como a idade, a intensidade do sofrimento, a frequência, a duração dos sintomas, as limitações à vida e a capacidade da própria criança ou adolescente, e de seus pais ou cuidadores, de lidar com os problemas. Da mesma forma, é importante considerar se os sintomas observados são uma reação natural a situações de vida. O sofrimento psíquico não constitui, em si, uma doença.

DEFINIÇÃO[1-3,5,7,8]

O humor é o estado emocional de base que determina as respostas afetivas dadas às experiências. De forma esquemática, pode-se classificar os estados de humor conforme o Quadro 1.

QUADRO 1 Estados do humor

Eutímico	Humor normal.
Distímico	Mau humor crônico.
Hipertímico	Humor um pouco elevado.
Deprimido	Tristeza e falta de motivação, com prejuízo funcional e social.
Maníaco	Humor muito elevado, com euforia, irritabilidade e agitação psicomotora.
Hipomaníaco	Sintomas semelhantes à mania, de menor intensidade.
Ciclotímico	Alternância entre estado maníaco (ou hipomaníaco) e estado deprimido.
Misto	Combinação de sintomas ou alternância muito rápida de mania e depressão.

Fonte: adaptado de WHO, 2024;[2] American Psychiatric Association, 2023.[3]

O estado de humor normal, ou eutímico, inclui flutuações do ânimo que não são necessariamente patológicas. A alegria intensa, assim como a tristeza, podem ser reações adequadas e adaptativas às situações da vida. É essencial, portanto, evitar diagnósticos precipitados. Entretanto, mesmo diante de circunstâncias adversas, deve-se considerar a hipótese de um transtorno de humor quando o sofrimento da criança ou adolescente é persistente ou intenso e resulta em prejuízos significativos.

Os transtornos de humor estão divididos em dois grandes grupos, segundo as principais publicações vigentes, CID-11, a 11ª edição da Classificação Estatística Internacional de Doenças e Problemas Relacionados à Saúde, da Organização Mundial da Saúde (OMS), e o DSM-5-TR, a 5ª edição do Manual Diagnóstico e Estatístico de Transtornos Mentais, da Associação Americana de Psiquiatria. O primeiro grupo é composto pelos transtornos depressivos (TD). A principal característica dos TD é o humor deprimido, descrito muitas vezes como uma sensação de vazio, tristeza ou perda de prazer, acompanhado por outros sintomas que afetam significativamente a capacidade de funcionamento diário. Em crianças, especialmente as pequenas, muitas vezes os TD se manifestam por meio de sintomas somáticos (como cefaleia e dor abdominal), agitação psicomotora e irritabilidade. O segundo grupo é o do transtorno bipolar (TB), caracterizado pela ocorrência de episódios maníacos, hipomaníacos ou mistos (presença concomitante de sintomas maníacos e depressivos) em alternância com episódios depressivos e períodos de humor normal. O DSM-5 acrescenta uma terceira categoria, o TDDH (transtorno disruptivo da desregulação do humor).

QUADRO CLÍNICO[1-5,7,9,10]

Transtorno depressivo

A característica mais comum do TD é a tristeza, por vezes qualitativamente diferente da tristeza comum, ou mais intensa e persistente. É mais fácil chegar a um diagnóstico de TD em crianças quando se trata de um quadro agudo, por exemplo, durante a internação hospitalar de crianças sem sintomas psiquiátricos prévios. Com frequência, entretanto, o início é gradual e insidioso e somente passa a ser percebido com o surgimento de prejuízos funcionais, como abandono de atividades, queda no rendimento escolar ou problemas de relacionamento.

Algumas crianças pequenas conseguem expressar que estão com sentimentos ruins ou vontade de chorar, ou descrever sensações de vazio, desânimo e tristeza. No entanto, a tristeza não é o principal sintoma nos primeiros anos de vida. As principais manifestações do TD em crianças são muitas vezes queixas somáticas, como cefaleia e dor abdominal, agitação psicomotora e irritabilidade persistentes. Adicionalmente, o TD costuma cursar com alterações do ritmo de sono (tanto insônia quanto sonolência excessiva), e com aumento ou diminuição do apetite, ou comportamento alimentar compulsivo.

Em crianças mais velhas, sintomas como tristeza e desânimo passam a ser mais comuns. Muitas vezes a suspeita de um quadro depressivo surge por outras manifestações sintomáticas, como o desinteresse progressivo em participar de projetos da família, o isolamento, o desejo de não sair do quarto ou de casa e o surgimento de dificuldades escolares.

Em adolescentes, o quadro costuma se assemelhar ao observado em adultos, incluindo tristeza persistente, anedonia (falta de prazer nas atividades antes prazerosas), dificuldade para manter a rotina de autocuidado e de higiene, alterações de sono e de apetite. Muitas vezes, ao exame, pode-se perceber o semblante triste, o descaso com a aparência e a lentificação psicomotora. São marcantes o pessimismo, o desinteresse pelas atividades, a desesperança e os sentimentos de inadequação e autodepreciação. Em casos mais graves, alucinações auditivas, delírios de ruína e ideação suicida podem estar presentes. Na adolescência, o TD frequentemente está associado ao abuso de álcool e outras drogas, utilizados como tentativa de automedicação.

No Quadro 2 estão agrupadas as manifestações clínicas comuns do TD, de acordo com a idade.

Transtorno bipolar

Segundo as classificações vigentes, o TB se caracteriza pela ocorrência de episódios maníacos, hipomaníacos ou mistos, que normalmente se alternam com episódios depressivos e com períodos de humor normal. Na crise maníaca ou hipomaníaca, ocorre uma mudança na linha de base do humor normal, eutímico, para um estado de humor elevado, expansivo ou irritável, que, pela presença de labilidade emocional e desatenção extrema, pode ser confundido com o transtorno de déficit de atenção e hiperatividade (TDAH). O TB difere das flutuações normais do humor pela intensidade e duração dos sintomas, pela presença de mudanças comportamentais e pelo comprometimento causado no dia a dia, afetando as esferas familiar, social e educacional.

QUADRO 2 Sintomas depressivos em crianças e adolescentes

Idade	Sintomas típicos
Crianças de até 5 anos	• Irritabilidade. • Agitação psicomotora. • Queixas somáticas (cefaleia, náuseas, dor abdominal). • Mudança no comportamento alimentar, com aumento ou redução rápida de peso. • Tristeza. • Alteração no ritmo de sono (com insônia ou sonolência excessiva).
De 6 a 12 anos	• Tristeza. • Irritabilidade. • Isolamento. • Queda no rendimento escolar. • Desinteresse pelas atividades habituais. • Queixas somáticas (cefaleia, náuseas, dor abdominal). • Mudança no comportamento alimentar, com aumento ou redução rápida de peso. • Alteração no ritmo de sono (com insônia ou sonolência excessiva).
Adolescentes	• Tristeza. • Anedonia. • Desesperança. • Isolamento. • Pessimismo. • Sentimento de culpa. • Falta de cuidado com a higiene e a aparência pessoal. • Alterações de apetite, com perda ou ganho ponderal significativos. • Lentificação psicomotora. • Alteração no ritmo de sono (com insônia ou sonolência excessiva). • Mudança rápida de peso (para mais ou para menos). • Complicações secundárias, como transtornos de conduta, abuso de álcool e de outras substâncias e comportamento antissocial. • Em quadros graves, ideação suicida, ou sintomas psicóticos, com alucinações e delírios, geralmente congruentes com o humor deprimido.

Fonte: adaptado de WHO, 2024;[2] American Psychiatric Association, 2023;[3] Rocha et al., 2013;[11] Kahn, 2013.[12]

O diagnóstico de TB de início precoce é difícil e costuma ser tardio, especialmente na presença de comorbidades. A primeira manifestação do TB de início precoce costuma ser um episódio depressivo.

Transtorno bipolar tipo I

No TB tipo I, ocorrem um ou mais episódios maníacos (Quadro 3) ou episódios mistos (sintomas maníacos e depressivos concomitantes), de forma recorrente. Em crianças, os episódios maníacos se caracterizam por distratibilidade, humor agressivo ou irritável, excesso de energia, pressão de fala, diminuição da necessidade de sono e hipersexualidade, entre outros sintomas. Em adolescentes, é mais comum, além da euforia, a presença de irritabilidade, aumento de energia, grandiosidade, fuga de ideias e comportamento imprudente. O paciente caracteristicamente se expõe a situações de risco de vida, apresentando condutas impulsivas nas esferas sexual e financeira.

Transtorno bipolar tipo II

O TB tipo II é um transtorno de humor recorrente, consistindo em um ou mais episódios depressivos e pelo menos um episódio hipomaníaco.

QUADRO 3 Sintomas maníacos ou hipomaníacos

- Humor exaltado.
- Pensamentos de grandeza.
- Euforia.
- Irritabilidade extrema, grave e persistente.
- Impulsividade.
- Pressão para falar.
- Pensamento acelerado.
- Acessos de fúria.
- Hipersexualidade (sem história de violência sexual).
- Desatenção extrema (motivando diagnóstico prévio errôneo de TDAH grave com má resposta ao tratamento).

TDAH: transtorno de déficit de atenção e hiperatividade.
Fonte: adaptado de Almeida et al., 2019;[1] WHO, 2024;[2] American Psychiatric Association, 2023;[3] Dulcan, 2022.[13]

Transtorno disruptivo da desregulação do humor

O diagnóstico foi incluído pela primeira vez no DSM-5, caracterizando-se pela presença em crianças e adolescentes de alterações de humor com irritabilidade recorrente e persistente e explosões graves e frequentes de raiva. É uma condição de curso crônico, com múltiplas consequências negativas na qualidade de vida familiar, social e escolar.

As crianças com TDDH têm tolerância extremamente baixa à frustração, com frequentes explosões de raiva, desproporcionais à situação e a sua etapa de desenvolvimento. Anteriormente, crianças cujos sintomas característicos consistiam em irritabilidade muito grave e episódios de raiva explosiva recebiam o diagnóstico de TB de início precoce. De forma geral, no entanto, as crianças que apresentam essa sintomatologia tendem a desenvolver na adolescência e na vida adulta TD unipolares ou transtornos de ansiedade, em lugar de TB.

EPIDEMIOLOGIA[1,4,9-11,13-15]

A presença de transtornos do humor em crianças e adolescentes passou a ser reconhecida somente a partir da década de 1960. Antes disso, acreditava-se que a depressão na criança não existia. Crianças pré-púberes eram consideradas muito imaturas para experimentar TD. Embora haja consenso de que sintomas depressivos podem ocorrer desde os primeiros anos de vida, os dados de prevalência são limitados, fundamentalmente por causa da escassez de critérios diagnósticos adequados do ponto de vista do desenvolvimento. Atualmente, há muitas evidências que indicam que os transtornos do humor na infância e na adolescência têm a mesma natureza que as patologias apresentadas por adultos. A adolescência é uma fase de particular vulnerabilidade para o surgimento de quadros depressivos.

A frequência dos transtornos do humor aumenta com a faixa etária. A idade de início tem caído progressivamente ao longo dos anos. Estudos de prevalência apresentam índices com diferenças muito significativas, de 2 a 30% de crianças e adolescentes. Isso ocorre em razão da variação da população estudada, de diferenças na metodologia utilizada, da dificuldade de padronização dos tipos de TD e da falta de critérios diagnósticos comuns. Estudos que se baseiam primariamente em dados obtidos de pais ou professores resultam em taxas inferiores, quando comparados àqueles cujos dados se baseiam nas respostas das próprias crianças e adolescentes.

Estudos epidemiológicos de TD em crianças de até 5 anos indicam prevalência que varia de 0,4 a 3%. Em crianças pré-púberes as taxas relatadas de TD variam de 3 a 9% em amostras da comunidade. Entre adolescentes, as estimativas de prevalência cumulativa de depressão variam de 14 a 25%. Entre pacientes hospitalizados, chegam a 20% das crianças e 40% dos adolescentes.

Dados publicados pela OMS desde o início da pandemia de covid-19 mostram claramente o crescimento da prevalência de TD, assim como dos transtornos de ansiedade, em crianças e adolescentes de todas as idades, com um salto de aproximadamente 25% no aumento de casos nos anos que se sucederam ao período de isolamento social decorrente da pandemia.

Em amostras de crianças em idade escolar, a depressão é tão comum em meninos quanto em meninas. Já entre adolescentes, passa a ser 2 vezes mais comum em meninas.

Apesar da tendência recente de aumento no número de crianças e adolescentes diagnosticados, a prevalência de TB na infância é baixa. Na adolescência varia de 2 a 5%. Estudos apontam para uma proporção de 2 a 4 meninos para cada menina.

CONSIDERAÇÕES ETIOLÓGICAS[4,8,9,11-13]

Os transtornos de humor resultam de uma complexa interação entre fatores genéticos, neurobiológicos, familiares e ambientais. Com o avanço das pesquisas em neurociências, vêm sendo levantadas diversas hipóteses etiológicas relacionadas a marcadores neurobiológicos. No entanto, até o momento não há indícios consistentes de uma etiologia unívoca ou de marcadores biológicos específicos para os transtornos de humor.

Fatores genéticos

Estudos em genética molecular identificaram 2 genes relacionados ao aumento de vulnerabilidade para TD, o gene MAOA, responsável pelo funcionamento da monoaminoxidase, e o gene do transportador de serotonina (5-HTT).

A herdabilidade dos TB é muito alta. Estudos com gêmeos sugerem que as influências genéticas estão presentes em 60 a 93% dos casos.

Fatores neurobiológicos

Diversos estudos vêm procurando descobrir os mecanismos cerebrais dos transtornos de humor. Entretanto, tratam-se de estudos com amostras pequenas, com grande variabilidade metodológica, não apresentando relevância para a prática clínica.

Fatores endócrinos

Níveis baixos de T4 livre parecem estar relacionados a manifestações clínicas de depressão.

Fatores familiares

Os transtornos do humor tendem a se agrupar nas mesmas famílias. A incidência de transtornos de humor é maior entre crianças e adolescentes com parentes afetados. Ter um dos pais deprimido dobra o risco para o desenvolvimento de TD, e a presença de depressão em ambos os pais possivelmente quadruplica o risco de a criança ter um transtorno do humor antes dos 18 anos. Esses dados parecem se relacionar, pelo menos em parte, à carga genética da família.

Fatores ambientais

A predisposição genética, combinada a uma variedade de fatores ambientais e sociais, como vulnerabilidade socioeconômica, violência familiar, negligência, separação dos pais, perda precoce dos genitores e outros fatores de estresse agudo ou crônico, parecem desempenhar papel significativo na gênese de TD em crianças.

DIAGNÓSTICO DIFERENCIAL E COMORBIDADES[1,3,4,8,9,11-13]

Transtorno depressivo

Entre os principais diagnósticos diferenciais de TD, destacam-se:

- Tristeza e oscilações de humor comuns: é fundamental diferenciar o humor depressivo persistente de períodos normais de tristeza, que comumente ocorrem após situações de frustração e geralmente têm curta duração.

Da mesma forma, é necessário distinguir euforia e labilidade de humor, que podem ocorrer ao longo do desenvolvimento, com etiologias variadas e muitas vezes sem significado patológico.

- Luto não complicado: o luto é um estado de pesar relacionado à morte de um ente querido. Pode cursar com diversos sintomas semelhantes aos de um episódio depressivo, como tristeza, insônia e redução do apetite. As crianças enlutadas podem se isolar e ficar desinteressadas mesmo por suas atividades favoritas. A autoestima costuma estar preservada. A intensidade e a frequência dos sintomas tendem a diminuir ao longo de dias a semanas, ocorrendo em ondas, associadas a pensamentos ou lembranças da pessoa que faleceu. O humor deprimido do TD é mais generalizado e persistente, com ruminação de pensamento, pessimismo e sentimentos de culpa, e não costuma estar relacionado a preocupações voltadas para um assunto específico. É preciso lembrar que situações de luto podem originar quadros depressivos.
- Transtornos do humor induzidos por substâncias: os transtornos do humor induzidos por álcool ou outras substâncias ocorrem durante ou logo após a intoxicação ou no período de abstinência, podendo ser diferenciados de outros transtornos do humor somente após a desintoxicação.
- Transtornos de aprendizagem: a depressão em crianças pode ser diagnosticada de forma equivocada como transtorno da aprendizagem, uma vez que o desempenho escolar é afetado por diversos sintomas depressivos, como dificuldade na concentração, lentificação do pensamento, falta de interesse e motivação, fadiga, sonolência, ruminações e preocupações. Crianças muito inteligentes com depressão leve ou moderada podem compensar parcialmente suas dificuldades de aprendizagem aumentando o tempo e a dedicação aos estudos, tornando difícil a identificação do quadro.

Aproximadamente 50% das crianças e adolescentes com TD apresentam sintomas de ansiedade e alterações de comportamento que podem estar relacionadas a outro transtorno psiquiátrico, como o TDAH, o transtorno de oposição desafiante (TOD) e os transtornos de conduta (TC). Em adolescentes, é comum a associação com o transtorno de ansiedade e o TC. Muitas vezes, na adolescência, o abuso ou dependência de substâncias ocorre como tentativa de automedicação.

Transtorno bipolar

Transtornos mentais comórbidos são comuns, particularmente os transtornos de ansiedade. O diagnóstico diferencial para o TB de início precoce inclui qualquer transtorno que envolva sintomas disruptivos, que cursam com dificuldade de controle de impulsos, irritabilidade, distratibilidade, euforia, sintomas depressivos e/ou sintomas psicóticos.

- TDAH: o principal diagnóstico diferencial, que é também uma comorbidade do TB, é o TDAH. Ambos os transtornos cursam com distratibilidade, pressão para falar e outros sintomas semelhantes. Nos quadros de mania, a pressão para falar muitas vezes é acompanhada de fuga de ideias, que é diferente da distração. Adicionalmente, nos quadros maníacos a criança ou adolescente pode apresentar euforia, ideias de grandeza, hipersexualidade e diminuição da necessidade de sono, o que não ocorre no TDAH.
- Intoxicação por substâncias e transtornos de humor relacionados a substâncias: em especial em quadros agudos que envolvem euforia, irritabilidade ou depressão é necessário investigar a possibilidade de intoxicação exógena.
- Problemas médicos primários:
  - Alterações hormonais como hipotireoidismo podem levar ao desenvolvimento de sintomas depressivos, e o hipertireoidismo aumenta o risco de sintomas maníacos. A ingestão de medicamentos como os anticolinérgicos e outros também pode resultar no desenvolvimento de sintomas psicóticos e de mania.
  - Distúrbios convulsivos, em especial epilepsias do lobo temporal, podem cursar com alterações comportamentais, dificuldades de memória e confusão mental.

Transtorno disruptivo da desregulação do humor

O mais importante diagnóstico diferencial é o TB. O principal aspecto que diferencia as duas condições é que no TDDH o humor é persistentemente irritável, em contraste com a natureza episódica das fases do TB. Além disso, no TB é comum se observar humor elevado ou expansivo e grandiosidade, características que não ocorrem no TDDH.

Outro diagnóstico diferencial importante é o de TOD. Embora os sintomas do TOD sejam comuns em crianças com TDDH, o oposto não ocorre.

CURSO E PROGNÓSTICO[1,4,5,7,9,13,14]

Os transtornos do humor podem ser episódicos, recorrentes ou crônicos. O comprometimento associado ao TD se estende a praticamente todas as áreas do mundo da criança, com interferências nos relacionamentos com a família e com os colegas, nos interesses, no comportamento e na esfera escolar.

A duração dos episódios depressivos não tratados é, em média, de 8 meses. Episódios mais longos, recorrentes e frequentes, especialmente quando não estão relacionados a fatores ambientais ou sociais, são indicativos de evolução para um transtorno de humor mais grave na vida adulta.

O início precoce aumenta a probabilidade de complicações secundárias, como o TC, o abuso de álcool e de outras substâncias e o comportamento antissocial.

O TD em geral é episódico. Seu início pode ser insidioso, dificultando a identificação até que haja o surgimento de problemas nas relações interpessoais, a piora do funcionamento acadêmico ou o abandono de atividades esportivas. Em alguns casos, problemas de conduta podem ocorrer durante um episódio depressivo e se resolver com sua remissão.

Os prejuízos psicossociais e as dificuldades acadêmicas ocasionados pelo TD podem se prolongar por muito tempo após a recuperação de um episódio, especialmente se não houver tratamento adequado.

Adolescentes com quadros de maior gravidade podem apresentar comportamentos autolesivos, ideação suicida e sintomas psicóticos (delírios, geralmente de culpa, punição ou perseguição, e alucinações auditivas).

O TB tem natureza crônica, com episódios recorrentes de mania/hipomania e depressão. Com o tratamento adequado, pode cursar com longos período de remissão.

TRATAMENTO[1,4-6,13,16]

O tratamento de crianças e adolescentes com transtornos de humor deve envolver a família, a escola e os profissionais de saúde que os acompanham. É indispensável promover a redução de estressores como conflitos familiares.

Medidas de apoio como o auxílio em tarefas cotidianas ou o simples acolhimento e reasseguramento muitas vezes resultam em melhora significativa dos sintomas. É necessário que os profissionais envolvidos no processo de aprendizagem da criança ou adolescente sejam informados de sua condição para promover adaptações no ambiente escolar, flexibilizando as exigências acadêmicas.

A psicoterapia é um recurso terapêutico fundamental nos transtornos de humor. Há diversas modalidades de psicoterapia com resultados consistentes, como as psicoterapias individuais psicodinâmicas e as cognitivo-comportamentais. Em alguns casos, pode ser indicada a terapia familiar.

Quadros com sintomas graves ou persistentes, com ou sem ideação suicida, necessitam obrigatoriamente de acompanhamento psiquiátrico. O planejamento terapêutico deve incluir, em primeiro lugar, a avaliação de risco e a identificação dos principais estressores presentes. É imprescindível garantir a segurança da criança ou do adolescente, especialmente daqueles com sintomatologia grave e risco de suicídio, e levar em conta a necessidade de supervisão constante. Se não for possível garantir a segurança no ambiente familiar, deve-se considerar a internação em hospital geral ou instituição psiquiátrica, para a implementação de medidas terapêuticas e de segurança adequadas.

Tratamento farmacológico

A pressão pela prescrição de psicofármacos em crianças e adolescentes vem aumentando de forma significativa, muitas vezes como proposta única de tratamento. No entanto, em casos leves a moderados de depressão, recursos psicoterápicos, de psicoeducação e de orientação familiar são as modalidades terapêuticas de escolha. Em quadros depressivos mais graves, é necessário combinar essas estratégias com psicofármacos.

No TB a medicação geralmente é um recurso necessário, como parte das medidas terapêuticas, tanto para o controle de sintomas potencialmente perigosos quanto para mitigar o sofrimento psíquico e promover a melhora na qualidade do relacionamento familiar, escolar e social.

Ao decidir pelo uso de medicamento, é fundamental estabelecer um planejamento terapêutico criterioso e identificar claramente os sintomas-alvo. Uma vez definido o esquema terapêutico, deve-se iniciar o fármaco com doses baixas e fazer ajustes graduais, acompanhando de perto o processo. Na medida do possível, deve-se dar preferência à monoterapia para melhor acompanhamento da resposta terapêutica e de eventuais efeitos colaterais. Quando instituído, o uso de medicamentos deve ser mantido pelo menor prazo possível, com acompanhamento psiquiátrico regular.

O arsenal terapêutico para o tratamento dos transtornos de humor é muito amplo, com o surgimento de fármacos com perfil de ação diferente, maior tolerabilidade e menos efeitos colaterais. O uso da maioria dos antidepressivos em crianças é muitas vezes *off-label* (fora das recomendações previstas nas bulas e nos órgãos reguladores).

De acordo com a prática clínica atual, os principais medicamentos utilizados nos transtornos de humor estão listados no Quadro 4.

QUADRO 4 **Principais medicamentos utilizados nos transtornos de humor**

Transtorno depressivo	1ª opção: inibidores seletivos de recaptação de serotonina (ISRS), como fluoxetina, escitalopram, sertralina, paroxetina e fluvoxamina.
Transtorno bipolar	Em crianças: • Estabilizadores de humor como lamotrigina, divalproato de sódio, topiramato, pregabalina e carbamazepina. • Antipsicóticos como risperidona e aripiprazol também podem ser utilizados.
	Em adolescentes: • 1ª opção: carbonato de lítio, desde que seja viável fazer dosagens séricas regulares, considerando a possível toxicidade. • 2ª opção: risperidona, aripiprazol, lurasidona, brexpiprazol. • 3ª opção: estabilizadores de humor, como lamotrigina, divalproato de sódio, topiramato, pregabalina e carbamazepina.

Fonte: adaptado de Almeida et al., 2019;[1] Goodman e Scott, 2012;[5] Dulcan, 2022;[13] Stahl, 2014.[16]

De acordo com a evolução clínica, tanto no TD quanto no TB, pode ser necessário associar antidepressivos, ou incluir o uso de neurolépticos. Alguns estudos sugerem que o acréscimo de hormônio tireoidiano exógeno pode potencializar os efeitos do medicamento antidepressivo.

Em adolescentes com quadros depressivos graves e refratários, após o esgotamento dos demais recursos terapêuticos e de diversas tentativas de tratamento farmacológico adequado (em doses e tempo suficiente), pode ser considerado o uso de eletroconvulsoterapia (ECT). Quando indicada, deve ser realizada em algumas sessões, em ambiente hospitalar e sob sedação. A ECT pode causar amnésia retrógrada e anterógrada.

CONSIDERAÇÕES FINAIS

Os transtornos de humor são muito prevalentes, e podem ocorrer desde os primeiros anos de vida. A frequência dos transtornos do humor aumenta com a idade, sendo comum seu início no período da adolescência.

Tais condições podem ser divididas em duas categorias principais. O TD tem como principal característica o humor deprimido ou irritável, acompanhado por outros sintomas que afetam significativamente a capacidade de funcionamento diário. Em crianças, são comuns queixas somáticas (como cefaleia e dor abdominal), agitação psicomotora e irritabilidade. O TB, por sua vez, caracteriza-se pela ocorrência de episódios maníacos ou hipomaníacos, que se alternam com episódios depressivos e períodos de humor normal.

É essencial evitar diagnósticos precipitados. Reações emocionais como tristeza ou irritabilidade, especialmente quando são adequadas às circunstâncias de vida e à etapa do desenvolvimento da criança ou do adolescente, não devem ser confundidas com transtornos de humor.

O diagnóstico dos transtornos de humor é clínico, e a abordagem terapêutica deve incluir a família, a escola e os profissionais de saúde que acompanham a criança ou o adolescente. O tratamento do TD leve a moderado consiste em medidas de apoio, adaptações no ambiente familiar e escolar, e psicoterapia. Em quadros depressivos mais graves e no TB, é necessário combinar estratégias terapêuticas que incluam intervenções psicossociais, psicoterapia e psicofármacos, para mitigar o sofrimento psíquico e promover melhora na qualidade de vida da criança ou do adolescente, nas esferas familiar, escolar e social. A hospitalização pode ser necessária para garantir a segurança do paciente.

REFERÊNCIAS

1. Almeida RS, Lima RC, Crenzel G, Abranches CD. Saúde mental da criança e do adolescente. 2.ed. Barueri: Manole; 2019 (Série Pediatria Soperj).
2. World Health Organization (WHO). 11ª Classificação Estatística Internacional de Doenças e Problemas Relacionados à Saúde (CID-11). 11.ed. 2024 (publicação em português). Disponível em: https://icd.who.int/browse/2024-01/mms/pt. Acesso em: 10 maio 2024.
3. American Psychiatric Association. Manual Diagnóstico e Estatístico de Transtornos Mentais. 5.ed. Texto revisado (DSM-5-TR). Porto Alegre: Artmed; 2023.

4. Sadock BJ, Sadock VA. Manual conciso de psiquiatria da infância e adolescência. Porto Alegre: Artmed; 2011.
5. Goodman R, Scott S. Child and adolescent psychiatry. 3.ed. Oxford: Wiley-Blackwell; 2012.
6. Acselrad M, Tavares DB. A medicalização do sofrimento psíquico na cultura do hiperconsumo. Fractal – Rev Psicol. 2022;34:e5825. Disponível em: https://periodicos.uff.br/fractal/article/view/5825. Acesso em: 10 maio 2024.
7. Almeida RS, Crenzel G. Transtornos de humor. In: Sociedade Brasileira de Pediatria. Tratado de pediatria. 5.ed. v.2. Santana de Parnaíba: Manole; 2022. p.1061-4.
8. Dumas JE. Psicopatologia da infância e da adolescência. 3.ed. Porto Alegre: Artmed; 2011.
9. Costello EJ, Egger H, Angold A. 10-year research update review: the epidemiology of child and adolescent psychiatric disorders: I. Methods and public health burden. J Am Acad Child Adolesc Psychiatry. 2005;44(10):972-86.
10. Fu-I L. Transtorno afetivo bipolar na infância e na adolescência. Jornal Brasileiro de Psiquiatria. 2004;26(Supl III):22-6. Disponível em: https://www.scielo.br/j/rbp/a/GQ8NxfmrVfdBhyH5W3P-7GBc/?lang=pt. Acesso em: 10 maio 2024.
11. Rocha TBM, Zeni CP, Caetano SC, Kieling C. Mood disorders in childhood and adolescence. Braz J Psychiatry. 2013;35(Suppl 1):S22-31.
12. Kahn JP. Angst: origins of anxiety and depression. New York: Oxford University; 2013.
13. Dulcan MK. Dulcan's textbook of child and adolescent psychiatry 3.ed. Washington (DC): American Psychiatric Association; 2022.
14. Thiengo M, Cavalcante MT, Lovisi GM. Prevalência de transtornos mentais entre crianças e adolescentes e fatores associados: uma revisão sistemática. J Bras Psiquiatr. 2014;63(4):360-72. Disponível em: https://www.scielo.br/j/jbpsiq/a/L3j6bTTtvSK4W9Npd7KQJNB/?lang=pt. Acesso em: 10 maio 2024.
15. Organização Pan-Americana da Saúde (Opas). Pandemia de covid-19 desencadeia aumento de 25% na prevalência de ansiedade e depressão em todo o mundo. 2 mar. 2022. Disponível em: https://www.paho.org/pt/noticias/2-3-2022-pandemia-covid-19-desencadeia-aumento-25-na-prevalencia-ansiedade-e-depressao-em. Acesso em: 10 maio 2024.
16. Stahl SM. Psicofarmacologia: bases neurocientíficas e aplicações práticas. 4.ed. Rio de Janeiro: Guanabara Koogan; 2014.

8

Transtornos de ansiedade, ajustamento, trauma e apego

Adriana Rocha Brito
Roberto Santoro Almeida
Gabriela Judith Crenzel

DESTAQUES

- Embora estejam localizados em seções diferentes das principais classificações psiquiátricas, os transtornos de ansiedade, obsessivo-compulsivo, de ajustamento, de trauma e de apego apresentam íntima relação entre si e compartilham a presença de sintomas emocionais muitas vezes semelhantes, causando sofrimento significativo.
- O pediatra desempenha papel importantíssimo na identificação desses transtornos em crianças e adolescentes, podendo instituir e organizar os cuidados necessários para minorar o sofrimento e prevenir as potenciais consequências adversas.

INTRODUÇÃO[1-15]

Os transtornos de ansiedade, ajustamento, trauma e apego e o transtorno obsessivo-compulsivo (TOC) são quadros clínicos que têm como característica comum a presença de sintomas emocionais significativos, causando comprometimento funcional e prejuízo na qualidade de vida dos acometidos.

Na nova edição do Manual Diagnóstico e Estatístico de Transtornos Mentais (DSM-5-TR), a seção de transtornos de ansiedade foi reorganizada, transferindo-se o TOC para uma seção separada. O transtorno de apego reativo, o transtorno de interação social desinibida, o transtorno de estresse pós-traumático (TEPT) e o transtorno de adaptação, condições nas quais está presente a exposição a um evento traumático ou estressante, estão listados no grupo dos transtornos relacionados a traumas e a estressores. Como tais categorias diagnósticas estão intimamente relacionadas, compartilhando características comuns, foram agrupadas neste capítulo.

ASPECTOS EPIDEMIOLÓGICOS[1-3,5-15]

Os transtornos de ansiedade têm uma prevalência que varia entre 1 e 2% em crianças e 8 a 12% em adolescentes, com frequência igual em ambos os sexos na infância e com predomínio feminino na adolescência. Segundo dados do Centers for Disease Control and Prevention (CDC) dos Estados Unidos da América (EUA), a ansiedade está entre os transtornos mentais mais diagnosticados na infância. Uma pesquisa nacional de saúde realizada nos EUA encontrou um transtorno de ansiedade em 9,4% das crianças e adolescentes entre 3 e 17 anos. Dos diagnosticados, 1/3 apresentava quadro depressivo associado, e mais de 1/3 apresentava problemas de comportamento.

Dados internacionais estimam uma prevalência em torno de 0,5 a 3% de TOC na infância e na adolescência, com predominância do sexo masculino na infância.

Crianças e adolescentes acometidos por doenças clínicas, em especial aquelas de caráter crônico, têm maior risco de desenvolver transtornos mentais, sendo o transtorno de ajustamento o mais frequentemente diagnosticado. Em pacientes hospitalizados, a prevalência de transtornos mentais encontra-se entre 20 e 60%, com os transtornos de ajustamento e de ansiedade entre os quadros mais comuns.

A estimativa de prevalência de TEPT ao longo da vida para adolescentes norte-americanos, usando os critérios diagnósticos do DSM-IV, variou entre 5,0 e 8,1%. Segundo dados da World Mental Health Survey, realizada em 24 países, há uma variação substancial entre diferentes regiões, com uma média geral de 3,9%. Em populações afetadas por conflitos ao redor do mundo, a prevalência pontual do TEPT com prejuízo funcional é de 11%. Não há dados definitivos disponíveis baseados nos critérios do DSM-5. As taxas de TEPT são maiores entre os sobreviventes de estupro, de campos de concentração e de genocídio com motivação étnica ou política. A prevalência do transtorno de estresse agudo varia de acordo com o contexto e a natureza do evento. As maiores taxas de prevalência são encontradas após eventos traumáticos interpessoais, como agressão e estupro.

A prevalência dos transtornos de apego é desconhecida. Embora raro, observou-se que o transtorno é mais comum em crianças sob risco psicossocial, expostas a grave negligência (famílias com más condições socioeconômicas, presença de doença mental ou uso de drogas pelos cuidadores). A forma com interação social desinibida ocorre com maior frequência em crianças cronicamente institucionalizadas ou que trocaram com frequência de cuidadores nos primeiros anos de vida, sofrendo privação afetiva precoce grave.

CONSIDERAÇÕES ETIOLÓGICAS[1,2,5-10]

Um dos mais importantes fatores de risco para os transtornos de ansiedade é a presença de ansiedade ou depressão em parentes, indicando a possível influência de fatores genéticos, associados a riscos ambientais. Destes, é importante considerar a qualidade do apego nos primeiros anos, o nível de ansiedade dos cuidadores e as exigências de perfeccionismo. Adicionalmente, a pandemia de covid-19 ocasionou um aumento significativo da frequência de transtornos mentais na infância e adolescência, principalmente quadros de ansiedade e de depressão.

Em relação ao TOC, embora sua etiologia seja ainda pouco compreendida, há evidências da participação de predisposição genética e de fatores tanto psicológicos quanto ambientais.

Pessoas em situações de privação social apresentam risco aumentado de desenvolver um transtorno de adaptação.

Por definição, o TEPT é desencadeado após exposição a um evento traumático concreto, ou ameaça de morte, de lesão grave ou violência sexual.

O transtorno reativo de apego é resultado da ausência de cuidados adequados durante a primeira infância. O quadro está relacionado a pais com transtornos mentais graves, histórico de privação e violência na infância, condições socioeconômicas precárias e falta de apoio social.

TRANSTORNOS DE ANSIEDADE[1-15]

Enquanto o medo emerge diante de um perigo iminente e real, a ansiedade é um estado de apreensão negativa em relação a uma possível ameaça futura ou imaginada. Ambos são reações absolutamente normais a situações existenciais, podendo se tornar problemáticos quando se manifestam de forma excessiva e persistente, interferindo negativamente na qualidade de vida. A intensidade das manifestações, a frequência, a duração e a interferência nas atividades cotidianas são essenciais para distinguir uma reação pontual de um quadro patológico, que pode gerar intenso sofrimento psíquico e se tornar incapacitante.

Uma variedade de sinais e sintomas pode fazer parte do estado de ansiedade. Muitas vezes as queixas trazidas pelos pacientes são vagas, descritas por meio de termos como "estresse", "angústia", "medo", "ansiedade", "desespero".

As principais manifestações psíquicas e somáticas da ansiedade estão listadas no Quadro 1.

Nas crianças pequenas, pela dificuldade de expressar seus estados subjetivos, em geral a ansiedade se manifesta por regressão do comportamento, aumento do apego, irritabilidade e sintomas físicos como dor abdominal, náuseas e cefaleia.

Quadros clínicos

A seguir são descritas as apresentações típicas dos transtornos de ansiedade na infância e na adolescência.

Transtorno de ansiedade de separação

A ansiedade de separação faz parte do desenvolvimento normal de crianças pequenas, iniciando por volta dos 6 a 8 meses de idade. Manifesta-se pela presença de angústia quando as figuras de apego se afastam fisicamente. Pode ocorrer até o sexto ano de vida. A presença persistente de ansiedade de separação, além da idade esperada ou num nível de intensidade que perturba a vida da criança, configura um transtorno.

O transtorno de ansiedade de separação é caracterizado por episódios de medo ou de ansiedade excessiva diante da perspectiva de afastamento da família ou de casa, ocorrendo em escolares (a partir dos 6 anos de idade) ou, mais raramente, em adolescentes. Na fase pré-escolar, o DSM-5-TR permite o diagnóstico se os sintomas se apresentam de forma mais intensa e frequente, ou causam mais perturbação que a ansiedade de separação normal. O problema interfere nas atividades usuais da criança, que pode se recusar a ir à escola ou dormir sozinha.

QUADRO 1 Manifestações psicológicas e físicas comuns da ansiedade

Sinais e sintomas psicológicos	• Preocupação extrema, muitas vezes irreal. • Medo sem sentido ou desproporcional ao risco. • Desconforto mental. • Sofrimento por antecipação. • Incapacidade de desfrutar o momento presente. • Sensação de angústia. • Dificuldade de manter a concentração. • Irritabilidade. • Falta de autoconfiança e insegurança. • Sentimento de impotência. • Baixa autoestima. • Hipervigilância. • Relutância em se afastar de figuras de apego ou de casa. • Medo de se manifestar em público. • Evitação de objetos, pessoas ou situações.
Sinais e sintomas físicos	• Dificuldades no sono. • Alterações do apetite. • Tensão muscular constante. • Nervosismo ou inquietação. • Palpitações. • Sensação de falta de ar. • Sensação de aperto no peito. • Transpiração excessiva. • Vertigem. • Tremores nas mãos ou no corpo. • Onicofagia. • Queda de cabelo. • Cansaço físico. • Sensação de nó na garganta. • Náuseas. • Diarreia. • Dores de cabeça ou de estômago. • Dores mal localizadas. • Sensação de formigamento.

Fonte: adaptado de APA, 2023.[3]

Mutismo seletivo

O quadro é caracterizado por seletividade consistente para falar – crianças capazes de se comunicar verbalmente no ambiente doméstico permanecem em silêncio absoluto em certas situações sociais, tipicamente a escola.

Em geral, o problema tem início antes dos 5 anos de idade, mais comumente em meninas, interferindo no desempenho acadêmico e na comunicação social.

Pode haver recusa de falar até com amigos próximos. Nos locais e situações em que ocorre a dificuldade, é comum a criança se comunicar por outros meios, como a escrita ou a digitação numa tela.

Transtorno de ansiedade social (fobia social)

Manifesta-se por medo ou ansiedade excessiva de se expor a situações sociais. A ansiedade é desencadeada por atividades simples como comer, falar em público ou estar em ambientes com pessoas desconhecidas. Em geral, há uma enorme preocupação com possíveis avaliações negativas de outras pessoas, e o receio de que as manifestações de ansiedade (dificuldade de falar, gagueira, tremores, sudorese intensa, rubor facial, boca seca) provoquem rejeição, criando embaraço e humilhação. Frequentemente, o indivíduo tenta de todas as maneiras evitar as situações sociais que podem desencadear o quadro.

Fobias específicas

São caracterizadas pelo medo ou pela ansiedade irracional que ocorre de forma consistente diante da exposição a determinadas situações ou objetos (animais, sangue, injeção, médicos, altura, escuro, relâmpagos etc.). A criança ou adolescente tenta esquivar-se do contato com as situações ou objetos que desencadeiam a crise de ansiedade (comportamento de evitação). Em geral, o transtorno se inicia no final da infância.

Transtorno de ansiedade generalizada

Trata-se de um estado de preocupação constante e expectativa equivocada ou desproporcional de ameaça, com duração mínima de 6 meses, acompanhado dos seguintes sintomas: inquietação ou sensação de estar com os nervos à flor da pele, fadiga, dificuldade de concentração, irritabilidade, tensão muscular e problemas do sono.

Transtorno do pânico

Definido pela presença de episódios inesperados e recorrentes de ansiedade extrema (crises ou ataques de pânico), acompanhados de vários sintomas como sensação de sufocamento, nó na garganta, taquicardia, sudorese intensa, tremores, náusea, dor no peito, calafrios, anestesia, formigamento, tonturas e medo de perder o controle ou de morrer. Frequentemente os episódios surgem repentinamente, sem desencadeantes perceptíveis. Comumente o quadro se associa à agorafobia, o medo e a evitação de lugares abertos, de multidões, ou de sair sozinho na rua. Nos primeiros episódios é comum a busca de serviços médicos de emergência, devido à intensidade da sintomatologia somática, que faz o paciente temer estar sendo vitimado por um infarto do miocárdio ou outro problema grave de saúde física.

Comorbidades

É muito frequente a comorbidade de transtornos de ansiedade com depressão. Na presença de quadros de ansiedade, deve-se sempre avaliar a coexistência de tristeza, baixa autoestima, irritabilidade, alterações do apetite e do sono e desinteresse no lazer, sintomas que podem indicar a presença de um transtorno depressivo associado.

Os transtornos de ansiedade também podem apresentar comorbidade entre si, com sobreposição de sinais e sintomas, o que pode dificultar o diagnóstico.

Diagnóstico diferencial

É importante diferenciar a ansiedade saudável, que faz parte do cotidiano, da ansiedade patológica, que se caracteriza pela maior intensidade e frequência, e pela repercussão negativa na qualidade de vida.

Devem-se afastar problemas físicos que podem desencadear sintomas semelhantes à ansiedade, como feocromocitoma, hipertireoidismo, asma, doenças neurológicas (enxaqueca, crises epilépticas), arritmias cardíacas, hipoglicemia, ingestão excessiva de cafeína, intoxicação por chumbo ou medicamentos (inibidores seletivos de recaptação da serotonina, antipsicóticos, esteroides, simpaticomiméticos, antiasmáticos, anti-histamínicos).

Curso e prognóstico

O prognóstico depende da gravidade dos sintomas, da presença de comorbidades associadas, da capacidade de cada criança para lidar com o sofrimento psíquico, da resposta ao tratamento e do apoio familiar.

Tratamento

Para quadros leves, com pouco comprometimento nas atividades habituais, a abordagem psicoterápica é o tratamento de escolha. A psicoeducação também é parte importante da abordagem, visando a implementação de estratégias de gerenciamento dos sintomas e reorganização mental por meio da identificação e da ressignificação de pensamentos que desencadeiam ansiedade.

Nos pacientes com sintomas moderados a graves, recomenda-se o encaminhamento para um especialista em saúde mental, que avaliará a possibilidade de um tratamento medicamentoso, sempre combinado com intervenção psicológica. Os inibidores seletivos de recaptação da serotonina são os fármacos de primeira linha. Seus efeitos terapêuticos começam depois de duas a três semanas de uso. Nos casos graves, em crianças mais velhas e em adolescentes, pode ser indicada a associação com benzodiazepínicos num primeiro momento, pelo seu efeito imediato de diminuição da ansiedade, programando a retirada gradual do medicamento com a melhora do quadro, levando em conta seu potencial de causar dependência.

Nos casos de fobia escolar, é fundamental a atuação conjunta médico-profissional de saúde mental-escola para a criação de estratégias de manejo do problema.

TRANSTORNO OBSESSIVO-COMPULSIVO[1,3,4,11-15]

O TOC é caracterizado pela presença de obsessões ou compulsões persistentes (mais comumente, ambas), interferindo de forma negativa na vida dos acometidos e de suas famílias.

Quadro clínico

As obsessões são pensamentos, imagens ou impulsos intrusivos e indesejados, frequentemente associados à ansiedade. Compulsões são comportamentos repetitivos ritualizados que são realizados como tentativa de reduzir a angústia, muitas vezes em resposta às obsessões.

Os sintomas obsessivos e os rituais podem consumir um tempo considerável do dia, interferindo nas atividades acadêmicas e no convívio com a família e os amigos e gerando sofrimento substancial. É muito comum a demora na identificação do quadro, porque muitas crianças e adolescentes acometidos escondem seus sintomas por vergonha.

O Quadro 2 apresenta as formas mais frequentes de manifestação das obsessões e das compulsões.

QUADRO 2 Apresentações mais frequentes dos sintomas obsessivo-compulsivos

Obsessões	Compulsões	
• Pensamentos • Imagens • Impulsos As mais comuns são de contaminação, de conteúdos sexuais ou de agressividade.	Comportamentos	Lavagem ou limpeza excessiva. Organização, ordenação, simetria. Checagem repetitiva. Colecionar objetos sem importância.
	Atos mentais	Orar. Contar. Repetir palavras em silêncio.

Fonte: adaptado de APA, 2023.[3]

Comorbidades

Aproximadamente 60 a 80% das crianças e adolescentes com TOC apresentam uma ou mais condições comórbidas, sendo comuns os transtornos de tique, os transtornos de ansiedade, o transtorno de humor e o transtorno do controle de impulsos. A tríade TOC, transtorno de tiques e transtorno de déficit de atenção/hiperatividade (TDAH) pode ocorrer em crianças.

Diagnóstico diferencial

Pensamentos recorrentes podem estar presentes nos transtornos de ansiedade, geralmente consistindo em preocupações relacionadas à vida real. Já o conteúdo das obsessões costuma ser irracional ou de natureza mágica.

No transtorno depressivo, os pensamentos são normalmente condizentes com o humor. No TOC, geralmente são percebidos como intrusivos ou angustiantes e com frequência estão ligados a compulsões.

A diferenciação entre transtornos de tique e compulsões complexas pode ser difícil. As compulsões costumam ser precedidas por obsessões, ao passo que os tiques são, com frequência, antecedidos por impulsos sensoriais premonitórios. Quando há manifestações de TOC e transtorno de tiques, ambos os diagnósticos devem ser feitos.

Curso e prognóstico

Quando o TOC não recebe tratamento, em geral seu curso é crônico, com os sintomas frequentemente flutuando de intensidade. No entanto, 40% dos casos com início na infância ou na adolescência podem apresentar remissão até o início da idade adulta. O curso do TOC é com frequência complicado pela presença de outros transtornos associados.

O prognóstico depende da gravidade dos sintomas. O tempo gasto nas obsessões e na execução das compulsões pode ocasionar grave interferência nas esferas social e acadêmica, comprometendo a qualidade de vida. Crianças e adolescentes podem evitar situações que desencadeiam os sintomas, restringindo suas atividades. Em alguns casos, obsessões e compulsões de perfeição e ordenamento impedem a conclusão de atividades curriculares. Preocupações com contaminação podem levar à evitação de determinados ambientes e ao desenvolvimento de lesões dermatológicas por lavagem excessiva das mãos. Também são comuns conflitos resultantes da tentativa do paciente de impor regras à família.

Tratamento

A abordagem ideal envolve a combinação de múltiplas estratégias. A psicoeducação auxilia a criança ou o adolescente a compreender a natureza de seus sintomas. A terapia cognitivo comportamental tem o objetivo de intervir nas crenças disfuncionais e nos rituais compulsivos. A orientação aos pais é também parte fundamental do tratamento, por meio de medidas para o gerenciamento do dia a dia. Em alguns casos, está indicada a terapia familiar. Muitas vezes é necessário também contar com a colaboração da escola.

Quando os sintomas causam grande desconforto e ocupam muito tempo do dia da criança ou do adolescente, é possível recorrer ao tratamento medicamentoso. Os psicofármacos de escolha são os inibidores seletivos de recaptação da serotonina (fluoxetina, sertralina ou escitalopram, em doses maiores que as utilizadas em casos de ansiedade ou depressão).

TRANSTORNO DE AJUSTAMENTO[1,3,4,11-15]

Também conhecido como transtorno de adaptação, trata-se de uma reação mal-adaptativa a um ou múltiplos estressores psicossociais identificáveis, como violência, divórcio dos pais, morte na família, conflito interpessoal, problemas na escola, mudanças de vida, término de um relacionamento afetivo, doença, desastres etc.

Quadro clínico

É caracterizado pela presença de sintomas emocionais e/ou comportamentais desproporcionais em resposta ao(s) estressor(es) e/ou às suas consequências, levando a prejuízo significativo no funcionamento pessoal, familiar, social, educacional ou em outras áreas. O DSM-5-TR lista os seguintes especificadores que descrevem os principais quadros sintomáticos: com humor deprimido, com ansiedade, com misto de ansiedade e humor deprimido, com perturbação da conduta e com perturbação mista das emoções e da conduta.

O problema tipicamente se resolve em até 6 meses. Pode ser usado o especificador "persistente (crônico)" para os casos em que a duração dos sintomas é maior que 6 meses, em resposta a um estressor crônico ou a um estressor com consequências duradouras. Caso os sintomas permaneçam por um período superior a 6 meses depois da cessação do estressor ou de suas consequências, o diagnóstico não se aplica.

Comorbidades

O transtorno pode ocorrer concomitantemente a uma condição médica, como resposta psicológica à situação de doença.

Diagnóstico diferencial

O transtorno deve ser diferenciado de reações normais a situações adversas. Para o diagnóstico, é necessário haver sofrimento significativo, acima do esperado, ou prejuízo funcional.

Se há sintomas que satisfazem os critérios para um transtorno depressivo, mesmo em resposta a um estressor, não se deve realizar o diagnóstico de transtorno de ajustamento.

Os transtornos de estresse pós-traumático e de estresse agudo são importantes diagnósticos diferenciais, caracterizando-se, à diferença do transtorno de ajustamento, pela gravidade extrema dos estressores, havendo exposição a situações de ameaça de morte, lesão grave ou violência sexual. O transtorno de estresse agudo ocorre entre três dias e um mês da exposição ao estressor, e o pós-traumático somente após um mês.

Curso e prognóstico

Os sintomas surgem nos primeiros três meses do advento do estressor, com remissão completa em até seis meses após o término da situação e suas consequências. Se o estressor e/ou suas consequências persistirem, o transtorno pode evoluir para a forma crônica.

O comprometimento temporário no desempenho acadêmico e nas relações sociais é consequência funcional frequente.

O transtorno também está associado a um risco aumentado de tentativa e consumação de suicídio.

Tratamento

A psicoterapia é o tratamento de escolha, tendo como objetivo explorar, elaborar e ressignificar a vivência estressante, aprimorando as habilidades de resolução de problemas, controle de impulsos e gerenciamento de estresse. A psicoterapia pode ainda auxiliar na adaptação a estressores não reversíveis. Em alguns casos pode-se indicar a terapia familiar. Psicofármacos, prescritos por um período curto, podem ser necessários para sintomas específicos como ansiedade, pânico, depressão etc.

TRANSTORNO DE ESTRESSE PÓS-TRAUMÁTICO[1,3,4,11-15]

O TEPT é uma resposta tardia à exposição a um episódio traumático concreto ou ameaça de morte, lesão grave ou violência sexual, em uma ou mais das seguintes formas: vivenciar diretamente o evento; testemunhar pessoalmente o evento ocorrido a outras pessoas; saber que o evento traumático ocorreu com parente ou amigo próximo. Em crianças abaixo de 6 anos, os critérios sofrem modificações específicas: vivenciar diretamente o evento traumático; testemunhar pessoalmente o evento ocorrido a outras pessoas, especialmente cuidadores primários; saber que o evento traumático ocorreu com pai/mãe ou cuidador.

São sintomas característicos lembranças intrusivas angustiantes, recorrentes e involuntárias do evento, que podem se manifestar por brincadeiras repetitivas nas quais temas ou aspectos da circunstância traumática são expressos; sonhos desagradáveis e recorrentes nos quais o conteúdo e/ou o sentimento que surge estão associados ao episódio vivenciado; presença de *flashbacks*, como se o evento estivesse ocorrendo novamente, ou como reencenação específica do trauma nas atividades lúdicas; sofrimento psicológico intenso ou prolongado diante da exposição a sinais internos ou externos que simbolizem ou se assemelhem a algum aspecto do evento traumático; e reações fisiológicas intensas a lembranças do evento traumático. A criança e o adolescente evitam de forma persistente estímulos relacionados ao evento traumático. Também são observadas alterações negativas na cognição, no humor, na excitação e na reatividade. São comuns sinais de hiperestimulação autonômica, hipervigilância, problemas de concentração e do sono. As manifestações duram mais de um mês e causam sofrimento significativo e prejuízo funcional.

Comorbidades

É comum a associação a outros transtornos mentais, como transtornos de humor e transtornos de ansiedade. Na maioria das crianças pequenas, predomina a comorbidade com os transtornos de oposição desafiante e o transtorno de ansiedade de separação.

Diagnóstico diferencial

Os principais diagnósticos diferenciais são: transtornos de adaptação, transtornos de humor, transtornos de ansiedade, TOC, TDAH e transtornos com sintomas somáticos.

Curso e prognóstico

O TEPT pode se manifestar em qualquer faixa etária desde o primeiro ano de vida. Os sintomas geralmente surgem dentro dos primeiros três meses após o evento traumático. Em alguns casos, decorre um longo tempo até que os critérios diagnósticos sejam atendidos plenamente, condição denominada "expressão tardia".

O TEPT está associado a problemas no funcionamento social, acadêmico e físico. Em adolescentes, há risco de ideação ou comportamentos suicidas.

Tratamento

A psicoterapia é a principal abordagem terapêutica para os transtornos relacionados a traumas. Crianças e adolescentes com sintomas de ansiedade e depressão ou distúrbios do sono, entre outros, podem necessitar de tratamento medicamentoso associado (por exemplo, com inibidores seletivos da recaptação de serotonina).

TRANSTORNOS DE APEGO[1,3,4,11-15]

Os transtornos de apego caracterizam-se por comportamentos sociais desviantes relacionados a cuidados inadequados, em situações de negligência ou privação social. Ocorrem pela ausência persistente de atenção às necessidades emocionais básicas da criança (conforto, estimulação e afeto) por parte dos pais, por mudanças repetidas de cuidadores, que limitam as oportunidades de formação de relações estáveis, ou por contextos ambientais que impossibilitam o desenvolvimento de vínculos seletivos (por exemplo, a privação afetiva de crianças institucionalizadas).

A negligência social, ou seja, a ausência de cuidados adequados durante a infância, é uma exigência diagnóstica tanto do transtorno de apego reativo como do transtorno de interação social desinibida. É fundamental identificar e intervir nessas situações precocemente, a fim de minorar as consequências devastadoras para o desenvolvimento e a vida das crianças expostas.

Não se deve fazer o diagnóstico de transtorno de apego em crianças antes dos nove meses de idade, pela ausência de capacidade de formar vínculos seletivos nessa fase do desenvolvimento.

Quadros clínicos

São reconhecidas duas formas clínicas: o transtorno de apego reativo, que se manifesta como um transtorno internalizante, marcado por comportamento retraído e sintomas depressivos, e o transtorno de interação social desinibida, com a presença de comportamento externalizante e desinibição.

O transtorno de apego reativo é caracterizado pela presença de um padrão consistente de comportamento de vínculo inibido e emocionalmente retraído em relação ao cuidador, manifestado pelos seguintes aspectos: a criança rara ou minimamente busca conforto quando aflita, e rara ou minimamente responde a medidas de conforto quando aflita. Para o DSM-5-TR, pelo menos dois dos seguintes três padrões de comportamento devem estar presentes para se fazer o diagnóstico: responsividade social e emocional mínima a outras pessoas, afeto positivo limitado e episódios de irritabilidade, tristeza ou temor inexplicados, evidentes mesmo em interações não ameaçadoras com cuidadores adultos. Observa-se ainda a presença de hipervigilância e esquiva de interação. O quadro ocorre em crianças pequenas, antes dos 5 anos de idade.

O transtorno de interação social desinibida é caracterizado no DSM-5-TR por um padrão de sociabilidade indiscriminada, no qual a criança aborda e interage com adultos desconhecidos e exibe pelo menos dois dos seguintes comportamentos: discrição reduzida ou ausente em abordar e interagir com desconhecidos; comportamento verbal ou físico excessivamente familiar e não compatível com limites sociais culturalmente aceitos ou apropriados à idade; diminuição ou ausência de retorno ao cuidador adulto depois de aventurar-se, mesmo em contextos não familiares; vontade de sair com um adulto estranho com mínima ou nenhuma hesitação. Os sintomas podem persistir por toda a infância e adolescência, especialmente se os fatores socioambientais inadequados persistirem.

Comorbidades

Condições relacionadas a negligência, como atraso do desenvolvimento (em especial cognitivo e de linguagem) e estereotipias, frequentemente ocorrem concomitantemente aos transtornos de apego.

Crianças com transtorno de apego reativo com frequência apresentam quadros de desnutrição e outros sinais de maus-tratos.

Em crianças, o transtorno de interação social desinibida geralmente se associa ao TDAH e a outros transtornos externalizantes.

Diagnóstico diferencial

Condições que afetam a capacidade de desenvolvimento do apego seletivo, como o transtorno do espectro autista, a deficiência intelectual e o transtorno depressivo, devem ser diferenciadas dos transtornos do apego.

Em contraste com as crianças com os transtornos de apego, crianças com transtorno do espectro autista ou deficiência intelectual se encontram alertas, ativas, bem alimentadas e bem cuidadas. Se removidas do ambiente familiar, não exibem melhora do comportamento, como comumente ocorre nos casos de transtornos reativos de apego. Em crianças pequenas, a depressão pode se manifestar por apatia, desinteresse e tristeza, mas a busca de conforto e a capacidade de resposta ao acolhimento se mantêm.

Crianças tímidas e ansiosas podem demonstrar comportamento inibido diante de estranhos, mas apresentam interação normal com seus cuidadores.

Crianças com TDAH e quadros maníacos podem manifestar comportamento social indiscriminado, porém outros sintomas característicos dessas condições estão presentes, permitindo a diferenciação entre os transtornos.

Curso e prognóstico

O prognóstico está diretamente relacionado à duração e à intensidade dos cuidados patológicos, podendo variar desde um desenvolvimento relativamente normal até o óbito.

Crianças com transtorno de apego reativo podem se recuperar e normalizar o comportamento se colocadas sob cuidados adequados. Já a forma de engajamento desinibido tende a persistir, mesmo quando a criança é transferida para um ambiente propício. A intimidade excessiva com estranhos torna a criança vulnerável a situações adversas graves e pode ser o precursor de um transtorno de personalidade na vida adulta.

Tratamento

O diagnóstico dos transtornos de apego é geralmente feito pelo pediatra. O primeiro objetivo é garantir a segurança da criança. Muitas vezes a hospitalização e o afastamento dos pais tornam-se necessários para assegurar a proteção do paciente. Em todos os casos, deve-se proceder a uma avaliação minuciosa da dinâmica familiar. Negligência é uma das formas de violência contra crianças. Nesses casos, cabe a notificação a instâncias de proteção da infância.

A criança deve ser acompanhada por uma equipe multidisciplinar. Sempre que possível, devem ser instituídas medidas psicoterapêuticas e educacionais para a família, na tentativa de restaurar vínculos que possibilitem aos pais proporcionar os cuidados necessários à criança. Nos casos em que as instâncias de proteção da criança decidem a permanência na família de origem, é necessário um acompanhamento estreito do caso. Nas situações em que não é possível a recuperação dos cuidadores, medidas judiciais determinam que a criança seja transferida a outra família capaz de fornecer os cuidados adequados.

CONSIDERAÇÕES FINAIS

O medo, a ansiedade, os estressores e as experiências traumáticas fazem parte da vida. A maioria das crianças e adolescentes reage às vivências adversas de forma adaptativa. Entretanto, em alguns casos desenvolvem-se sintomas significativos, que afetam a vida e interferem no desenvolvimento.

O pediatra desempenha papel fundamental na suspeita e na identificação dos transtornos descritos neste capítulo, podendo encaminhar os pacientes a especialistas em saúde mental. Quando as manifestações são intensas e frequentes, causando dor psíquica e comprometendo aspectos familiares, sociais e acadêmicos, é preciso instituir os cuidados terapêuticos necessários, com o intuito de minimizar o sofrimento e prevenir as repercussões negativas, imediatas e futuras.

REFERÊNCIAS

1. Almeida RS, Lima RC, Crenzel G, Abranches CD. Saúde mental da criança e do adolescente. 2.ed. Barueri: Manole; 2019. (Série Pediatria Soperj.)
2. Brito AR, Pastura G. Ansiedade na infância e adolescência. In: Pereira HVFS, Moreira ASS. Neurologia Pediátrica. 2.ed. Barueri: Manole; 2020. p.152-62. (Série Pediatria Soperj.)

3. American Psychiatric Association. Manual Diagnóstico e Estatístico de Transtornos Mentais. 5.ed. Texto revisado (DSM-5-TR). Porto Alegre: Artmed; 2023.
4. World Health Organization (WHO). 11ª Classificação Estatística Internacional de Doenças e Problemas Relacionados à Saúde (CID-11). 11.ed. 2024.
5. Center for Disease Control and Prevention. Data and Statistics on Children's Mental Health. Atualizado em 8 de março de 2023. Disponível em: https://www.cdc.gov/childrensmentalhealth/data.html. Acesso em: 31 jan. 2024.
6. Sadock BJ, Sadock V, Ruiz P (eds.). Anxiety disorders. In: Sadock BJ, Sadock V, Ruiz P. Kaplan and Sadock's comprehensive textbook of psychiatry. 10.ed. Philadelphia: Wolters Kluwer; 2017. p.1720-84.
7. Goodman R, Scott S. Anxiety disorders. In: Goodman R, Scott S. Child and adolescent psychiatry. 3.ed. Oxford: Wiley-Blackwell; 2012.
8. Taylor JH, Lebowitz ER, Silverman WK. Anxiety disorders. In: Martin A, Bloch MH, Volkmar F (eds.). Lewis's child and adolescent psychiatry: a comprehensive textbook. 5.ed. Philadelphia. Wolters Kluwer/Lippincott Williams & Wilkins; 2018. p.510-9.
9. Strawn JR, Peris TS, Walkup JT. Anxiety disorders. In: Dulcan MK (ed.). Dulcan's textbook of child and adolescent psychiatry. 3.ed. Washington, DC: American Psychiatric Association; 2022. p.309-43.
10. Pine DS, Klein RG. Anxiety disorders. In: Thapar A, Pine D (eds.). Rutter's child and adolescent psychiatry. 6.ed. Oxford: Wiley & Sons; 2015. p.822-40.
11. Brito AR, Almeida RS, Crenzel GJ. Transtornos de ansiedade. In: Sociedade Brasileira de Pediatria. Tratado de Pediatria. 5.ed. v.2. Santana de Paraíba: Manole; 2022. p.1064-8.
12. Boarati MA, Pantano T, Scivoletto S (eds.). Psiquiatria da infância e adolescência: cuidado multidisciplinar. 2.ed. Santana de Parnaíba: Manole; 2023.
13. Sadock BJ, Sadock V, Ruiz P (eds.). Compêndio de psiquiatria: ciência do comportamento e psiquiatria clínica. 11.ed. Porto Alegre: Artmed; 2017.
14. Associação Brasileira de Psiquiatria; Nardi AE, Silva AG, Quevedo J (orgs.). Tratado de psiquiatria. Porto Alegre: Artmed; 2022.
15. Pastura G, Santos FN (orgs.); Instituto de Puericultura e Pediatria Martagão Gesteira/Universidade Federal do Rio de Janeiro (UFRJ). Neuropsiquiatria infantil. Rio de Janeiro: Rubio; 2022.

9

Transtornos de tiques

Adriana Rocha Brito
Roberto Santoro Almeida

DESTAQUES

- Tiques são relativamente comuns na infância.
- Na maioria dos casos, os tiques são transitórios, mas podem evoluir para a cronicidade.
- A presença de tiques pode afetar a autoestima, provocar sofrimento psíquico e interferir em áreas importantes do cotidiano, como relacionamentos sociais e vida escolar.
- A maioria dos pacientes com síndrome de Tourette, um tipo crônico de transtorno de tique, tem pelo menos uma comorbidade, sendo os transtornos obsessivo-compulsivo e de déficit de atenção/hiperatividade os mais comuns.
- Problemas coexistentes agravam as dificuldades dos pacientes com transtorno de tique crônico.

DEFINIÇÃO[1-12]

Tiques são movimentos ou vocalizações involuntários, repentinos, rápidos, recorrentes, não rítmicos e indesejados.

Os transtornos de tique são distúrbios do neurodesenvolvimento caracterizados pela presença de tiques motores e/ou vocais recorrentes. Podem ser transitórios ou crônicos (quando persistem por mais de um ano).

Tipicamente começam na idade escolar e costumam apresentar maior gravidade no início da adolescência, geralmente melhorando ao longo da juventude e no princípio da vida adulta.

Os tiques podem variar de casuais (inclusive despercebidos) a muito comuns, intensos, intrusivos e até mesmo autolesivos. Aumentam e diminuem em frequência, intensidade, número, tipo e complexidade, demonstrando um padrão crescente e decrescente, com mistura de tiques novos e antigos, e gravidade variável. Observa-se redução dos tiques durante tarefas que exigem concentração mental e piora em momentos de estresse e cansaço.

A presença de tiques pode abalar a autoestima e gerar sofrimento psíquico. Comorbidades psiquiátricas são comuns, podendo ampliar o impacto desfavorável na qualidade de vida, afetando especialmente as atividades sociais e acadêmicas.

CLASSIFICAÇÃO DOS TIQUES[1-10]

Os tiques são de natureza motora ou vocal e são subdivididos em simples ou complexos.

Tiques motores simples são movimentos breves, abruptos, não rítmicos e inapropriados que envolvem apenas um único músculo ou grupo muscular localizado. Nos tiques complexos, ocorre um conjunto de ações, um padrão de movimentos mais coordenados ou ainda uma sequência de movimentos que envolvem vários grupamentos musculares. Podem parecer propositais, mas são involuntários e não apresentam qualquer finalidade.

Os tiques vocais simples caracterizam-se pela produção involuntária de ruídos, sons e vocalizações. Os tiques vocais complexos abrangem a produção de palavras e frases.

O Quadro 1 apresenta exemplos de tiques motores e vocais, simples e complexos.

DIAGNÓSTICO[1-9]

O diagnóstico clínico dos tiques costuma ser simples e direto. Algumas características são úteis para distingui-los de outros movimentos anormais: a existência de fatores precipitantes como estresse, ansiedade, excitação, raiva ou fadiga; a presença de uma tensão premonitória que antecede o tique e que desaparece com a realização do movimento ou a emissão do som; e a capacidade de supressão voluntária temporária, frequentemente acompanhada pela exacerbação das sensações premonitórias ou pelo aumento da tensão interna.

Os critérios diagnósticos baseiam-se na presença de tiques motores e/ou vocais, na duração dos sintomas, no início das manifestações e na exclusão de outra causa médica. Os transtornos primários ocorrem caracteristicamente em crianças com o desenvolvimento psicomotor normal.

A Figura 1 ilustra as categorias diagnósticas dos transtornos de tique com suas características básicas. Pacientes que apresentam tiques motores e/ou vocais simples ou múltiplos por menos de um ano recebem o diagnóstico de transtorno de tiques transitório. Nos casos em que a duração é de mais de um ano e o indivíduo manifesta somente tiques motores ou somente tiques vocais, os diagnósticos são respectivamente transtorno de tiques motores persistente (ou crônico) ou transtorno de tiques vocais persistente (ou crônico). No transtorno de Tourette, há a presença de múltiplos tiques motores e um ou mais tiques vocais por mais de um ano.

QUADRO 1 Tipos de tiques motores e vocais

Tiques	Simples	Complexos
Motores	• Piscar os olhos • Protruir a língua • Franzir a testa • Retorcer o nariz ou a boca • Fazer caretas • Sacudir a cabeça • Levantar e encolher os ombros • Estender extremidades	• Tocar em objetos e pessoas • Virar a cabeça • Girar o corpo • Contorcer a face ou o corpo • Pular ou saltar • Cheirar • Sacudir os braços • Fazer gestos obscenos (copropraxia) • Imitar movimentos dos outros (ecopraxia)
Vocais	• Limpar a garganta • Tossir • Resmungar • Fungar • Estalar a língua • Emitir sons ou grunhidos	• Emitir palavras • Repetir as próprias palavras (palilalia) • Repetir palavras de outras pessoas (ecolalia) • Proferir frases • Disparar palavras socialmente inaceitáveis, incluindo obscenidades ou calúnias raciais ou religiosas (coprolalia)

Fonte: adaptado de APA, 2023;[2] Brito e Almeida, 2022;[3] Almeida et al., 2019;[4] Metzger et al., 2020;[5] Singer, 2019.[6]

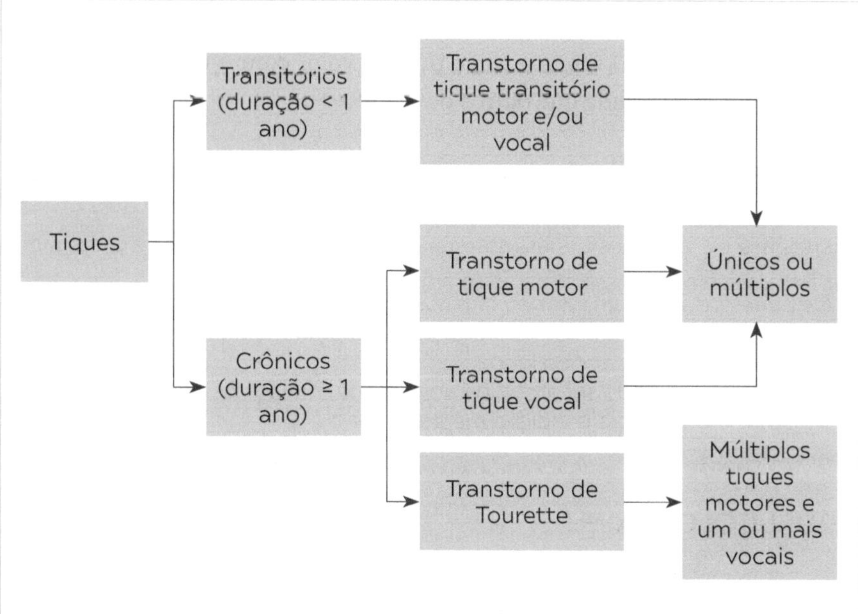

FIGURA 1 Transtornos de tiques e sua classificação.
Fonte: adaptada de APA, 2023.[2]

Transtorno de Tourette[1-9,13]

O primeiro registro histórico da síndrome se deve ao médico francês Georges Gilles de la Tourette, que em 1885 descreveu o caso de nove pacientes que compartilhavam uma tríade de manifestações sintomáticas (tiques motores/vocais, ecolalia e coprolalia). Tourette denominou a síndrome de "doença dos tiques convulsivos com coprolalia" (tradução do francês *maladie des tics convulsifs avec coprolalie*). Em homenagem a seu aluno, o ilustre neurologista Jean-Martin Charcot renomeou a condição como "doença de Gilles de la Tourette". Embora a coprolalia seja comumente associada ao transtorno, sabe-se hoje que apenas 15 a 20% dos pacientes apresentam tal manifestação.

Também conhecido como síndrome de Tourette, esse transtorno de tique crônico caracteriza-se pela combinação de múltiplos tiques motores e pelo menos um vocal, que persistem por tempo superior a um ano e surgem antes dos 18 anos de idade, na ausência de outras condições médicas ou efeitos de alguma substância ou fármaco (Quadro 2). Seu diagnóstico baseia-se inteiramente na anamnese e no exame físico.

Os tiques são altamente variáveis e tipicamente apresentam um curso crescente e decrescente. O repertório de tiques evolui com o tempo, com novos tiques surgindo à medida que outros desaparecem.

QUADRO 2 Critérios diagnósticos para o transtorno de Tourette, segundo o DSM-5-TR

- Presença de múltiplos tiques motores e um ou mais tiques vocais em algum momento, não necessariamente ao mesmo tempo.
- Os tiques podem aumentar ou diminuir em frequência, mas persistem por mais de um ano a partir do aparecimento do primeiro tique.
- Início antes dos 18 anos de idade.
- A condição não pode ser atribuída aos efeitos fisiológicos de uma substância ou a outra condição médica.

Fonte: APA, 2023.[2]

EPIDEMIOLOGIA[1,4,5,7]

Tiques são comuns, afetando crianças e adolescentes em todo o mundo. Na maioria dos casos, os tiques são transitórios e benignos. Crianças tímidas e ansiosas têm maior tendência a manifestar tiques de curta duração.

A prevalência geral dos transtornos de tiques na infância e na adolescência é de 6 a 12%. A frequência dos transtornos de tique motor ou vocal persistente se situa entre 3 e 9%, e a síndrome de Tourette afeta de 0,3 a 1% da população geral. Os tiques são mais frequentes no sexo masculino, em uma proporção de 3 a 4 meninos para cada menina, tendo início tipicamente na idade escolar.

Cerca de 4 a 5% dos pacientes apresentam tiques que causam autolesões – danos oculares, mielopatias ou traumatismos corporais.

CONSIDERAÇÕES ETIOLÓGICAS E FISIOPATOLÓGICAS[1,2,4-7,10]

Acredita-se que tanto fatores genéticos como ambientais contribuem para o aparecimento e a persistência do transtorno de Tourette. Atualmente, considera-se que o transtorno tem origem hereditária poligênica, sugerindo-se a combinação de uma ampla variedade de genes, e o envolvimento do circuito córtico-estriado-tálamo-cortical, com desregulação dos sistemas dopaminérgico e serotoninérgico. Até o momento, nenhum marcador genético específico foi identificado.

Vale ainda uma menção à sigla PANDAS, utilizada para resumir o termo em inglês *Pediatric autoimmune neuropsychiatric disorders associated with streptococcal infection* (transtornos neuropsiquiátricos pediátricos autoimunes associados a infecção estreptocócica), um diagnóstico questionável, que se refere a uma hipótese autoimune para um subgrupo de crianças que apresentam início agudo de tiques ou de sintomas de transtorno obsessivo-compulsivo (TOC) no contexto de uma associação temporal com infecção por *streptococcus* beta-hemolítico do grupo A. Os dados disponíveis na literatura médica ainda são limitados e controversos, havendo necessidade de mais estudos com boas evidências para fundamentar a existência dessa suposta entidade.

DIAGNÓSTICO DIFERENCIAL[1,2,4,5,7,10,14]

Na prática pediátrica, a queixa de piscar os olhos de forma recorrente pode ser erroneamente atribuída a problemas oftalmológicos. A presença de fungadas insistentes, pigarros constantes e tiques de tosse pode levar à confusão com processos alérgicos, sinusite ou outros problemas respiratórios.

A diferenciação com outros distúrbios do movimento como distonias, mioclonias e coreias é simples, levando-se em conta diferenças semiológicas inconfundíveis.

As estereotipias são também movimentos não direcionados para objetivos, mas se diferenciam dos tiques por algumas características: têm uma qualidade rítmica, duração mais prolongada, não estão associadas a um impulso premonitório, desempenham um efeito calmante e cessam com a distração. Costumam surgir em uma idade mais precoce do que os tiques (antes dos 3 anos de idade).

O diagnóstico diferencial dos transtornos de tique primários engloba ainda os tiques de etiologia secundária, que surgem como efeito de uma substância ou condição médica. Drogas e medicamentos implicados incluem a cocaína, a lamotrigina e os neurolépticos.

Tiques podem fazer parte de uma variedade de doenças neurodegenerativas, como a neuroacantocitose, a doença de Huntington e a neurodegeneração com acúmulo de ferro no cérebro. Também podem estar presentes em síndromes neurocutâneas, quadros de intoxicação por monóxido de carbono, acidentes vasculares encefálicos, traumatismos cranioencefálicos e fenômenos ictais (vocalizações).

Entre os possíveis diagnósticos diferenciais, devem ser incluídas condições psiquiátricas como compulsões, problemas de controle de impulsos, distúrbios do movimento e vocalizações funcionais semelhantes a tiques.

COMORBIDADES[1,2,4-10]

Estima-se que aproximadamente 85% dos pacientes com transtorno de Tourette tenham uma comorbidade isolada e cerca de 58% tenham mais de uma condição coexistente. Embora a maioria dos estudos epidemiológicos avalie especificamente a morbidade relacionada à síndrome de Tourette, presume-se que os achados possam ser extrapolados para todos os transtornos de tique.

Esses diagnósticos adicionais podem ter um impacto clínico maior do que aquele causado pelos tiques. Diante do potencial efeito negativo, a presença de comorbidades deve ser cuidadosamente diagnosticada e acompanhada, desde a primeira entrevista clínica. O diagnóstico pode ser complementado pelo uso de escalas e questionários de triagem padronizados.

As principais comorbidades são o TOC, o transtorno de déficit de atenção/hiperatividade (TDAH), os transtornos de ansiedade e do humor, os comportamentos disruptivos, os distúrbios do sono e as dificuldades de aprendizagem.

Na síndrome de Tourette, comportamentos obsessivo-compulsivos ocorrem em 22 a 66% dos casos, manifestando-se preferencialmente por sintomas como a necessidade de estabelecimento de rotinas rígidas e exigências de simetria ou perfeição. Em muitos casos, o paciente se sente compelido à execução dos tiques de uma maneira e em uma ordem específicas.

O TDAH acomete entre 55 e 60% dos pacientes com Tourette. A coexistência de sintomas das duas condições se manifesta por uma maior dificuldade de planejamento, de controle dos impulsos e dos tiques, e pelo agravamento de dificuldades acadêmicas, emocionais e psicossociais.

Comportamentos disruptivos, envolvendo problemas do controle dos impulsos e de gerenciamento da raiva, muitas vezes culminando em explosões agressivas episódicas, estão presentes em 25 a 75% dos pacientes com transtornos de tique, comprometendo a qualidade de vida. A impulsividade que ocorre em muitos pacientes pode se associar a comportamentos autolesivos. Ansiedade, problemas de humor e comportamento suicida também são comuns e devem ser rastreados e monitorados.

Distúrbios do sono, como dificuldades para adormecer, despertares noturnos e parassonias, também estão presentes frequentemente na síndrome de Tourette.

CURSO E PROGNÓSTICO[1,2,4,6-10,12,15]

A apresentação inicial dos tiques ocorre tradicionalmente no período pré-puberal, com pico de gravidade entre 10 e 12 anos. Na adolescência há tendência ao declínio de intensidade e por vezes a eliminação dos sintomas, embora uma pequena parcela dos afetados apresente agravamento do quadro, com persistência na idade adulta.

Tiques simples geralmente começam antes dos complexos, e os vocais habitualmente se apresentam mais tarde que os motores. Com frequência, tiques tanto motores como vocais evoluem em complexidade, sofrem variações de frequência e alternam períodos de maior ou menor intensidade. Muitas crianças procuram disfarçar os sintomas, incorporando-os a movimentos funcionais.

A piora clínica está frequentemente associada a aumento do estresse, cansaço, ansiedade ou uso de certos medicamentos. Por vezes, no entanto, não é possível identificar qualquer fator precipitante.

Tiques leves em geral têm curso benigno, muitas vezes passando despercebidos. Tiques mais graves podem causar constrangimento e vergonha, dificuldades psicossociais e impacto negativo na autoimagem e na autoestima, comprometendo as atividades habituais dos indivíduos acometidos. Alguns jovens são vítimas de *bullying*, vivenciando situações de isolamento social.

As funções cognitivas geralmente não são afetadas na síndrome de Tourette. Entretanto, uma variedade de problemas associados, como a baixa autoestima, a presença de comorbidades e o uso de alguns medicamentos psicoativos, pode causar dificuldades acadêmicas.

Embora a presença de um transtorno de tique com ou sem comorbidades cause desafios no gerenciamento do dia a dia, muitas pessoas com o problema têm uma vida feliz e produtiva.

TRATAMENTO[1,4,6,7,10,11]

É fundamental avaliar a interferência da presença de tiques e de possíveis comorbidades na autoestima, nas atividades cotidianas e na convivência social dos pacientes.

A avaliação diagnóstica deve incluir a investigação de sintomas mais debilitantes, potenciais estressores e gatilhos, fatores de alívio sintomático, funcionamento familiar e social e rastreio de comorbidades.

Muitas crianças não necessitam de tratamento, pois seus sintomas não causam perturbação e têm um curso autolimitado. Os tiques devem ser tratados quando provocam incômodo, criam constrangimento social, interferem na vida social e escolar ou são dolorosos. Na presença de condições comórbidas, é necessário decidir quais sintomas devem ser priorizados.

Para acompanhar a eficácia das abordagens terapêuticas, escalas de gravidade clínica como a *Yale Global Tic Severity Scale* (considerada padrão-ouro na avaliação de tiques) podem ser utilizadas.

Abordagem terapêutica não medicamentosa[4,6,10,11,15,16]

De acordo com o consenso da European Society for the Study of Tourette Syndrome, a psicoeducação é recomendada como intervenção inicial para todos os indivíduos com diagnóstico de síndrome de Tourette, independentemente da gravidade dos sintomas.

Pais, cuidadores e professores devem estar esclarecidos quanto ao caráter involuntário dos tiques e orientados a evitar críticas ou tentar reprimir os sintomas, uma vez que o estresse é um conhecido desencadeador de tiques. É preciso também informar que a ecopraxia, a ecolalia e a coprolalia são involuntárias e muitas vezes incontroláveis.

A escola deve estar preparada para receber e amparar crianças e adolescentes com tiques, informando alunos e membros da equipe sobre a natureza do transtorno e coibindo a ridicularização, a discriminação e o *bullying*. Quando surgem tiques intensos ou fora de controle, o aluno deve ter permissão para se ausentar da sala e buscar um ambiente privado. Momentos potencialmente estressantes, como dias de prova, ou estimulantes, como a exposição a novas atividades, podem exacerbar os tiques. Tarefas tranquilas e focadas, em contrapartida, costumam atenuar os sintomas.

Quando a psicoeducação utilizada de forma isolada é insuficiente, a terapia comportamental deve ser indicada. Ambas as abordagens fortalecem o controle autorregulatório do paciente.

Na presença de tiques incapacitantes, recomenda-se terapia comportamental ou farmacoterapia como tratamento de primeira linha.

Todos os pacientes e as pessoas de seu convívio devem ser instruídos sobre o diagnóstico e a condição involuntária dos tiques.

Deve-se também recomendar a prática de esportes e atividades recreativas, que promovem distração, relaxamento e concentração seletiva, e considerar o benefício de práticas como yoga e meditação, úteis para o autoconhecimento e para o alívio do estresse.

Psicofármacos[4-6,14,15]

A psicofarmacoterapia é indicada para pacientes com quadros mais graves, cujos tiques causem dor ou evidente comprometimento na vida familiar, social e escolar. É fundamental informar ao paciente e a seus responsáveis que o uso de medicamentos ameniza a intensidade dos tiques, mas raramente os suprime.

Um aspecto relevante na escolha de um medicamento é a presença de comorbidades, que, além de representar um desafio extra no manejo terapêutico, podem causar mais perturbação para o paciente do que os tiques.

Os antipsicóticos são os fármacos de escolha para o tratamento de tiques em crianças e adolescentes, sendo o aripiprazol indicado como a primeira opção terapêutica, em razão de um perfil mais favorável em relação a reações adversas. A risperidona também pode ser indicada, mas está associada a maior frequência de efeitos metabólicos e ganho de peso.

A clonidina, um agonista alfa-2-adrenérgico, é uma opção menos eficaz e mais sedativa, apresentando, no entanto, resultados favoráveis quando há comorbidade com TDAH. Recomenda-se uma titulação ascendente e gradual dos fármacos, com monitoramento estreito dos efeitos adversos.

Por muito tempo houve resistência à prescrição de psicoestimulantes nos casos de TDAH com presença de tiques, pelo temor de gerar uma piora dos tiques. Entretanto, publicações recentes têm demonstrado que, na maioria dos pacientes com TDAH e tiques, os psicoestimulantes não ocasionaram uma piora clínica, embora possa haver exacerbação dos tiques em alguns casos. Nessas situações, a clonidina ou a atomoxetina são alternativas indicadas.

O uso de inibidores seletivos de recaptação da serotonina pode ser útil nos jovens com diagnóstico de TOC associado.

Em casos resistentes, outros medicamentos, como o haloperidol, um antipsicótico de alta potência, podem ser utilizados. Em alguns pacientes, a aplicação de injeções de toxina botulínica pode trazer bons resultados.

Estimulação cerebral profunda[16]

A estimulação cerebral profunda é ainda considerada um tratamento experimental, com uso limitado a pacientes mais gravemente afetados e resistentes ao tratamento medicamentoso.

CONSIDERAÇÕES FINAIS

A presença de tiques pode afetar negativamente a saúde mental, as atividades diárias, as relações interpessoais e a vida escolar de crianças e adolescentes. Torna-se imprescindível avaliar cuidadosamente o impacto dos transtornos de tiques na qualidade de vida do paciente, levando em conta que condições comórbidas podem agravar os problemas.

Todos os pacientes com tiques devem receber os esclarecimentos sobre a condição, de acordo com seu nível de entendimento, para que possam participar ativamente dos processos de decisão sobre a abordagem terapêutica, em colaboração com os profissionais de saúde e com a família.

REFERÊNCIAS

1. Szejko N, Robinson S, Hartmann A, Ganos C, Debes NM, Skov L et al. European clinical guidelines for Tourette syndrome and other tic disorders-version 2.0. Part I: assessment. Eur Child Adolesc Psychiatry. 2022;31(3):383-402.
2. American Psychiatric Association. Manual Diagnóstico e Estatístico de Transtornos Mentais. 5.ed. Texto revisado (DSM-5-TR). Porto Alegre: Artmed; 2023.
3. World Health Organization (WHO). 11ª Classificação Estatística Internacional de Doenças e Problemas Relacionados à Saúde (CID-11). 11.ed. 2024 (publicação em português).
4. Brito AR, Almeida RS. Transtornos de tiques. In: Sociedade Brasileira de Pediatria. Tratado de Pediatria. 5.ed. Santana de Parnaíba: Manole; 2022. v.2. p.1084-7.
5. Almeida RS, Lima RC, Crenzel G, Abranches CD. Transtornos de tiques. In: Almeida RS, Lima RC, Crenzel G, Abranches CD. Saúde mental da criança e do adolescente. 2.ed. Barueri: Manole; 2019. p.142-5 (Série Pediatria Soperj).
6. Metzger H, Wanderer S, Roessner V. Tic disorders. In: Rey JM, Martin A (eds.). IACAPAP e-Textbook of child and adolescent mental health. Geneva: International Association for Child and Adolescent Psychiatry and Allied Professions; 2020.
7. Singer HS. Tics and Tourette syndrome. Continuum (Minneap Minn). 2019;25(4):936-58.
8. Centers for Disease Control and Prevention. Tourette syndrome. Disponível em: https://www.cdc.gov/tourette-syndrome/about/index.html. Acesso em: 10 maio 2024.
9. Tourette Association of America. Disponível em: https://tourette.org/. Acesso em: 10 maio 2024.
10. Blackburn JS. Tic disorders and PANDAS. Semin Pediatr Neurol. 2018;25:25-33.
11. Andrén P, Jakubovski E, Murphy TL, Woitecki K, Tarnok Z, Zimmerman-Brenner S, et al. European clinical guidelines for Tourette syndrome and other tic disorders-version 2.0. Part II: psychological interventions. Eur Child Adolesc Psychiatry. 2022;31(3):403-23.

12. Silvestri PR, Baglioni V, Cardona F, Cavanna AE. Self-concept and self-esteem in patients with chronic tic disorders: a systematic literature review. Eur J Paediatr Neurol. 2018;22(5):749-56.
13. Gilles de la Tourette GEAB. Étude sur une affection nerveuse caractèrisée par de l'incoordination motrice accompagnée d'écholalie et de coprolalie (jumping, latah, myriachit). Archives de Neurologie. 1885;9:19-42.
14. Osland ST, Steeves TD, Pringsheim T. Pharmacological treatment for attention deficit hyperactivity disorder (ADHD) in children with comorbid tic disorders. Cochrane Database Syst Rev. 2018;6(6):CD007990.
15. Roessner V, Eichele H, Stern JS, Skov L, Rizzo R, Debes NM et al. European clinical guidelines for Tourette syndrome and other tic disorders-version 2.0. Part III: pharmacological treatment. Eur Child Adolesc Psychiatry. 2022;31(3):425-41.
16. Szejko N, Worbe Y, Hartmann A, Visser-Vandewalle V, Ackermans L, Ganos C et al. European clinical guidelines for Tourette syndrome and other tic disorders-version 2.0. Part IV: deep brain stimulation. Eur Child Adolesc Psychiatry. 2022;31(3):443-61.

10

Transtornos de sintomas somáticos

Roberto Santoro Almeida
Adriana Rocha Brito

DESTAQUES

- A presença de queixas físicas não justificadas pela clínica é comum na prática pediátrica.
- Os transtornos de sintomas somáticos causam sofrimento e interferem na vida de crianças e adolescentes e suas famílias.
- O profissional de saúde deve conhecer os quadros para evitar intervenções diagnósticas ou terapêuticas desnecessárias, potencialmente danosas ao paciente.
- É preciso acolher os pacientes com essas condições, minimizando o sofrimento e as restrições da vida familiar, escolar e interpessoal.

INTRODUÇÃO[1-14]

Corpo e mente são aspectos complementares e indissociáveis de uma única realidade. A mente é um espaço virtual formado pelas representações do mundo interno e do mundo externo, que se constrói pela interação entre fatores constitucionais e experiências, principalmente as interpessoais. O funcionamento da mente depende de um cérebro, localizado em um corpo com o qual mantém relações complexas. O desenvolvimento da mente humana ocorre no campo das relações afetivas.

Processos mentais apresentam concomitantes corporais cerebrais e sistêmicos. As emoções são acompanhadas de mudanças fisiológicas, como o aumento das frequências cardíaca e respiratória e a sudorese, além de manifestações expressivas relacionadas a mímica facial, postura, vocalizações e movimentos. Mudanças do funcionamento corporal também têm impacto na vida mental.

No adoecimento, é fundamental levar em conta a interação de fatores biológicos, psicológicos e interpessoais. Mesmo nos casos de doenças com causa orgânica evidente, como as doenças infecciosas, aspectos psicológicos e familiares podem interferir na origem, na continuidade do problema ou na condução da situação, perpetuando ou agravando o problema de saúde. Crianças e adolescentes doentes e suas famílias apresentam reações psicológicas ao adoecer que serão abordadas no Capítulo 16.

Muito comumente, crianças e adolescentes apresentam queixas e sintomas corporais para os quais não se encontra uma alteração somática que justifique a presença ou a intensidade das manifestações clínicas, que muitas vezes parecem relacionadas a problemas psicológicos ou interpessoais. Este capítulo abordará essas situações, frequentes na clínica pediátrica.

DEFINIÇÃO[1-16]

Os transtornos de sintomas somáticos se caracterizam pela presença de sintomas físicos que causam sofrimento e perturbação na vida do indivíduo, para os quais não se encontram evidências clínicas suficientes que justifiquem sua ocorrência ou intensidade. Na 11ª edição da Classificação Internacional de Doenças (CID-11) são chamados de transtornos de sofrimento corporal.

Os transtornos dissociativos são definidos pela presença de alterações mentais da consciência, da memória, da identidade ou da percepção. Nos transtornos conversivos, há alterações físicas como paralisias, paresias, ataxias, afonia, convulsões, anestesias, hiperestesias, cegueira e outras, para as quais não há justificativa clínica. Os quadros são persistentes ou recorrentes, e se supõe que fatores psicológicos e relacionais estão implicados.

Embora as manifestações dos transtornos dissociativos sejam mais mentais que corporais, sua apresentação neste capítulo se justifica pela possível confusão com doenças neurológicas que podem alterar o estado de consciência. Os quadros dissociativos e conversivos eram englobados no antigo diagnóstico de histeria, mas a denominação foi abandonada pelas classificações psiquiátricas para evitar as conotações negativas que se associaram ao termo.

QUADRO CLÍNICO[1-16]

O transtorno de sintomas somáticos caracteriza-se pela presença de uma ou várias queixas de sintomas físicos que causam sofrimento e perturbação na vida do paciente e da família (Quadro 1), para os quais a anamnese, o exame clínico e os exames complementares não encontram justificativa. Em crianças pequenas, são comuns queixas de dor abdominal, cefaleia, desconforto em pernas e braços e cansaço. Em adolescentes, além das queixas já descritas, são frequentes palpitações, falta de ar e sintomas geniturinários, principalmente no sexo feminino.

No transtorno de ansiedade de doença, há uma preocupação persistente de ter ou adquirir uma patologia, que causa sofrimento e perturba a vida no dia a dia. O paciente não apresenta sintomas físicos ou tem apenas sintomas leves. Pacientes com transtorno do corpo dismórfico angustiam-se pela crença de que têm defeitos na sua aparência física. A 5ª edição do Manual Diagnóstico e Estatístico de Transtornos Mentais (DSM-5) e a CID-11 transferiram esse diagnóstico para a seção Transtorno obsessivo-compulsivo e transtornos relacionados.

QUADRO 1 Queixas físicas comuns no transtorno de sintomas somáticos

Sintomas gastrointestinais	• Dor abdominal. • Náusea. • Distensão abdominal. • Gosto ruim na boca. • Perda de apetite.
Sintomas neurológicos	• Dor de cabeça. • Queixas de perda da memória.
Sintomas cardiovasculares	• Dor no peito. • Falta de ar.
Sintomas geniturinários	• Disúria. • Frequência urinária. • Dor vaginal.
Sintomas gerais	• Dor nos membros e nas articulações. • Cansaço. • Sensações de formigamento na pele.

Fonte: Almeida et al., 2019;[2] Almeida e Brito, 2022.[3]

No transtorno conversivo, os pacientes apresentam sintomas motores ou sensoriais (Quadro 2). Caracteristicamente, os sintomas desrespeitam a anatomia e a fisiologia do sistema nervoso, manifestando-se de acordo com as concepções de funcionamento do corpo do senso comum, e representam simbolicamente conflitos inconscientes. Muitas vezes as manifestações clínicas correspondem a imitações inconscientes, por identificação, de problemas de saúde apresentados por pessoas com quem o paciente é afetivamente ligado. Em alguns casos, há indiferença emocional em relação ao quadro clínico apresentado (*la belle indifférence*).

Em crianças pequenas são comuns sintomas conversivos únicos, como paralisias e alterações de marcha. Com frequência, o quadro tem início agudo, desencadeando-se a partir de um conflito familiar, e se resolve em alguns dias. Em crianças mais velhas e adolescentes, podem surgir manifestações mais persistentes, com sintomas múltiplos, correspondendo por vezes a organizações de personalidade que tendem a lidar com conflitos por meio de sintomas dissociativos ou conversivos.

QUADRO 2 Sintomas de conversão

Sintomas motores	• Paralisias ou paresias (flácidas ou espásticas – hemiplegias, monoplegias ou paraplegias). • Tremor e outros movimentos anormais de extremidades. • Crises pseudoepilépticas. • Problemas de equilíbrio e de marcha. • Disfagia. • Afonia. • Vômitos. • Soluços. • Crises respiratórias.
Sintomas sensoriais	• Anestesias. • Surdez. • Alterações visuais (cegueira, visão dupla, visão em túnel).

Fonte: Almeida et al., 2019;[1] Almeida e Brito, 2022.[3]

Os quadros dissociativos caracterizam-se pela alteração nos processos integrativos do eu, com perturbações em funções psíquicas como a memória, a percepção e a identidade (Quadro 3).

QUADRO 3 Apresentações clínicas da dissociação

• Amnésia (situações de vida, eventos traumáticos). • Fuga dissociativa (perda de memória e de identidade e fuga após trauma). • Despersonalização. • Transtorno dissociativo de identidade (de "personalidades múltiplas"). • Desmaio dissociativo.

Fonte: Almeida et al., 2019;[1] Almeida e Brito, 2022.[3]

EPIDEMIOLOGIA[1-16]

Frequentemente os pediatras recebem em seu consultório crianças e adolescentes que apresentam queixas de sintomas somáticos para os quais não se encontra uma base física compatível. Estima-se que 50% de escolares e pré-escolares têm pelo menos uma queixa física inexplicável, e 25% de crianças e adolescentes apresentam dor crônica, geralmente dor abdominal, dor muscular ou cefaleia.

Há poucos estudos epidemiológicos sobre os transtornos de sintomas somáticos na infância e na adolescência. A experiência clínica sugere que os transtornos conversivos são raros na infância, manifestando-se a partir dos 5 anos de idade. Em escolares, manifestações sintomáticas únicas e autolimitadas são mais comuns, e não há predominância de sexo. A partir da infância tardia e da adolescência, surgem quadros mais persistentes, polissintomáticos e organizados, com tendência à cronicidade, preferencialmente em meninas.

Os transtornos de sintomas somáticos são mais comuns em pessoas de classes sociais desfavorecidas, famílias repressoras e meios culturais empobrecidos (Quadro 4).

QUADRO 4 Fatores de risco para transtornos de sintomas somáticos

Individuais	• Sexo feminino. • Baixa inteligência. • Ansiedade. • Depressão. • Maus-tratos psicológicos, físicos e violência sexual.
Familiares	• Ansiedade ou depressão na família. • Presença de parentes com doenças crônicas (sintomas servem de modelo). • Famílias disfuncionais. • Dificuldades familiares para expressar as emoções. • Baixo nível socioeconômico.

Fonte: Almeida et al., 2019;[2] Almeida e Brito, 2022.[3]

CONSIDERAÇÕES ETIOLÓGICAS[1-3,17]

Os transtornos de sintomas somáticos são comuns em indivíduos com problemas para representar seus estados emocionais de forma simbólica. Emoções não elaboradas mentalmente tendem a se manifestar como descargas corporais. Além disso, pessoas com dificuldade de expressar em palavras seus estados afetivos, por pobreza de vocabulário e incapacidade de simbolização, podem se apegar às manifestações somáticas dos afetos para descrever o seu desconforto. Alguns meios sociais e familiares não permitem a expressão de qualquer mal-estar mental, restando ao indivíduo a via corporal.

Os sintomas dos transtornos dissociativos e conversivos são manifestações da utilização de mecanismos de defesa do ego. Um ego frágil diante de conflitos ou experiências traumáticas tende a utilizar recursos inconscientes (mecanismos de defesa) para evitar a dor psíquica. Entre esses recursos, estão a dissociação (a consciência se dissocia de percepções ou conteúdos psíquicos que causam sofrimento) e a conversão (ideias ou impulsos inaceitáveis são reprimidos e convertidos em sintomas corporais que simbolizam o conflito e a defesa contra ele). O estabelecimento do sintoma gera duas vantagens psicológicas: o ganho primário, que é a cessação ou redução da angústia, e o ganho secundário, a fuga das responsabilidades e os benefícios advindos do papel de doente.

DIAGNÓSTICO DIFERENCIAL[1-16]

As diversas formas e manifestações dos transtornos de sintomas somáticos podem se confundir com praticamente todas as doenças. Se o profissional estiver atento à possibilidade da existência desses quadros, evitará investigações desnecessárias e intervenções terapêuticas potencialmente lesivas. Ao mesmo tempo, é preciso considerar que podem existir doenças físicas presentes em concomitância com essas condições, e que várias doenças podem iniciar com sintomas vagos, inespecíficos e cambiantes, em uma fase em que os exames clínicos e laboratoriais não apresentam alterações.

No caso do transtorno conversivo, embora as alterações sensitivas e motoras simulem diversas doenças neurológicas, ao exame físico verifica-se que os sintomas não respeitam a anatomia e a fisiologia do sistema nervoso. As paresias e paralisias, por exemplo, não são acompanhadas pela alteração de reflexos e de tônus muscular e pela presença de reflexos patológicos, como o sinal de Babinski.

As marchas atáxicas, que podem estar presentes nos transtornos conversivos, de modo geral são incaracterísticas, e, ao cair, o paciente raramente se fere. Nas pseudocrises convulsivas, não ocorrem mordedura de língua, perda de controle dos esfíncteres ou estado confusional pós-crise.

Nos transtornos de sintomas somáticos, a origem dos sintomas é inconsciente, o que diferencia esses quadros das simulações, em que o paciente fabrica intencionalmente as manifestações clínicas para obter vantagem.

CURSO E PROGNÓSTICO[1-8,14-17]

De modo geral, o curso dos diversos transtornos de sintomas somáticos tende a ser crônico, representando um desafio para o profissional de saúde. Sintomas conversivos em crianças pequenas com frequência se resolvem rapidamente, sem recorrências. Quadros dissociativos e conversivos em crianças mais velhas e adolescentes podem se manifestar de forma mais persistente, polissintomática e duradoura, correspondendo a formas de personalidade que utilizam a dissociação e a conversão como recursos habituais para lidar com conflitos.

TRATAMENTO[1-8,14-18]

É fundamental compreender que os indivíduos que apresentam transtornos de sintomas somáticos têm um sofrimento real, que se manifesta por seus sintomas físicos e deve ser acolhido e gerenciado pelo pediatra. A suspeita do diagnóstico evita condutas impróprias, que podem gerar consequências danosas para o paciente e sua família.

O profissional precisa informar ao paciente e à família a natureza do problema, lembrando que questões psicológicas têm consequências corporais reais e interferem na saúde das pessoas. Não há nada que esteja somente na cabeça de alguém, porque a cabeça está ligada ao corpo.

Não é útil entrar em longas discussões sobre a origem física ou mental do problema. Basta reconhecer que os sintomas e o sofrimento existem, que a criança ou o adolescente não está correndo risco de morrer e está recebendo um bom cuidado de saúde. Vale acompanhar os pacientes que apresentarem quadros crônicos, oferecendo apoio emocional e cuidados médicos.

O encaminhamento ao profissional de saúde mental é frequentemente necessário e deve ser preparado cuidadosamente. A origem do problema pode advir justamente de uma recusa do paciente e da família de reconhecer e elaborar questões psicológicas. Assim, o encaminhamento deve ser sempre positivo, mostrando que indivíduos que apresentam sintomas físicos que causam dor e sofrimento e perturbam a vida devem ter apoio psicológico, além do cuidado médico.

Vários recursos de saúde mental podem ser utilizados para tratar os transtornos de sintomas somáticos, entre os quais a psicoterapia individual, a psicoterapia de grupo e a terapia familiar. As estratégias de grupo são muito úteis para pacientes com tendência à somatização. Nos transtornos dissociativos e conversivos, indicam-se as terapias de base analítica e a psicanálise. Em crianças pequenas, com quadros agudos, a situação pode ser resolvida com poucas sessões. Nos casos em que segredos familiares estão envolvidos no desencadeamento dos sintomas, o trabalho com a família é fundamental. Pré-adolescentes e adolescentes com quadros crônicos e com muitos sintomas beneficiam-se de tratamento por meio de psicanálise.

CONSIDERAÇÕES FINAIS

Os transtornos de sintomas somáticos são condições comuns na prática pediátrica. Tais problemas têm um alto custo psicológico, familiar e social, gerando consequências danosas à vida de crianças e adolescentes e suas famílias, pela carga de sofrimento e limitação no dia a dia. O reconhecimento desses quadros habilita o profissional a acolher a dor dos pacientes e de seus parentes, evitando procedimentos diagnósticos e terapêuticos desnecessários e potencialmente lesivos.

REFERÊNCIAS

1. Almeida RS, Lima RC, Crenzel G, Abranches CD. Transtornos dissociativos e conversivos. In: Almeida RS, Lima RC, Crenzel G, Abranches CD. Saúde mental da criança e do adolescente. 2.ed. Barueri: Manole; 2019. p.100-4 (Série Pediatria Soperj).
2. Almeida RS, Lima RC, Crenzel G, Abranches CD. Transtornos com sintomas somáticos. In: Almeida RS, Lima RC, Crenzel G, Abranches CD. Saúde mental da criança e do adolescente. 2.ed. Barueri. Manole; 2019. p.151-5 (Série Pediatria Soperj).
3. Almeida RS, Brito AR. Transtornos com sintomas somáticos. In: Sociedade Brasileira de Pediatria. Tratado de Pediatria. 5.ed. Santana de Parnaíba: Manole; 2022. p.1073-6.
4. Campo J, Dell ML, Fritz G. Functional somatic symptoms and disorders. In: Martin A, Volkmar F. Lewis's child and adolescent Psychiatry: a comprehensive textbook. 5.ed. Philadelphia: Lippincott Williams & Wilkins; 2018. p.591-604.

5. Dória GM. Transtornos de sintomas somáticos e transtornos relacionados. In: Assumpção Jr. F, Kuczynski E, Assumpção TM. Tratado de psiquiatria da infância e da adolescência. 4.ed. Rio de Janeiro: Atheneu; 2022. p.527-42.
6. Black D, Andreasen N. Somatic symptom disorder and dissociative disorders. In: Black D, Andreasen N. Introductory textbook of Psychiatry. 7.ed. Washington, DC: American Psychiatric Association; 2021. p.229-53.
7. Escobar JI, Dimsdale JE. Somatic symptom and related disorders. In: Sadock BJ, Sadock V, Ruiz P. Kaplan and Sadock's comprehensive textbook of Psychiatry. 10.ed. Philadelphia: Wolters Kluwer; 2017. p.1827-44.
8. Quagliato LA, Nardi AE. Transtornos somatoformes, dissociativos e factícios. In: Nardi AE, Silva AG, Quevedo J (eds.). Tratado de Psiquiatria da Associação Brasileira de Psiquiatria. Porto Alegre: Artmed; 2022. p.466-76.
9. Coghill D, Bonnar S, Duke S, Graham J, Seth S. Somatoform disorders. In: Coghill D, Bonnar S, Duke S, Graham J, Seth S. Child and adolescent psychiatry. Oxford: Oxford University; 2009. p.307-20.
10. Dulcan MK (ed.). Dulcan's textbook of child and adolescent psychiatry. 3.ed. Washington, DC: American Psychiatric Association; 2022.
11. Boland R, Verduin M, Ruiz P. Somatic symptom and related disorders. In: Boland R, Verduin M, Ruiz P. Kaplan & Sadock's Synopsis of Psychiatry. 12.ed. Philadelphia: Wolters Kluwer; 2022. p.451-68.
12. American Psychiatric Association. Manual Diagnóstico e Estatístico de Transtornos Mentais. 5.ed. Texto revisado (DSM-5-TR). Porto Alegre: Artmed; 2023.
13. World Health Organization (WHO). 11ª Classificação Estatística Internacional de Doenças e Problemas Relacionados à Saúde (CID-11). 11.ed. 2024.
14. Marcelli D, Cohen D. Troubles psychosomatiques. In: Marcelli D, Cohen D. Enfance et Psychopathologie. 11.ed. Revue et complétée. Issy-les-Moulineux: Elsevier-Masson; 2021. p.525-41.
15. Marcelli D, Braconnier A. Adolescence et psychopathologie. 9.ed. Issy-les-Moulineux: Elsevier-Masson; 2018.
16. Goodman R, Scott S. Child and adolescent psychiatry. 3.ed. Oxford: Wiley-Blackwell; 2012.
17. Ajuriaguerra J. Manuel de psychiatrie de l'enfant. Deuxième édition entièrement refondue (3e tirage). Paris: Masson; 1980.
18. Gabbard G. Psychodynamic Psychiatry in clinical practice. Washington: American Psychiatric Association; 2014.

11

Transtornos de alimentação e de eliminação

Rossano Cabral Lima
Roberto Santoro Almeida
Adriana Rocha Brito
Gabriela Judith Crenzel
Cecy Dunshee de Abranches

DESTAQUES

- É preciso levar em consideração, na avaliação do caráter normal ou patológico de um comportamento alimentar, e, em certa medida, também da eliminação de urina e fezes, se aquele fenômeno está ou não em sintonia com práticas do ambiente cultural do qual a criança e a família fazem parte, e se são ou não esperados para o nível de desenvolvimento da criança.
- O manejo inicial dos transtornos de alimentação e de eliminação envolve diretamente o pediatra, pois com frequência a primeira queixa a respeito do problema surgirá em consultas de rotina. Os pais devem ser orientados sobre o fato de que medidas punitivas podem contribuir significativamente para a piora dos quadros. Em casos mais complexos e persistentes, a abordagem multiprofissional será necessária, envolvendo psicólogos, psiquiatras, nutricionistas e outros.

INTRODUÇÃO[1-3]

Boa parte da relação da criança com o ambiente que a cerca se dá por meio da alimentação e da eliminação. O ato de alimentar uma criança não serve apenas para atender às necessidades nutricionais, pois ela também recebe conforto, carinho e segurança dessa forma. Dado que, ao longo da vida, alimentação e afeto continuam ligados de forma indissociável, problemas psicológicos e relacionais têm impacto direto sobre os processos alimentares. Muitos conflitos emocionais podem também se manifestar na esfera da eliminação de urina e fezes, que é outra dimensão na qual ocorre a interação da criança com o mundo, especialmente os pais.

Os transtornos de eliminação e de alimentação são frequentes na prática pediátrica, causando sofrimento e outros problemas para a criança, o adolescente e a família.

TRANSTORNOS DE ALIMENTAÇÃO

Definição[3-5]

Esse grupo de transtornos envolve dois tipos de comportamento alimentar que são prejudiciais e inadequados para o estágio de desenvolvimento. Os transtornos da alimentação (*feeding disorders*) geralmente aparecem na primeira infância e envolvem a ingestão de substâncias não comestíveis, a regurgitação voluntária de alimentos e a conduta evitativa em relação à comida. Os transtornos alimentares (*eating disorders*) são mais comuns a partir da adolescência e envolvem comportamento alimentar restritivo, purgativo ou compulsivo, associado a preocupação excessiva com a comida, com o peso ou a forma corporais.

Pica

Quadro clínico[1,4,6]

A pica se caracteriza pela ingestão repetida de objetos e materiais não alimentares (por exemplo, argila, tinta, terra, areia, folhas, giz, reboco, insetos, gesso, plástico, tecido, metal ou papel) ou ingredientes alimentares crus (por exemplo, grandes quantidades de sal, gelo, massas). O comportamento causa danos ou implica riscos significativos à saúde e ao funcionamento psicossocial devido à frequência, à quantidade ou ao tipo de material ingerido.

Epidemiologia[1,6]

A prevalência é variável, ocorrendo em aproximadamente 5% das crianças em idade escolar. Em indivíduos institucionalizados com deficiência intelectual, a prevalência pode variar de 9,2 a 25,8%.

Considerações etiológicas[1,5,6]

A pica está relacionada a pouca interação social e privação de estímulos, sendo frequente em situações de institucionalização e negligência. Em alguns casos, pode se associar a carências nutricionais (ferro, vitaminas).

Diagnóstico diferencial[1,5]

Algumas vezes, na anorexia nervosa (AN), pode ocorrer ingestão de substâncias como papel ou gelo como forma de tentar controlar o apetite. A ingestão de substâncias não nutritivas também pode ser um elemento presente na deficiência intelectual, no autismo, na tricotilomania (comportamento compulsivo de arrancar cabelos ou pelos do corpo, por vezes com ingestão), ou nos rituais do transtorno obsessivo-compulsivo (TOC).

Curso e prognóstico[1,5,6]

O início do quadro pode ocorrer em qualquer idade, mais comumente na infância. Em crianças pequenas, geralmente a situação não persiste, interrompendo-se de forma espontânea. Na presença de deficiência intelectual, o transtorno tende a continuar até a idade adulta, principalmente em pacientes institucionalizados. Podem surgir problemas médicos secundários, como lesões na boca, intoxicação por chumbo (tintas), obstrução intestinal (por exemplo, por ingestão de cabelo), infecções gastrointestinais e parasitoses.

Tratamento[1,3,6]

Sempre que possível, é importante identificar os fatores causais ou precipitantes dos sintomas para planejar a melhor intervenção; por exemplo, em casos em que há privação afetiva e carência de estímulos, intervenções junto à família podem ser as mais efetivas. Em pacientes mais velhos, pode haver benefício em utilizar técnicas comportamentais (com reforço positivo ou negativo) ou medicamentos.

Ruminação-regurgitação

Quadro clínico[1,4,6]

Caracteriza-se pelo ato de trazer de volta à boca alimentos previamente deglutidos (regurgitação), de forma intencional e repetida. O alimento regurgitado pode ser remastigado e novamente deglutido (ruminação) ou cuspido.

Epidemiologia[1,4,5]

Os dados de prevalência são limitados, mas apontam para aproximadamente 1 a 2% das crianças em idade escolar. O transtorno pode ser diagnosticado ao longo de toda a vida, manifestando-se inicialmente em torno de 3 a 12 meses. É um quadro um pouco mais frequente em crianças com deficiência intelectual ou autismo.

Considerações etiológicas[1,5]

Privação ambiental e falta de estimulação, negligência, situações estressantes ou problemas na relação pais-filhos são fatores predisponentes da regurgitação, que pode ser considerada uma forma de autoestimulação.

Diagnóstico diferencial[1,4-6]

O transtorno independe de uma condição médica que explique o comportamento, como aquelas caracterizadas por refluxo gastroesofágico ou vômitos (gastroparesia, estenose do piloro, hérnia de hiato e síndrome de Sandifer em lactentes). Crianças com transtorno de regurgitação-ruminação normalmente não vomitam nem sentem náuseas quando o alimento é regurgitado. Pacientes com AN, bulimia nervosa (BN) ou compulsão alimentar periódica podem apresentar vômitos autoinduzidos, devido a suas preocupações com calorias e ganho de peso.

Curso e prognóstico[1,4-6]

O curso é variável, havendo formas episódicas, que podem estar associadas a estresse ou ansiedade aguda, e formas mais prolongadas. Desequilíbrios eletrolíticos, desidratação, erosões dentárias e perda de peso estão entre as complicações mais significativas, especialmente em situações de longa duração. A desnutrição pode levar ao retardo do crescimento e ter impacto negativo no desenvolvimento e na aprendizagem.

Indivíduos que apresentam a condição podem apresentar absenteísmo escolar ou evitação de situações sociais devido a vergonha e constrangimento ou a sintomas físicos associados (dor abdominal, constipação).

Tratamento[1,6]

Em diversos casos pode haver melhora espontânea; em outros, é possível alcançar a interrupção do problema com intervenções no ambiente. A melhora dos cuidados ao paciente, com o aumento dos estímulos e a promoção das relações afetivas, por meio da intervenção profissional, geralmente contribui para interromper o ciclo. Técnicas comportamentais ou corporais também podem ser utilizadas.

Transtorno alimentar restritivo-evitativo

Quadro clínico[1,4]

O transtorno alimentar restritivo-evitativo é caracterizado pela autorrestrição alimentar, motivada por experiências aversivas (como engasgo ou sufocamento), ou falta de interesse ou recusa baseada nas características sensoriais da comida, cursando com pelo menos um dos quatro seguintes critérios: perda de peso relevante, deficiência nutricional significativa, dependência de suplementação oral ou enteral, ou problemas na esfera familiar, escolar e relacional, especialmente em situações sociais que envolvem o ato de comer. A restrição ou evitação alimentar não é motivada pela preocupação com o peso ou a forma corporal.

Epidemiologia[7]

Pesquisa com estudantes entre 11 e 19 anos encontrou uma prevalência de cerca de 2%.

Considerações etiológicas[1,6]

Na maior parte dos casos, há uma interação entre fatores constitucionais e relacionais. Por exemplo, pais com estilo rígido de educar podem gerar sérios conflitos ao obrigar os filhos a comer. Já pais muito permissivos tendem a ceder sempre às vontades e à resistência da criança a experimentar novos alimentos, reforçando a postura de recusa.

Diagnóstico diferencial[1,4,6]

É preciso excluir outras condições médicas (por exemplo, alergias alimentares, hipertireoidismo, quadros infecciosos) e efeitos de substâncias ou medicamentos (incluindo abstinência) no sistema nervoso central.

Na AN, os comportamentos são geralmente motivados por um desejo de emagrecer ou por um medo intenso de ganhar peso. Já nos transtornos do espectro autista, pode haver restrição a certos alimentos devido às suas características sensoriais (como textura, sabor ou cheiro) ou causada por uma rígida adesão a rotinas. No entanto, nem sempre esses comportamentos resultam em um nível de comprometimento que justifique o diagnóstico de transtorno alimentar restritivo-evitativo. O transtorno poderá ser diagnosticado concomitantemente ao autismo somente nas situações em que todos os critérios diagnósticos para ambas as categorias estejam presentes e o problema alimentar demandar tratamento específico. Por fim, o comportamento restritivo-evitativo não deve ser causado por quadro depressivo, maníaco, ansioso, obsessivo-compulsivo ou psicótico.

Curso e prognóstico[1,4]

Os comportamentos restritivos ou evitativos se desenvolvem mais comumente na primeira infância e podem persistir na juventude ou na vida adulta. O transtorno pode levar a atrasos no desenvolvimento, no crescimento e na aprendizagem, além de causar problemas na esfera social e sobrecarga emocional na família. Contudo, há evidências limitadas de que o comportamento restritivo-evitativo possa evoluir para um transtorno alimentar como AN ou BN.

Tratamento[1,6]

Do ponto de vista do manejo psicológico, a adequada orientação aos pais é fundamental, e muitas vezes pode ser suficiente para solucionar o problema. As crianças que não estão muito abaixo do peso podem ser tratadas em ambiente ambulatorial, por meio de acompanhamento médico rigoroso e de suplementação vitamínica para corrigir deficiências nutricionais, enquanto se busca expandir sua dieta. Crianças muito abaixo do peso podem necessitar de internação e alimentação por sonda.

Anorexia nervosa

Quadro clínico[1,3,4]

A AN caracteriza-se pela preocupação excessiva em ganhar peso, que leva à restrição grave da ingestão alimentar, a comportamentos purgativos (vômito, uso de laxantes e diuréticos) e ao aumento do gasto de energia (por meio de exercícios intensos, por exemplo). O quadro geralmente resulta em perda de peso ou falha em ganhar peso conforme o esperado. A despeito disso, a pessoa mantém a certeza de estar acima do peso, o que mostra uma associação com a distorção da autoimagem corporal. Muitas pessoas com AN passam boa parte do dia pensando em comida. É comum ocorrerem alterações fisiológicas, desde amenorreia até perda de densidade óssea, podendo haver risco de morte por desnutrição grave e outros problemas.

Para se estabelecer o diagnóstico, o índice de massa corporal (IMC) deve ser inferior a 18,5 kg/m^2 em adultos e abaixo do 5º percentil em crianças e adolescentes, ou há um histórico de perda rápida de peso (por exemplo, mais de 20% do peso corporal total em seis meses).

Epidemiologia[1,4,8]

A AN é um distúrbio mais prevalente no sexo feminino (cerca de 0,4%), numa relação de 10 mulheres para 1 homem. O quadro começa na adolescência ou no princípio da vida adulta, sendo mais precoce no sexo feminino, com pico de incidência por volta dos 15 anos de idade. Porém, há muitos estudos apontando um aumento significativo na incidência de AN entre meninas de 10 a 14 anos.

Considerações etiológicas[1,9]

A etiologia é complexa e multifatorial, havendo maior prevalência do quadro em parentes de primeiro grau da pessoa com AN, o que pode apontar tanto para influências genéticas como ambientais (famílias rígidas, repressoras e perfeccionistas, com alta valorização da aparência física), que interagem com fatores culturais (hipervalorização do corpo na sociedade ocidental contemporânea, com a imposição às mulheres de padrões de beleza de extrema magreza, reforçados pelas redes sociais).

Diagnóstico diferencial[1,4,10]

Do ponto de vista clínico, é preciso afastar patologias crônicas como doença de Crohn, hipertireoidismo, doença de Addison e diabetes *mellitus*. Do ponto de vista psiquiátrico, os principais diagnósticos diferenciais são outros transtornos alimentares, como BN, transtorno evitativo-restritivo, transtorno dismórfico corporal (no qual as preocupações não se restringem ao peso e não são acompanhadas por distúrbios no comportamento alimentar ou perda acentuada de peso) e depressão (em que a redução ponderal se deve à perda de apetite, não havendo uma crença de estar acima do peso).

Curso e prognóstico[1,4]

Alguns pacientes se recuperam totalmente após um único episódio, mas em muitos casos a doença tem curso crônico ao longo de anos. Contudo, a maioria apresenta remissão dentro de cinco anos após o início do quadro. Há maior risco de morte prematura por complicações médicas ou por suicídio.

Tratamento[1,9,10]

O tratamento dever ser realizado, sempre que possível, em nível ambulatorial, envolvendo psicoterapia, terapia familiar, apoio clínico e acompanhamento nutricional. Em alguns casos, o risco de morte determina a necessidade de uma internação, às vezes por semanas ou meses, para tratar a desnutrição grave. Medicamentos têm eficácia limitada na AN e devem ser considerados terapia adjuvante para pacientes com sintomas graves ou resistentes – geralmente se utilizam inibidores seletivos de recaptação de serotonina (ISRS) e, algumas vezes, antipsicóticos.

Bulimia nervosa e compulsão alimentar periódica (*binge-eating*)

Quadro clínico[1,4,10,11]

A BN se define pela presença de episódios frequentes e recorrentes de ingestão rápida e incontrolável de quantidades exageradas de comida, seguidos de comportamentos compensatórios como indução de vômitos, utilização de laxantes ou diuréticos, jejum ou exercícios excessivos visando evitar o ganho de peso. A perda de peso, se presente, não excede 15% do peso esperado para a idade. Pode ocorrer demora no diagnóstico, pois o indivíduo tenta esconder os comportamentos característicos, e a perda de peso, quando ocorre, costuma ser gradual, diferentemente da AN.

Sentimentos de repugnância, culpa e tristeza geralmente se seguem aos episódios compulsivos e levam a comportamentos compensatórios. É frequente a comorbidade com transtornos de ansiedade, depressão, uso de substâncias e transtorno de personalidade *borderline* (limítrofe).

O transtorno da compulsão alimentar periódica (TCAP), por sua vez, também é caracterizado por episódios frequentes e repetidos de perda de controle sobre a alimentação, mas que não são seguidos por comportamentos compensatórios inadequados destinados a prevenir o ganho de peso. Pode haver sentimentos desagradáveis como culpa após os episódios e tentativas de esconder a compulsão. O TCAP está associado a ganho de peso e aumento da gordura corporal. Muitas vezes ocorre como tentativa de regular as emoções.

Dentro da tendência atual de abordagem dimensional dos transtornos mentais, a BN e o TCAP vêm sendo entendidos como parte de um espectro da compulsão alimentar.

Epidemiologia[1,10]

A prevalência da BN é de 1 a 4% em mulheres, tendo início entre 16 e 18 anos de idade, com predomínio do sexo feminino numa proporção de 10 para 1. O TCAP atinge cerca de 2 a 3,5% de mulheres e 0,3 a 2% de homens, geralmente iniciando na adolescência ou no início da idade adulta.

Considerações etiológicas[1,10]

Uma série de fatores indica a interação entre genética e ambiente na etiologia desses quadros. Parentes de primeiro grau de pessoas com BN e TCAP têm risco aumentado de apresentar esses transtornos. Além disso, situações de negligência, abandono e violência doméstica têm sido relacionadas à BN e, especialmente, ao TCAP. Por fim, elementos da cultura contemporânea, como a pressão pela magreza sobre as mulheres, também parecem ter influência significativa.

Diagnóstico diferencial[1,4]

Do ponto de vista médico, episódios de comer compulsivo podem ocorrer em patologias neurológicas, como a síndrome de Klüver-Bucy e a síndrome de Kleine-Levin, e tumores cerebrais.

Do ponto de vista psiquiátrico, a principal diferenciação deve ser feita entre a AN, a BN e o TCAP. Essa nem sempre é uma tarefa simples, pois um quadro pode evoluir para o outro: por exemplo, um quadro prévio de AN aumenta a probabilidade de aparecimento de BN; algumas pessoas com bulimia podem cessar os comportamentos compensatórios e manter apenas o padrão de compulsão periódica.

Curso e prognóstico[1,4]

O curso da BN é variável, podendo ser persistente ou intermitente, sob a forma de remissões e exacerbações. Os pacientes que apresentam remissão por mais de um ano tendem a não apresentar mais recaídas. Impulsividade e agressividade estão comumente associadas, aumentando o risco de suicídio. Complicações clínicas como esofagite e mesmo ruptura do esôfago decorrentes da tentativa de provocar vômitos (inclusive pela utilização de colheres ou escovas de dente), parotidite, corrosão do esmalte dentário e desequilíbrio hidreletrolítico são comuns, assim como problemas causados pelo uso de diuréticos e laxantes.

O TCAP, embora muitas vezes persistente, tem uma taxa de remissão mais alta do que a AN e a BN, seja de modo espontâneo, seja como resultado de tratamento.

Tanto a BN como o TCAP são menos comuns na infância, devido ao menor acesso e ao maior controle da disponibilidade de comida. Crianças com TCAP podem apresentar episódios compulsivos menos frequentes e mais breves.

Tratamento[1,9,10]

O tratamento da BN e do TCAP é multimodal, envolvendo psicoterapia cognitivo-comportamental, interpessoal ou psicodinâmica, terapia familiar, ou uso de psicofármacos (ISRS). A vergonha e o constrangimento em relação ao próprio comportamento alimentar tornam difícil para os jovens procurar tratamento e se abrir sobre o problema de forma honesta. Por esse motivo, a implicação da família deve ser total. Complicações de saúde ou tentativas de suicídio podem requerer hospitalização.

TRANSTORNOS DE ELIMINAÇÃO

Definição[2-4]

Esse grupo de transtornos, bastante frequentes na prática pediátrica, inclui a eliminação repetida de urina nas roupas ou na cama (enurese) e de fezes em locais inapropriados (encoprese), em uma fase em que a criança já deveria ter conquistado o controle esfincteriano (5 anos para o controle da micção e 4 para a continência fecal), sem haver uma patologia orgânica ou uso de medicamento que justifique o quadro. Na maioria dos casos, os episódios são involuntários, mas podem se apresentar de forma intencional.

Tanto a incontinência urinária como a fecal podem ser primárias, ou seja, estar presentes desde o nascimento, ou secundárias, surgindo após um período em que o controle vesical ou intestinal já havia sido alcançado.

Geralmente os dois quadros ocorrem de forma separada, mas podem afetar o mesmo paciente, tendo impacto negativo importante na qualidade de vida da criança, do adolescente e da família.

Enurese funcional

Quadro clínico[2-4]

A enurese envolve a eliminação repetida de urina na roupa ou na cama, após os 5 anos, idade em que habitualmente a criança já alcançou o controle voluntário da micção. Pode ocorrer de dia ou, mais frequentemente, à noite, durante o sono. Como visto anteriormente, é primária quando a criança nunca obteve o controle esfincteriano, e secundária quando surge após um período de continência de pelo menos seis meses.

Epidemiologia[2-4,12]

A prevalência estimada é de 5 a 10% de crianças com 5 anos de idade. A enurese noturna é 3 a 4 vezes mais frequente que a diurna; a noturna é mais comum no sexo masculino, e a diurna, nas meninas. A forma primária corresponde a cerca de 85% dos casos. A forma secundária é menos comum, e geralmente inicia entre 5 e 8 anos de idade. Apesar de uma elevada taxa de remissão, 1 a 2% dos adolescentes apresentam enurese noturna e menos de 1% apresenta enurese diurna.

Considerações etiológicas[2-4,12]

Fatores genéticos e neurobiológicos interagem com influências ambientais na etiologia da enurese. Na forma primária, parece haver um importante componente genético, indicando uma maturação mais lenta do controle vesical. É importante que o pediatra investigue a história familiar, que frequentemente é positiva para o quadro. Também pode haver influência de fatores como o treinamento rígido e punitivo do uso do banheiro.

Na enurese secundária, por sua vez, as situações estressantes ganham mais relevância, como problemas na escola ou o nascimento de um irmão. Diante de situações de tensão, crianças pequenas podem reagir com comportamento regressivo, incluindo a perda do controle já adquirido da urina, que pode ser efêmero e sem importância clínica. Em crianças mais velhas, contudo, o sintoma pode ter maior significado psicopatológico e demandar avaliação específica.

Diagnóstico diferencial[2-4,12,13]

O médico precisa excluir patologias orgânicas que geralmente cursam com perda de urina, como anomalias estruturais congênitas (epispádia, hipospádia, válvulas de uretra) ou adquiridas do trato urinário, diabetes *mellitus*, diabetes *insipidus*, infecções de trato urinário, bexiga neurogênica, espinha bífida oculta, apneia obstrutiva do sono, uso de diuréticos e efeitos colaterais de medicamentos (como antipsicóticos ou ISRS). Distúrbios emocionais e comportamentais comórbidos devem ser investigados. A distinção entre enurese primária e secundária é simples e pode ser feita por meio do histórico colhido na anamnese.

Curso e prognóstico[2-4,12]

A enurese noturna primária tem caráter benigno, com tendência à remissão espontânea. As crianças podem apresentar perda urinária ocasional até o meio da infância, mas a maioria estabelece o controle urinário na adolescência, com um pequeno número de pessoas mantendo a enurese na idade adulta. Noctúria (acordar no meio da noite e urinar) pode ser um sintoma residual.

A presença de comorbidades e a apresentação diurna indicam pior prognóstico. É comum o aparecimento de problemas de autoestima e repercussões na vida social.

Tratamento[2,3,12,13]

Inicialmente, os pais devem ser orientados a tomar medidas simples, como não postergar a ida ao banheiro, evitar a ingestão de líquidos após a última refeição da noite e criar o hábito de urinar antes de se deitar. O monitoramento das noites secas e das perdas urinárias pode ser útil, por meio de "mapa de estrelas" ou de diário. A criança deve ser motivada a participar ativamente, e o reforço positivo deve ser parte integrante do manejo terapêutico.

Caso essas medidas não sejam eficazes, podem ser necessárias estratégias mais específicas. Os dois principais meios de tratamento de crianças com enurese são o alarme de urina e medicamentos (Quadro 1), que podem ser utilizados de forma independente ou em combinação.

Nos casos em que há constipação intestinal associada, observa-se melhora da enurese com o tratamento da constipação.

Diante da presença de sintomatologia psicológica, há indicação de avaliação por um especialista em saúde mental e apoio psicoterápico. A psicoterapia é mais indicada para crianças com enurese secundária, especialmente quando os episódios começam após um acontecimento traumático como a separação dos pais ou nos casos em que conflitos específicos entre pais e filhos contribuem para a persistência dos sintomas.

QUADRO 1 Tratamento específico da enurese

Alarme de urina	O aparelho consiste em um sensor de umidade que é acionado quando a urina molha a roupa íntima, disparando um alarme que acorda a criança. O paciente deve colaborar, levantando e completando a micção no banheiro. O uso do alarme melhora o quadro em cerca de dois terços dos pacientes.
Desmopressina	Análogo do hormônio antidiurético que promove a redução noturna de urina. Costuma ser o recurso farmacológico preferencial, pois apresenta resposta rápida e favorável em 30 a 40% dos casos, embora sejam frequentes as recaídas após sua suspensão. Pode ser usada continuamente ou em situações pontuais como viagens e noites em casa de amigos. É contraindicada nos casos de polidipsia.
Oxibutina	Medicamento anticolinérgico, que pode ser usado em combinação com a desmopressina. Deve ser evitado em casos de constipação.
Imipramina ou amitriptilina	São antidepressivos tricíclicos, usados em dose única noturna. Apresentam boa resposta, mas há necessidade de vigilância estreita pelos potenciais efeitos colaterais, especialmente cardíacos.

Fonte: Brito et al., 2022.[2]

Encoprese funcional

Quadro clínico[2-4,14]

A encoprese caracteriza-se pela eliminação repetida de fezes em local inadequado, pelo menos uma vez por mês pelo período de alguns meses, após os 4 anos, idade na qual a continência fecal é esperada na maioria das crianças. É primária quando a criança nunca chegou a atingir o controle da evacuação, ou secundária, quando a eliminação inadequada de fezes surge após um período em que o controle intestinal havia sido adquirido.

A encoprese pode ocorrer com constipação (incontinência por extravasamento) ou sem constipação. Essa diferenciação é importante, pois ambas divergem quanto a fisiopatologia, características clínicas e tratamento. O subtipo com constipação é a forma mais comum e envolve retenção e impactação das fezes, que são usualmente malformadas. Dor abdominal e redução do apetite são comuns. O escape fecal (*soiling*), geralmente diurno, pode ser ocasional ou contínuo.

Encoprese sem constipação está associada à resistência em defecar em locais adequados; em geral as fezes têm consistência normal e a defecação inadequada ocorre de forma intermitente. Dor e redução do apetite não costumam estar presentes.

Epidemiologia[2,14]

A prevalência varia entre 1 e 3% das crianças acima de 5 anos, sendo 3 a 4 vezes mais comum no sexo masculino. A taxa de transtornos emocionais ou comportamentais comórbidos é alta, afetando 30 a 50% das crianças com encoprese.

Considerações etiológicas[2,14]

Fatores psicológicos e comportamentais têm papel de destaque, associados de modo ainda pouco claro a fatores genéticos. A encoprese primária pode se originar em problemas no treinamento para o uso do banheiro, principalmente em famílias rígidas, punitivas e controladoras. A dor ao defecar é outro elemento que pode desencadear um círculo vicioso de retenção, constipação e impactação.

A encoprese secundária é frequentemente associada a eventos estressantes. Perdas e modificações na rotina (mudança de escola ou de cidade, nascimento de irmãos, separação dos pais, retorno da mãe ou do pai ao trabalho) podem ser fatores desencadeantes. Deve ser investigada também a possibilidade de violência sexual.

A encoprese com constipação e extravasamento muitas vezes se desenvolve depois de um episódio de constipação aguda. A encoprese noturna é mais frequentemente associada a causas orgânicas.

Diagnóstico diferencial[2-4,13,14]

O médico precisa excluir problemas orgânicos que podem cursar com perda de fezes, como anomalias congênitas ou adquiridas do trato intestinal (como megacólon ou estenose de reto), doenças neurológicas (como espinha bífida e mielomeningocele), cólon irritável, doença inflamatória intestinal, infecção intestinal ou uso de laxantes e outros medicamentos. Em crianças com atrasos significativos no desenvolvimento, a encoprese pode ser apenas uma expressão do quadro principal.

Curso e prognóstico[2-4,14]

Em geral há resolução favorável do quadro, seja de modo espontâneo seja em resposta ao tratamento, especialmente na presença de pais cooperativos. Há, contudo, situações nas quais os sintomas podem persistir por anos, com episódios recorrentes, principalmente na forma sem constipação. Nesses casos, geralmente há comorbidades ou relações familiares patológicas.

Tratamento[2,13,14]

As principais abordagens envolvem o manejo ambiental, as intervenções psicológicas e o uso de laxantes. O primeiro passo para o tratamento de encoprese primária é a orientação dos pais para o treinamento do uso do vaso sanitário. Na encoprese com constipação, a incontinência melhora após o tratamento da constipação, sendo indicada a utilização de laxantes retais ou orais para desimpactação das fezes, seguida de tratamento de manutenção por meio do treinamento do uso do vaso e laxantes orais por no mínimo seis meses. Na incontinência fecal sem constipação, laxantes não são indicados.

Na encoprese secundária, o foco de ação é sobre o evento estressor. Algumas vezes há necessidade de encaminhamento para profissionais de saúde mental.

CONSIDERAÇÕES FINAIS

Os transtornos da alimentação envolvem uma ampla variedade de problemas, desde a ingestão de substâncias não comestíveis, regurgitação voluntária de alimentos e conduta evitativa em relação à comida, até um comportamento alimentar restritivo, purgativo ou compulsivo associado a preocupação excessiva com a comida, com o peso ou com a forma corporal. O manejo comumente inicia com a orientação dos pais pelo pediatra, mas tende a ser multiprofissional, especialmente nos transtornos mais complexos, envolvendo psiquiatrias, psicólogos e nutricionistas, entre outros.

Os transtornos da eliminação incluem a excreção repetida de urina nas roupas ou na cama (enurese) ou de fezes em locais inapropriados (encoprese), numa fase em que a criança já deveria ter conquistado o controle esfincteriano. São quadros funcionais. Em muitos casos, o acolhimento do pediatra e os esclarecimentos e orientações aos pais são as principais medidas para a resolução satisfatória e rápida dos sintomas. Os cuidadores devem ser esclarecidos de que geralmente o comportamento não é intencional, e que a criança que se molha ou se suja não deve ser ridicularizada, criticada, ameaçada, castigada, ou tampouco superprotegida. Casos persistentes ou nos quais os atos são intencionais exigem abordagem diferenciada e atuação conjunta do pediatra e do especialista em saúde mental.

REFERÊNCIAS

1. Abranches CD, Almeida RS, Lima RC. Transtornos da alimentação. In: Sociedade Brasileira de Pediatria (org.). Tratado de Pediatria. 5.ed. v.2. Santana de Parnaíba: Manole; 2022. p.1077-80.
2. Brito AR, Almeida RS, Lima RC. Transtornos da eliminação. In: Sociedade Brasileira de Pediatria. Tratado de Pediatria. 5.ed. v.2. Santana de Parnaíba: Manole; 2022. p.1081-3.
3. Almeida RS, Lima RC, Crenzel G, Abranches CD. Saúde mental da criança e do adolescente. 2.ed. Barueri: Manole; 2019 (Série Pediatria Soperj).
4. World Health Organization (WHO). 11ª Classificação Estatística Internacional de Doenças e Problemas Relacionados à Saúde (CID-11). 11.ed. 2024.
5. American Psychiatric Association. Manual Diagnóstico e Estatístico de Transtornos Mentais. 5.ed. Texto revisado (DSM-5-TR). Porto Alegre: Artmed; 2023.
6. Coniglio KA, Thomas JJ. Pica, rumination disorder, and avoidant/restrictive food intake disorder. In: Martin A, Volkmar FR, Bloch M (eds.). Lewis's child and adolescent Psychiatry: a comprehensive textbook. 5.ed. Philadelphia: Wolters Kluwer; 2018. p.1580-95.
7. Van Buuren L, Fleming CAK, Hay P, Bussey K, Trompeter N, Lonergan A et al. The prevalence and burden of avoidant/restrictive food intake disorder (ARFID) in a general adolescent population. J Eat Disord. 2023;11(1):104.
8. van Eeden AE, van Hoeken D, Hoek HW. Incidence, prevalence and mortality of anorexia nervosa and bulimia nervosa. Curr Opin Psychiatry. 2021;34(6):515-24.
9. Hay P, Morris J. Eating disorders. In: Rey JM (ed.). IACAPAP e-textbook of child and adolescent mental health. Geneva: International Association for Child and Adolescent Psychiatry and Allied Professions; 2016. Disponível em: https://iacapap.org/_Resources/Persistent/fda98d90155b657715bf54494bfe3cbecc4f1354/H.1.-Eating-disorders-update-2016.pdf. Acesso em: 10 maio 2024.
10. Halmi KA. Anorexia nervosa, bulimia nervosa and binge eating disorder. In: Martin A, Volkmar FR, Bloch M (eds.). Lewis's child and adolescent Psychiatry: a comprehensive textbook. 5.ed. Philadelphia: Wolters Kluwer; 2018. p.1538-78.

11. Appolinario JC, Sichieri R, Lopes CS, Moraes CE, da Veiga GV, Freitas S, et al. Correlates and impact of DSM-5 binge eating disorder, bulimia nervosa and recurrent binge eating: a representative population survey in a middle-income country. Soc Psychiatry Psychiatr Epidemiol. 2022;57(7):1491-503.
12. von Gontard A. Enuresis. In: Rey JM (ed.). IACAPAP e-textbook of child and adolescent mental health. Geneva: International Association for Child and Adolescent Psychiatry and Allied Professions, 2012. Disponível em: https://iacapap.org/_Resources/Persistent/bfe392c9bf1804de6782698e-1b203c464b3fad9f/C.4-ENURESIS-072012.pdf. Acesso em: 10 maio 2024.
13. Mikkelsen EJ. Elimination disorders. In: Martin A, Volkmar FR, Bloch M (eds.). Lewis's child and adolescent Psychiatry: a comprehensive textbook. 5.ed. Philadelphia: Wolters Kluwer; 2018. p.1716-52.
14. von Gontard A. Encoprese. In: Rey JM, Martin A (eds.). JM Rey's IACAPAP e-textbook of child and adolescent mental health (edição em português; Dias Silva F, ed.). Genebra: International Association for Child and Adolescent Psychiatry and Allied Professions; 2019. Disponível em: https://iacapap.org/_Resources/Persistent/9bd5c7e25d0f094fe9f6ffbc649b28323f391bfc/C.5-Encoprese--Portuguese-2019.pdf. Acesso em: 10 maio 2024.

12

Transtornos do sono-vigília

Roberto Santoro Almeida
Adriana Rocha Brito
Gabriela Judith Crenzel

DESTAQUES

- O sono é essencial para a saúde física e mental.
- Os problemas de sono são comuns na infância e na adolescência, gerando consequências negativas para o bem-estar e afetando a qualidade de vida de crianças, adolescentes e suas famílias.
- Problemas de sono se associam frequentemente a transtornos mentais.
- Pediatras e profissionais que trabalham com crianças e adolescentes devem conhecer os padrões normais de sono para a idade e os principais transtornos de sono, implementando as ações preventivas e terapêuticas necessárias.

INTRODUÇÃO

O sono é um processo fisiológico complexo que tem importância fundamental para o bom funcionamento cerebral e corporal. As perturbações do sono são muito comuns na infância e na adolescência, interferindo em processos cognitivos, emocionais e comportamentais e na saúde física, além de causar problemas no dia a dia de crianças, adolescentes e suas famílias.

Queixas dos pais sobre o sono de seus filhos fazem parte da rotina do pediatra. Crianças e adolescentes com doenças crônicas, problemas do desenvolvimento ou transtornos psiquiátricos são frequentemente acometidos por problemas de sono.

O sono não é um processo unitário. Há várias fases diferentes, caracterizadas por aspectos neurofisiológicos e funcionais bastante distintos. A privação de qualquer das fases produz um efeito rebote compensatório nos períodos subsequentes de sono.

Para entender os transtornos do sono é necessário conhecer o sono normal e seu desenvolvimento da infância à vida adulta.

O SONO NORMAL[1-12]

O sono normal se caracteriza pela presença de duas fases: REM (*rapid eye movement* – movimento rápido dos olhos) e não REM (NREM). No sono REM o traçado eletroencefalográfico é semelhante ao de vigília, ocorrendo uma inibição da musculatura esquelética e sonhos vívidos. A fase não REM pode ser dividida em 3 estágios – N1, N2 e N3, de acordo com o aprofundamento do sono. Em um adulto normal, há uma latência de 15 a 20 minutos para o adormecimento. Por 30 minutos o sono se aprofunda, passando do estágio N1 do sono NREM ao estágio N3 (sono profundo). Por volta de 90 minutos depois do adormecimento ocorre a primeira fase REM. Ao longo da noite, repetem-se 4 a 6 ciclos de alternância de fases NREM-REM, com predomínio progressivo do sono REM e dos estágios N1 e N2 do sono NREM. Alguns breves despertares são comuns durante a noite, com o retorno ao adormecimento. O sono REM corresponde a 20% do tempo total dormido.

Recém-nascidos apresentam padrões de sono-vigília com períodos de 3 a 4 horas, distribuídos ao longo do dia, correspondendo a fase REM a 50% das horas dormidas. Com o passar do tempo, o sono vai se organizando, com a redução dos períodos diurnos e a concentração do dormir à noite. A frequência da fase REM e o número total de horas de sono diminuem. No primeiro ano de vida, o bebê dorme entre 12 e 16 horas por dia, com uma redução ao longo dos anos para 8 a 9 horas diárias nos adolescentes.

A organização da fisiologia do sono e a regulação do ciclo sono-vigília se processam gradualmente, dependendo da maturação do sistema nervoso e da interação da criança e do adolescente com seu meio. Constitucionalmente, indivíduos podem apresentar dois padrões em relação à fase do ciclo sono-vigília (cronotipos): o padrão matutino (dormir cedo e acordar cedo) e o padrão vespertino (dormir tarde e acordar tarde). A maioria das pessoas tem um padrão intermediário entre os dois extremos, com maior adaptabilidade. Há também, constitucionalmente, os dormidores longos (*long sleepers*), que precisam de mais de 10 horas de sono por noite, e os dormidores curtos (*short sleepers*), que se satisfazem com menos de 6 horas de sono. A maioria dos adultos precisa dormir entre 7 e 9 horas a cada dia.

Escolares tendem a um padrão matutino de sono. Na adolescência, predomina um padrão vespertino, que costuma se normalizar no início da vida adulta. Muitas vezes o adolescente que dorme mais tarde e tende a acordar mais tarde é mal compreendido pela família, que atribui a mudança fisiológica do padrão de sono à preguiça ou ao desleixo.

AVALIAÇÃO DO SONO[1-11,13,14]

A avaliação do sono da criança ou do adolescente começa com uma anamnese cuidadosa, que procura determinar a queixa principal e suas características. De modo geral, as queixas dividem-se em dificuldade para dormir, sonolência ao longo do dia ou sono agitado. É fundamental investigar completamente todas as circunstâncias que cercam o sono da criança ou do adolescente: horário de dormir e de acordar ao longo da semana e no fim de semana, rituais de adormecimento, local e suas características (iluminação, presença de telas, nível de ruído, outras pessoas etc.), necessidade de dormir com os pais, medos, pesadelos, roncos, despertares noturnos, busca da cama dos pais no meio da noite, uso de aparelhos eletrônicos na hora de dormir e ao longo do dia, cochilos à tarde etc. Deve-se também investigar a utilização de medicamentos que possam interferir no sono, a ingestão de cafeína ou o abuso de álcool ou outras drogas.

O Quadro 1 apresenta o tempo de sono necessário por dia, de acordo com a idade.

No exame físico, deve-se atentar para a presença de obesidade. É fundamental realizar um exame orofacial, craniofacial e cervical cuidadoso, observando o tamanho da língua e das tonsilas e avaliando as vias aéreas.

Pode-se também recorrer a questionários de sono, de preferência utilizando aqueles já validados para a realidade brasileira. Um diário do sono, em que o paciente ou a família registram cuidadosamente os eventos relacionados aos padrões de sono e vigília, pode ser útil.

QUADRO 1 Necessidade diária de tempo de sono, de acordo com a faixa etária

Idade	Duração	Sonecas
4-12 meses	12-16 horas de sono em 24 horas	Incluídas
1-2 anos	11-14 horas de sono em 24 horas	Incluídas
3-5 anos	10-13 horas de sono em 24 horas	Incluídas
6-12 anos	9-12 horas de sono em 24 horas	Não
13-18 anos	8-10 horas de sono em 24 horas	Não

Fonte: SBP, 2021;[13] Paruthi et al., 2016.[14]

A polissonografia é o principal exame complementar para a avaliação do sono, e sua indicação deve seguir critérios claros, reservando-se sua utilização para as situações em que as medidas clínicas não resolvem. De modo geral, realiza-se um monitoramento múltiplo por meio de eletroencefalograma, eletro-oculograma, eletromiograma de pernas e mento, eletrocardiograma simplificado, cintas torácicas e abdominais, cânula de pressão para medição de fluxo do ar, oximetria de pulso, vídeo e outros. O exame completo geralmente é realizado em laboratório. Versões simplificadas podem ser feitas no lar. A actigrafia é realizada por meio de um aparelho semelhante a um relógio de pulso, que mede o nível de atividade ao longo do dia, por vários dias, auxiliando o diagnóstico de problemas do ciclo circadiano.

PROBLEMAS DE SONO[1-11,13,15-17]

Insônia

A insônia se caracteriza pela dificuldade em adormecer ou manter o sono, ou pelo despertar precoce com a incapacidade de voltar a dormir. É o problema mais comum na infância e na adolescência, gerando sonolência diurna, dificuldade de concentração e memória, e irritabilidade. As causas são múltiplas e variam conforme a idade.

Em bebês, pode haver dificuldade dos pais de ajudarem a criança a organizar os ritmos biológicos. A presença de cólicas, otite ou doenças crônicas também pode perturbar o sono do bebê.

A partir do segundo ano de vida, os pais devem criar uma rotina de adormecimento, com o estabelecimento de um horário regular para dormir, a diminuição de estímulos ambientais à noite e rituais como contar histórias, além da possibilidade de oferecer à criança um objeto de sua preferência (objeto transicional). Deve-se evitar levar a criança que desperta para a cama dos pais. Nessa fase são comuns os medos e a ansiedade de separação na hora de dormir. Cochilos prolongados durante o dia também podem perturbar o sono noturno. Estresse familiar, ausência dos pais por viagem e depressão materna podem ser fatores desencadeantes.

Em crianças mais velhas e adolescentes, problemas como a separação dos pais, dificuldades escolares e de relacionamento interpessoal e uso de drogas podem causar insônia. A presença de condições psiquiátricas também pode perturbar o sono. Caracteristicamente, em transtornos de ansiedade a pessoa tem dificuldade de adormecer. Na depressão, são comuns os despertares de madrugada, sem que o paciente consiga voltar a dormir. Outros transtornos mentais associados à insônia são o autismo, o transtorno de déficit de atenção e hiperatividade (TDAH), a esquizofrenia e o transtorno bipolar. O uso de medicamentos e bebidas com cafeína e outras substâncias estimulantes podem também gerar insônia.

A conduta inicial é o estabelecimento de medidas conhecidas como higiene do sono (Quadro 2). Em casos selecionados, a melatonina, usada por curto espaço de tempo, pode ser útil.

Perturbações do ritmo circadiano

As perturbações do ritmo circadiano de sono-vigília ocorrem quando há alteração ou problemas de sincronização do sistema circadiano de sono-vigília endógeno e a rotina do dia a dia. Fatores constitucionais e comportamentais podem contribuir. Viagens para locais com fuso horário diferente dessincronizam o ritmo biológico e requerem alguns dias para ajuste. Em adolescentes, ocorre uma tendência natural a dormir mais tarde, que muitas vezes é incompatível com a rotina escolar, criando uma situação de privação crônica de sono e podendo gerar sonolência diurna, problemas de atenção e de memória, dificuldades no aprendizado e humor irritável. Várias estratégias podem ser usadas para corrigir problemas de ritmo circadiano de sono-vigília, como higiene do sono, exposição à luz, reprogramação dos horários de dormir e de acordar e uso temporário de melatonina.

QUADRO 2 Medidas gerais de higiene do sono

- Manter uma rotina diurna adequada.
- Estabelecer horários regulares para dormir e acordar, inclusive no fim de semana.
- Diminuir gradualmente os estímulos ambientais à noite.
- Evitar cochilos à tarde ou, em caso de crianças pequenas, delimitar o tempo de sono.
- Praticar exercícios regulares pela manhã e à tarde, evitando se exercitar à noite.
- Restringir bebidas com cafeína e outros estimulantes, principalmente no fim do dia.
- Evitar refeições pesadas à noite.
- Evitar o uso de telas no período noturno, pelo menos 1 hora antes do horário de dormir.
- Terminar as tarefas escolares bem antes de dormir.
- Dormir numa cama confortável, com o nível de iluminação e temperatura adequados.
- Usar a cama apenas para dormir.
- Evitar atividades estimulantes à noite.
- Evitar fazer planos ou pensar em problemas à noite.
- Estabelecer uma rotina para a hora de dormir que inclua uma sequência de atividades breves (por exemplo, tomar banho, escovar os dentes, ler ou contar histórias).

Fonte: Goodman e Scott, 2012;[5] SBP, 2021.[13]

Narcolepsia

A narcolepsia ocorre em 0,04% da população, podendo iniciar na infância ou na adolescência. Caracteriza-se pela intrusão de elementos do sono REM na vida de vigília. São sintomas definidores os ataques de sono repentinos e irresistíveis, a cataplexia (perda súbita do tônus muscular que provoca quedas, sem alteração do estado de consciência, geralmente desencadeada por emoções intensas como raiva ou risos), a paralisia do sono (antes de adormecer ou ao despertar o indivíduo se torna incapaz de falar ou se mover), alucinações hipnagógicas (ao adormecer) ou hipnopômpicas (ao acordar). Nem sempre o indivíduo tem todos os sintomas.

Pacientes com narcolepsia apresentam redução dos neurônios hipotalâmicos produtores de hipocretina, neuropeptídeo excitatório relacionado à regulação dos estados de sono e vigília, provavelmente por um processo autoimune que ocorre em indivíduos geneticamente predispostos. Psicoestimulantes, higiene do sono e cochilos programados são utilizados para atenuar os ataques de sono.

Antidepressivos podem ser úteis para reduzir a cataplexia, a paralisia do sono e as alucinações.

Apneia obstrutiva do sono

A apneia obstrutiva do sono é relativamente comum na infância, afetando em torno de 1 a 4% das crianças. Caracteriza-se por episódios de cessação parcial ou completa do fluxo respiratório, associados a dessaturação de oxigênio. São comuns roncos, sono inquieto e não reparador, sonolência diurna, irritabilidade, hiperatividade, desatenção e impulsividade. Pode haver complicações médicas como hipertensão pulmonar, hipertensão sistêmica, falência de ventrículo direito, baixa estatura, problemas de desenvolvimento e enurese. Em crianças, a causa mais comum é a presença de amígdalas e adenoides aumentadas. O problema também é comum em crianças e adolescentes obesos, com anormalidades craniofaciais ou síndromes genéticas. Pacientes com síndrome de Down têm alto risco de apresentar a condição. O tratamento é voltado para as causas de base.

Transtornos do movimento relacionados ao sono

Entre os problemas motores durante o sono, o transtorno de movimentos rítmicos caracteriza-se por ações como bater ou rolar a cabeça ou balançar o corpo ao adormecimento ou ao despertar. Os episódios duram alguns minutos. O problema é relativamente frequente na primeira infância, cessando por volta dos 4 anos de idade.

Na síndrome das pernas inquietas há uma sensação de desconforto nas pernas, acompanhada de uma necessidade de movimentá-las, que surge ou piora no repouso ou à noite. Mais comum em mulheres, afeta em torno de 2 a 7% da população. Pode iniciar na infância tardia ou na adolescência. Fatores constitucionais ou deficiência de ferro estão implicados na gênese do problema. Medidas de higiene de sono, redução de consumo de cafeína e utilização de gabapentina, benzodiazepínicos ou alfa-agonistas podem ajudar.

Parassonias

O terror noturno e o sonambulismo são fenômenos que ocorrem na etapa de sono profundo da fase NREM, nas primeiras horas da noite.

O terror noturno está presente em 4% das crianças, mais frequentemente em meninos. É definido por episódios em que a criança parece acordar, gritando, agitada, com o olhar assustado. Depois de alguns minutos, volta a dormir. No dia seguinte, caracteristicamente, não se lembra do episódio.

O sonambulismo é frequente, afetando por volta de 17% das crianças. A criança pode sentar-se na cama e falar ou mesmo se levantar, de olhos abertos e vidrados, andando pela casa. O episódio dura alguns minutos. É preciso cuidar para que o sonâmbulo não se machuque.

O terror noturno e o sonambulismo são condições benignas, que tendem a desaparecer com o tempo. Despertar a criança todas as noites alguns minutos antes do horário previsto para o episódio pode ajudar. Em alguns casos, indicam-se benzodiazepínicos.

Os pesadelos ocorrem na fase de sono REM. A criança ou o adolescente acorda com a lembrança do sonho ruim e pode ser consolado pelos pais. A tensão psicológica e problemas familiares contribuem para a gênese do problema. Nos casos de transtornos de estresse pós-traumático, são comuns os pesadelos que reproduzem a experiência do trauma. Psicoterapia dinâmica e psicanálise podem ser utilizados para elaborar os conflitos relacionados aos pesadelos.

CONSIDERAÇÕES FINAIS

Queixas sobre problemas de sono são comuns na consulta pediátrica. Os transtornos de sono afetam um número expressivo de crianças e adolescentes, com consequências negativas na saúde física e mental e na qualidade de vida dos pacientes e suas famílias.

O reconhecimento dos principais problemas de sono e dos principais recursos diagnósticos, preventivos e terapêuticos utilizados é fundamental para adotar as medidas necessárias, destacando-se que uma boa higiene do sono é essencial em qualquer situação.

REFERÊNCIAS

1. Almeida RS, Lima RC, Crenzel G, Abranches CD. Transtornos do sono. In: Almeida RS, Lima RC, Crenzel G, Abranches CD. Saúde mental da criança e do adolescente. 2.ed. Barueri: Manole; 2019. p.123-7 (Série Pediatria Soperj).
2. Baroni A, Anders TF. Sleep disorders. In: Martin A, Volkmar F. Lewis's child and adolescent psychiatry: a comprehensive textbook. 5.ed. Philadelphia: Lippincott Williams & Wilkins; 2018. p.580-91.

3. Pentagna A. Sono e seus transtornos. In: Assumpção JR F, Kuczynski E, Assumpção TM. Tratado de psiquiatria da infância e da adolescência. 4.ed. Rio de Janeiro: Atheneu; 2022. p.489-95.
4. Moreira ASS, Martins MM, Araújo AP, Martins MB, Bahia CM, Pereira AC. Transtornos do sono--vigília. In: Pastura G, Santos FN. Neuropsiquiatria infantil. Rio de Janeiro: Rubio; 2022. p.165-81.
5. Goodman R, Scott S. Sleep disorders. In: Child and adolescent psychiatry. 3.ed. Oxford: Willey Blackwell; 2012. p.163-70.
6. Marcelli D, Cohen D. Psychopathologie des conduites d'endormissement et du sommeil. In: Enfance et psychopathologie. 11.ed. revue et complétée. Issy-les-Moulineux: Elsevier-Masson; 2021. p.105-22.
7. Marcelli D, Braconnier A, Tandonnet L. Le sommeil, ses troubles, sa psychopathologie. In: Adolescence et psychopathologie. 9.ed. Issy-les-Moulineux: Elsevier-Masson; 2018. p.245-53.
8. Schmidt L, Johnson KP, Ivanenko A. Sleep-wake disorders. In: Dulcan MK (ed.). Dulcan's textbook of child and adolescent psychiatry. 3.ed. Washington, DC: American Psychiatric Association; 2022. p.473-99.
9. Tavares A, Zanini M. Transtornos do sono-vigília. In: Nardi AE, Silva AG, Quevedo J (eds.). Tratado de psiquiatria da Associação Brasileira de Psiquiatria. Porto Alegre: Artmed; 2022. p.584-604.
10. Hirschkowitz M, Sharafkhaneh, A. Sleep disorders. In: Sadock BJ, Sadock V, Ruiz P. Kaplan and Sadock's comprehensive textbook of psychiatry. 10.ed. Philadelphia: Wolters Kluwer; 2017. p.2083-109.
11. Boland R, Verduin ML. Sleep-wake disorders. In: Kaplan & Sadock's Synopsis of Psychiatry. 12.ed. Philadelphia: Wolters Kluwer; 2022. p.486-516.
12. Gilmore K, Meersand P. Normal child and adolescent development: a psychodynamic primer. Washington: American Psychiatric Association; 2014.
13. Sociedade Brasileira de Pediatria (SBP). Souza LCNA (relatora); Departamento Científico do Sono. Higiene do sono – Atualização 2021. n.5. 5 nov. 2021.
14. Paruthi S, Brooks LJ, D'Ambrosio C, Hall WA, Kotagal S, Lloyd RM, et al. Recommended amount of sleep for pediatric populations: a consensus statement of the American Academy of Sleep Medicine. J Clin Sleep Med. 2016;12(6):785-6.
15. American Psychiatric Association (APA). Manual Diagnóstico e Estatístico de Transtornos Mentais. 5.ed. Texto revisado (DSM-5-TR). Porto Alegre: Artmed; 2023.
16. Organização Mundial de Saúde (OMS). Classificação de Transtornos Mentais e de Comportamento da CID-10: descrições clínicas e diretrizes diagnósticas. Porto Alegre: Artes Médicas; 1993.
17. World Health Organization (WHO). 11ª Classificação Estatística Internacional de Doenças e Problemas Relacionados à Saúde (CID-11). 11.ed. 2024 (publicação em português). Disponível em: https://icd.who.int/browse/2024-01/mms/pt. Acesso em: 10 maio 2024.

SEÇÃO 3

Temas especiais

13

Sexualidade e identidade de gênero

Vera Ferrari Rego Barros
Gabriela Judith Crenzel
Roberto Santoro Almeida

DESTAQUES

- Sexo, sexualidade e gênero são dimensões essenciais à construção da identidade de todo ser humano.
- A sexualidade está presente desde o início da vida do bebê, com caráter diferente da sexualidade adulta.
- A percepção de gênero se inicia pelo modo como os pais tratam o bebê a partir do sexo biológico ao nascimento, mas a identidade de gênero vai se constituir ao longo do desenvolvimento, pela autopercepção da criança, podendo não ser congruente com o sexo biológico.
- Os pediatras, no atendimento de crianças e adolescentes com questões de identidade de gênero, devem ter muito cuidado com a demanda de procedimentos hormonais ou cirúrgicos, uma vez que diante das inúmeras e intensas mudanças nessa fase da vida é preciso não tomar medidas precipitadas, muitas vezes irreversíveis..

"Ela brinca com os objetos de sua caixa, mas olha constantemente para outra caixa, fechada com cadeado, que está a certa distância.

— O que tem naquela caixa?

— Brinquedos.

— Mas que brinquedos? Por que a caixa está trancada?

— Brinquedos, como na sua caixa.

— Mas por que está trancada?

— ...

— Ah! Já sei! Aquela é a caixa dos meninos!"

Mariella, 7 anos

INTRODUÇÃO[1,2]

Sexo, sexualidade e gênero são termos que norteiam as discussões sobre o processo de constituição de identidade do sujeito, uma vez que são dimensões inerentes a essa construção.

Sexo diz respeito à condição biológica (ter nascido com caracteres sexuais masculinos ou femininos), sexualidade ao que desperta o desejo e o prazer e suas formas de expressão, e gênero à construção social do indivíduo como sujeito feminino e masculino, segundo os papéis e funções preconizados pela cultura e pela sociedade.

O sexo com o qual se nasce, o sexo biológico, não define a posição de homem ou de mulher, mas está implicado no processo de produção dessas posições, na medida em que baliza as percepções e atribuições ligadas ao gênero e as manifestações da sexualidade advindas do campo social.

Do mesmo modo, a sexualidade também não é determinada pelas gônadas. A sexualidade diz respeito ao conjunto de comportamentos que concernem à satisfação da necessidade e do desejo sexual, que compreende a excitação sexual, o gozo e o prazer próprio e do outro. Ela começa a se engendrar no início da vida, e seu maior instrumento é o corpo da criança. Por meio das trocas afetivas que cercam os cuidados cotidianos, a experiência das sensações corporais deixa impressões psíquicas, como marcas que a incitam a buscar a repetição do prazer e da satisfação erótica que elas proporcionam, substrato para o desenvolvimento da sexualidade adulta, que se instaura na adolescência.

O gênero abarca aspectos da subjetividade, implicando sentimentos, anseios, autopercepções e comportamentos que configuram uma identidade que, embora exercida socialmente, particulariza o sujeito, permitindo compreender a diversidade das interações humanas na sociedade. A singularidade do ser humano transcende os aspectos biológicos e fisiológicos, não sendo apreensível pelo domínio do corpo.

A identidade de gênero refere-se à identificação do indivíduo como homem, mulher ou outra categoria. Pode estar ou não de acordo com o sexo biológico, a partir das características anatômicas masculinas ou femininas. Um indivíduo pode, do ponto de vista biológico, ser pertencente ao sexo feminino e assumir a identidade de gênero masculina, ou vice-versa.

Segundo a 5ª edição revisada do Manual Diagnóstico e Estatístico de Transtornos Mentais (DSM-5-TR), a disforia de gênero se caracteriza pela incongruência acentuada entre o gênero expressado e o gênero designado de uma pessoa, com desejo intenso de se livrar das características sexuais primárias e/ou secundárias, adquirir características sexuais primárias e/ou secundárias do outro gênero, pertencer e ser tratado como o outro gênero, e a forte convicção de ter sentimentos e reações do outro gênero. O problema causa sofrimento significativo e prejuízo no funcionamento social, acadêmico, profissional e outras áreas, e tem de estar presente por pelo menos 6 meses para que se faça o diagnóstico.

A complexidade da construção social do gênero e da sexualidade aponta para uma função social do sexo, na qual o papel atribuído em função do sexo biológico articula uma interação entre normas culturais, expectativas e identidade pessoal.

A percepção da criança é crucial no processo de construção de sua identidade de gênero e orientação sexual. À medida que as crianças crescem, elas internalizam as mensagens e normas de gênero que permeiam a sociedade. Elas aprendem o que é considerado "apropriado" para meninos e meninas, e isso influencia na maneira como elas percebem seus próprios corpos e identidades.

É importante reconhecer que essa construção social não é fixa. Ela evolui ao longo do tempo e varia culturalmente. O corpo sexuado, portanto, não é apenas uma realidade biológica, mas também uma construção social em constante mudança, que tem manifestações distintas nas diferentes fases do desenvolvimento humano.

Marcos e Mendonça, reportando-se a Freud (1905-1969a), assinalam

> três fases fundamentais anteriores à entrada no mundo adulto e que são, de alguma forma, uma construção para chegar à fase adulta: a infância e suas turbulências, da qual advém a construção do sujeito; o período de latência em que a criança

vive uma "certa tranquilidade psíquica"; e, no fim deste período, a puberdade, que é a saída da infância e a entrada no mundo adulto (p.176).

A INFÂNCIA E SUAS VICISSITUDES[3-11]

A sexualidade vai se construindo no bebê por meio das experiências de prazer propiciadas pelos toques, carícias, beijos, derivados tanto dos cuidados cotidianos com alimentação, higiene, sono, como das manifestações afetivas dos pais ou cuidadores. São experiências que, mesmo quando vinculadas à satisfação das necessidades fisiológicas, ultrapassam o domínio do biológico, na medida em que toda a superfície do corpo da criança se apresenta como fonte das sensações prazerosas. É nesse sentido particular que estas são tomadas como sensações sexuais, alicerçando a construção dos vínculos afetivos da criança a partir daí, atrelando a ternura ao sensual no encontro de seus objetos de satisfação.

É assim que, ao mamar, o bebê se nutre do leite materno e da relação afetiva com a mãe, mas a experiência prazerosa do seio preenchendo a boca, e estimulando toda a cavidade oral, tem um caráter autoerótico, na medida em que, além de aplacar a fome, o alvo da sensação de prazer é uma parte do próprio corpo, a boca.

Segundo Kupfer (*apud* Boroto e Senatore),

> a amamentação é entendida já como uma experiência sexual, geradora de prazer para a criança que suga e até mesmo para a mãe que amamenta. Não se veja aí qualquer sinal de perversão no sentido usual do termo, e sim um exercício prazeroso que o contato corporal proporciona (p.1.346).

Quanto a esse aspecto, Freud, em sua obra *Três ensaios sobre a teoria da sexualidade*, afirma:

> No chuchar ou sugar com deleite já podemos observar as três características essenciais de uma manifestação sexual infantil. Esta nasce apoiando-se numa das funções somáticas vitais, ainda não conhece nenhum objeto sexual, sendo autoerótica, e seu alvo sexual acha-se sob o domínio de uma zona erógena. Antecipemos que essas características são válidas também para a maioria das outras atividades das pulsões sexuais infantis (p.172).

Com o tempo, embora o prazer continue a ser localizado em seu próprio corpo, a procura de satisfação se desvincula das necessidades orgânicas, e é por meio da construção de fantasias dirigidas à mãe, esse primeiro objeto amoroso, que a criança dá destino à sua libido.

As vivências da infância – as sensações provocadas pelas interações particularizadas com a mãe; o prazer proporcionado pela satisfação de suas demandas, que alimentam a fantasia de mútua plenitude e completude entre elas – são transformadas pela percepção da existência do pai como parte da relação, como um elemento terceiro.

A emergência do pai adquire a função de separação entre a mãe e a criança, de interdição do estado quase fusional entre ambos, permitindo sua necessária individualização. Ao mesmo tempo, inscreve a criança em um processo de identificação a um ou outro do par parental. E esse "um" é tomado como referência para o modo de se situar em relação a essa partilha, fazer frente a seus afetos e pulsões sexuais que passam a ter sua expressão modulada pelas exigências da educação, da cultura e da moral vigente.

A excitação sexual difusa, própria ao infantil, sem um objeto sexual específico, e tendo o próprio corpo como alvo da sensação de prazer, indica que não há, para a criança, *a priori*, nenhuma modulação da sexualidade pautada por definições de gênero ou de identidade sexual, tal como apontado por Freud.

Mas pai e mãe, cada um com sua identidade já constituída e com suas peculiaridades no trato com a criança, dirigem-se a ela com o modo de relação preconizado para o fato de estarem se dirigindo, ali, a uma filha ou a um filho, a uma menina ou a um menino. Isto é, os pais, inseridos e representantes de uma determinada cultura e atravessados pelos princípios da sociedade em que vivem, modulam seu vínculo com a criança pautados pelo desejo de criá-la em função do sexo que ela apresenta. Mostra-se aí, desde o início da vida da criança, a impregnação dos elementos de gênero modulando suas interações com os pais e alavancando as referências identitárias.

Como destaca Ceccarelli,

> A criança, imersa desde o nascimento no universo cultural e discursivo da sociedade da qual faz parte, aceita sem questionamento a existência do pai e da mãe, coloca-se de um lado ou de outro, e diferencia aquele que não se assemelha a ela. Ela constata que, ao seu redor, as pessoas têm vestimentas diferentes; fazem ou não determinadas coisas; aprende que certas coisas, ela – a

> criança – pode fazer por ser menino ou menina, mas que outras, pela mesma razão não pode fazer (p.273).

Barros assinala que, na criança, a curiosidade quanto ao seu corpo, as diferenças com os demais, a distinção de gêneros e a autoclassificação, conforme essa percepção, acontecem muito precocemente e de modo muito ativo. Ao longo do tempo, essa percepção a instiga a buscar mais informações sobre as categorias de gênero, formando esquemas de gênero que a ajudam na definição daquele com o qual se identifica. Há, então, a realização de um trabalho cognitivo que acontece em paralelo com a constituição subjetiva da criança e com seu desenvolvimento global.

> Assim é com Mariella, que interpreta a impossibilidade de saber o que tem na outra caixa, não por ser a caixa de outra criança, mas por ser a "caixa de um menino" – justamente porque lhe é interdita, sem acesso ao interior, evocando um diferente que ela só pode conceber imaginariamente, mas não subjetivamente, tal como é na distinção que toda criança elabora sobre o sexo e a sexualidade a partir do que lhe falta e que vislumbra – mas não vivencia – no outro (p.708).

Ainda em referência a Ceccarelli, pode-se afirmar que a crença de ser menino ou menina

> será confirmada durante toda a vida pelo seu corpo, pela sua psicossexualidade e pela opinião comum. Aos poucos, a criança será informada do lugar do qual ela deverá responder, segundo o sexo/gênero ao qual pertence. Isto significa que o que é designado como atributos de gênero faz parte das identificações inseparáveis do sexo e a existência de ambos é relacional (p.275).

As percepções sobre o gênero e sobre a sexualidade, como parte indelével da identidade e das relações do sujeito com seu meio, colocam-se de modo mais contundente com o deflagrar da puberdade e a instauração da adolescência, manifestas por meio de múltiplas identificações (da imagem corporal, com o masculino e/ou feminino), e a descoberta do "outro" como objeto de amor ou desejo, em um processo cujo fim é a constituição de uma identidade adulta.

O encontro do jovem com os pares já coloca em cena a diferença sexual. Deparar-se com a nova realidade de seu corpo e o do outro, real, é sempre perturbador. Esse tempo se caracteriza como um momento de angústia, porque evidencia as demandas da sexuação: o posicionamento em relação a seu sexo, seu gênero, seus objetos de amor, a orientação sexual e as práticas sexuais.

Bicalho afirma que a sexualidade se vincula ao sexo, e ambos estão implicados na sexuação, mas pode haver aí um desencontro entre o sexo anatômico, os empuxos da sexualidade e a posição sexuada.

Sabe-se que até a puberdade não há uma clara diferenciação entre o caráter feminino e o masculino. A criança pode se sustentar a partir das identificações dadas pelo meio familiar, e, nesse sentido, essa identificação a protege. Na puberdade, em certa medida, isso se desfaz e o sujeito se vê confrontado a erigir uma nova identidade.

Esse é um dos mais delicados processos, pela ausência de referências simbólicas prévias das quais o jovem possa fazer uso para responder aos enigmas que esse tempo lhe propõe.

Assim, "quem sou eu" é uma questão cuja resposta tem de ser construída ao longo do percurso, no qual o corpo assume um lugar de destaque.

Para Morais, o adolescente, impelido a abandonar a infância pelas rápidas e inesperadas mudanças em seu corpo e em sua sexualidade, é como um exilado, porque é "botado para fora" da cena infantil, que lhe oferecia certa calmaria pela combinação da latência de sua energia sexual, por um entendimento pueril acerca das diferenças sexuais e por se perceber bem alojado como objeto do desejo e do ideal de seus pais. Mas as mudanças deflagradas pelas transformações hormonais, acarretando o surgimento dos caracteres sexuais secundários, além de marcar biologicamente as diferenças anatômicas entre os sexos, abala a relação entre corpo e sexualidade e lhe impõe o trabalho angustiante de encontrar novamente uma estabilidade, um norte.

Nesse sentido, a emergência da puberdade é um divisor de águas para o sujeito. Implica um processo de luto que é vivenciado pela perda do corpo da infância, da identidade infantil e das relações com os pais da infância, na função de autoridade e detentores de saber sobre a criança e seu vir a ser. Os pais, autorizados por esse saber que está imbricado nas funções parentais, se por um lado impunham restrições aos arroubos da criança, também funcionavam como continente da angústia inerente aos transbordamentos, aos excessos e ao desmesurado das emoções e vivências corporais, que compõem o psiquismo infantil, servindo como referente simbólico para nortear suas percepções, elaborações e condutas em consonância com o meio familiar e social.

Freud, discorrendo sobre as transformações da puberdade que acarretam novas composições e combinações no organismo, compara esse processo com a travessia de um túnel perfurado em ambas as extremidades, demarcando que há, ao mesmo tempo, uma força que impulsiona o sujeito ao abandono da condição infantil, marcando a desconexão com seu ser da infância, e um confronto com o que é do seu futuro ser – homem ou mulher –, levando a sexualidade ao primado da zona genital, em detrimento do autoerotismo que marca a sexualidade infantil. Esse processo compreende tanto as transformações corporais quanto as transformações psíquicas que as acompanham e que inauguram o tempo da adolescência.

A ADOLESCÊNCIA, SEUS CONFLITOS E SOLUÇÕES[12-15]

A adolescência pode ser tomada como um efeito da puberdade, uma vez que esta exige um trabalho de construção de uma identidade outra – sexual, social e, futuramente, profissional, a partir das perturbadoras mudanças que ela deflagra e que não permitem que o jovem faça uso das referências balizadoras da infância para dizer a si mesmo, e ao mundo, quem ele é, demandando um intenso trabalho psíquico, como resposta a essas transformações.

O que servia como referente na infância é impossível de ser revivido e insuficiente para organizar o despertar das sensações e percepções de seu corpo sexualizado, do desejo sexual pelo corpo do outro, do desejo de ser objeto de desejo sexual e amoroso desse outro, da curiosidade pelo "outro sexo" e da premência dos vínculos afetivos e amorosos, ressaltando a intensidade dos impactos físicos e psíquicos vivenciados nessa fase.

E "quem ele é" suscita muitas perguntas, porque remete à entrada na vida adulta, que o adolescente vislumbra no "fim do túnel". Legey sinaliza as seguintes questões:

> Como a menina se torna uma mulher? Como o menino permanece um homem? Como relacionar-se com o outro sexo, nas novas condições de seu corpo? Como lidará com essa sua nova existência? A questão é saber qual o preço que o adolescente pagará durante essa transição onde se coloca o corpo em risco, mas não se sabe ao certo que corpo é esse. [...] esse corpo é marcado justamente pelo

encontro com o desejo sexual, quando a vida sexual infantil é remanejada para uma vida na qual faz-se necessária a escolha de um objeto de amor.

Os equívocos, os desencontros e as frustrações dos relacionamentos amorosos, próprios dessa escolha, evidenciam que a partição dos sexos, feminino ou masculino, institui diferenças que remetem ao que cada um não tem. A fantasia da criança de que seria compensada de outros modos no futuro, com a virilidade para o menino ou a maternidade para as meninas, por exemplo, revela-se uma cilada, porque nenhum desses atributos dá ao menino e à menina a vivência do que há do outro lado, o que o outro lado tem e que "eu não tenho", que seria como um passaporte para se apossar do que lhe falta, eliminando a falta.

Isso é o que foi constatado em frases como "queria ter nascido menino" ou "ela só é tratada assim porque é menina", na ocorrência de situações em que a questão do gênero aparece como o elemento decisivo para o sentimento de reconhecimento e aceitação. Isso também é o que se constata quando a busca pelo sentimento de completude se apoia em se colocar como objeto que falta ao outro, como a garota que precisa ser a mais sedutora para conquistar o menino que é o mais desejado, ou como o garoto que precisa se fazer de difícil para ser alvo do interesse da menina mais desejada, nos cenários em que a sexualidade é posta à prova como elemento de afirmação da própria potência.

Esse tempo, que circunscreve a vivência do conflito identitário entre sexo, sexualidade e gênero no adolescente, é o que mais convoca a atenção pela complexidade e delicadeza das questões envolvidas no processo. Seja pelos riscos decorrentes do excessivo rigor dos enquadres do ambiente, a exigir determinado desempenho do adolescente, ou, ao contrário, pela demasiada liberalidade e falta de enquadres com que ele se depara, o perigo é que isso precipite soluções para os impasses identitários, que não o representem, mas que visem um apaziguamento da angústia perante a fragilidade das referências subjetivas necessárias a essa construção.

As normatizações dos órgãos de saúde do governo, dos conselhos de medicina e das sociedades médicas, as classificações como a CID-11 e o DSM-5-TR, bem como as políticas nacionais sociais, de saúde e de educação, têm reconhecido de modo irrevogável a realidade de crianças e adolescentes com incongruência de gênero, visando à despatologização dessa condição e buscando um termo de acolhimento que respeite o reconhecimento da individualização e da personificação de cada sujeito.

Independentemente de quanto trabalho ainda reste a fazer, as discussões do tema em várias instâncias, a divulgação de pautas, os movimentos sociais, a veiculação de informações pelos dispositivos das redes sociais e, principalmente, as vivências dos próprios interessados no assunto – os adolescentes – têm induzido a abertura e as oportunidades para as manifestações, cada vez mais frequentes e precoces, de afirmações sobre o desconforto com o sexo de atribuição e a decisão de assumir uma identidade compatível com a própria percepção. Em paralelo, mas em decorrência dessa abertura, a autopercepção dos adolescentes relacionada à orientação sexual também tem sido exposta com menos pudor ou desconforto, tornando o cenário muito favorável para que cada um se assuma com suas singularidades.

Mas, se por um lado houve um aumento do respeito à livre expressão, por outro se verifica que a maior facilidade em se expor não é necessariamente acompanhada de uma igual facilidade em ratificar a escolha e sustentar suas consequências, diante da falta de uma referência que comporte todas as dimensões dessa decisão e, primordialmente, dessa vivência na realidade.

Como apontam Alberti e Silva, "a questão da identidade sexual do sujeito adolescente é algo sempre elaborado a partir do Outro, seja a cultura, a linguagem ou o desejo do Outro" (p.3). As redes sociais ditam ao sujeito adolescente, de forma sedutora e engajante, o que deve fazer e como deve se parecer, mas não normatizam, como outrora, o que se deve fazer como homem e como mulher.

No que se refere à sexuação, "o que assombra os jovens hoje é a diversidade". A multiplicidade de ofertas de identificação afeta a estabilidade das identificações, visto que o ideal passa a ser não haver um ideal que estabeleça diferenças e circunscreva as possibilidades do ser. Um anseio impossível!

Assim, na sociedade contemporânea, um tanto órfã de um "tutorial", as experimentações que atravessam a adolescência na vida relacional têm-se configurado como sinalizadores para as definições quanto à orientação sexual e a identidade de gênero.

Os contatos físicos com os parceiros do próprio sexo são frequentes nesse momento, em especial entre as meninas, que contam com maior liberdade do que os meninos, em razão da menor repressão social. Assim, o contato físico com outra pessoa se mostra prazeroso, e menos culposo, independentemente de seu sexo.

As relações sexuais tendem a se iniciar cada vez mais precocemente, muitas vezes por pressão do grupo, movidas pelo arrebatamento sexual ou pelas fantasias amorosas, apesar de sentimentos de medo e insegurança quanto à *performance* e à permanência do relacionamento.

O ideal de apagamento das diferenças entre os gêneros sexuais, que revela a recusa em ser definido pelos outros e se diferenciar, é facilmente constatado pelos conteúdos postados pelos jovens nas redes sociais, que proclamam que não é necessário fazer escolhas ou se prender a categorias, ou que não importa o sexo do parceiro porque o importante é o amor ou a liberdade.

Essa recusa da diferenciação também é evidente na forma de se vestir, nos acessórios utilizados, maquiagens e cortes de cabelo, que mais do que nunca se colocam como uma vitrine dos posicionamentos adolescentes quanto a sua identidade, em exibição para os olhos da sociedade. A recusa da diferenciação também pode ser entendida como uma dificuldade de viver o luto da perda das possibilidades infinitas da infância. Tornar-se adulto exige que o indivíduo abra mão da indiferenciação infantil e faça escolhas.

A liberdade de se situar em um gênero que não é congruente com seu sexo anatômico, mas que é a expressão de como se sente e se percebe, incide também no modo como irá exercer sua sexualidade, uma vez que o prazer que pode sentir ou proporcionar também depende da satisfação com a percepção de como seu corpo lhe parece, sua autoimagem. Como bem coloca Andrade, esse momento convoca o adolescente a lidar com o próprio sexo e o que vai inventar a partir dele, ou seja, se vai se identificar com os ideais pensados pela sociedade quanto ao próprio sexo e orientação sexual ou se formulará sua própria solução. Também o convoca a lidar com o prazer genital e a existência do sexo oposto, agora já bastante consolidado como "oposto" em sua complexidade, carregado assim de expectativas sociais, discursos hegemônicos, preconceitos.

QUESTÕES PARA A CLÍNICA NA INFÂNCIA E NA ADOLESCÊNCIA[10,13,16-18]

Morais alerta que

> o risco que se corre nesse momento é o de forçar saídas ou encontrar soluções imaginárias imediatas para questões que necessitam justamente de tempo para serem compreendidas e escutadas. Posto que [...] são incontornáveis e carecem de serem trabalhadas e retomadas no registro simbólico, com o tempo necessário para que cada sujeito se localize ao falar, podendo se inscrever de modo

singular, para além das identificações grupais, onde se encontram sustentados com seus pares, em montagens pulsionais que muitas vezes veiculam a denominada pressão do grupo.

Ainda segundo esse autor, no que se refere à identidade de gênero, aqui se faria necessário justamente esse trabalho de diferenciação entre uma condição de trans e uma identificação transitória entre adolescentes.

Alberti e Silva, sobre o despertar da sexualidade na adolescência, relatam que

> Muitos adolescentes por nós atendidos no Hospital Universitário [...] diziam estar "experimentando" e não ter certeza se eram homens ou mulheres. Esses adolescentes poderiam apressadamente receber o diagnóstico médico de "disforia de gênero" tão em voga nos últimos tempos, conotando o que, no campo social, é conhecido como novas identidades de gênero. No entanto, tal "disforia" diz respeito ao núcleo do que perturba o sujeito adolescente: que posição tomar na escolha forçada da sexuação? Já que não é a anatomia que identifica os sujeitos como homem ou mulher, a inquietação quanto ao próprio sexo é a regra para todos (p.6).

Nestas duas últimas décadas, mais do que em qualquer outro tempo, o corpo adolescente é visto, em todas as suas nuances e manifestações, colocado em evidência nos dispositivos das redes sociais, sujeito a todo tipo de apreciação, ou depreciação, por aqueles que lhe servem de espelho e de modelo para o senso de pertencimento.

São evidentes os impactos dos conteúdos políticos, sociais e estéticos, veiculados pelos meios de comunicação, na construção de modos de representação de si, que se inscrevem no corpo adolescente como uma resposta ao enigma de sua identidade, encenando destinos e soluções para a angústia desse não saber "exatamente" ou "completamente" sobre quem se é.

Esse desconhecimento, paradoxalmente, desperta o interesse e propicia os encontros, laços e vínculos amorosos e sexuais.

Deve-se, pois, atentar para o risco de buscar as certezas e as definições em forma de intervenções que intentem propiciar uma identidade plena, sem furos, sem faltas, eliminando o incongruente, mas não, necessariamente, o mal-estar e a inquietação quanto ao próprio corpo. Nesse sentido, a fala corrente de que os adolescentes estão "experimentando" novas identidades exige muita cautela e uma escuta advertida, para não se precipitar um destino que ainda não está posto e que precisa ser construído no tempo de cada sujeito.

Como lembra Philipp Lacadée, essa é uma travessia necessária, mas profundamente solitária, pois o adolescente "deve assumir, quase sempre sozinho, sua identidade sexual".

Há que se cuidar da família, que precisa se reinventar a cada dia diante das moções de um ser em desenvolvimento, independentemente das questões identitárias que ele apresente.

O pediatra ocupa um lugar muito importante na vida dos adolescentes que acompanha e de suas famílias. É importante que ele esteja familiarizado com a terminologia atual que descreve a complexidade das questões de gênero e orientação sexual (Quadro 1).

Apesar de muitas vezes ser um tema sensível, que envolve os valores culturais e as crenças religiosas das famílias, não se pode ignorar que os adolescentes praticam sexo cada vez mais cedo e necessitam de orientação para levar uma vida sexual informada, responsável e, ao mesmo tempo, prazerosa e segura. Aos adolescentes deve ser garantido o direito de acesso à informação de qualidade e às oportunidades de exercício dos seus direitos individuais.

QUADRO 1 **Definições e significados da sigla LGBTQIA+**

L	Lésbicas	Mulheres que sentem atração afetivo-sexual por mulheres.
G	*Gays*	Homens que sentem atração afetivo-sexual por homens.
B	Bissexuais	Pessoas que sentem atração afetivo-sexual por mais de um gênero.
T	Transexuais e travestis	Pessoas que se identificam com um gênero diferente do que lhes foi designado ao seu nascimento.
Q	*Queer*	Pessoas que não se identificam como cisgêneros ou heterossexuais.
I	Intersexo	Pessoas que nascem com atipia genital (diferenças do desenvolvimento sexual – DDS).
A	Assexuais	Pessoas que sentem pouca ou nenhuma atração/desejo sexual por outras pessoas.
+	Inclui outras variáveis	Por exemplo, pansexuais: pessoas que sentem atração por pessoas independentemente do gênero.

Fonte: Hercowitz et al., 2022.[17]

Cabe ao pediatra abrir espaço durante as consultas para acolher, informar e orientar os adolescentes que estiverem sob seus cuidados nas mais diversas questões do dia a dia, incluindo as relativas à sexualidade e ao gênero. É indispensável que o profissional se mantenha atualizado sobre as concepções de sexualidade, gênero e orientações afetivo-sexuais, evitando nortear suas intervenções a partir de seus valores pessoais.

Deve ser garantido aos adolescentes o direito de acesso à informação de qualidade sobre a vida sexual e reprodutiva, para que possam fazer escolhas livres e responsáveis. O Ministério da Saúde publicou uma cartilha que pode ser útil: *Cuidando de adolescentes: orientações básicas para a saúde sexual e a saúde reprodutiva.*

CONSIDERAÇÕES FINAIS

A construção identitária de todo ser humano envolve as dimensões do sexo biológico, do exercício da sexualidade e da identidade de gênero, que podem não ser congruentes entre si, manifestando-se com grande diversidade nos tempos atuais.

A sexualidade tem início desde os primórdios das interações do bebê com seus cuidadores, por meio do prazer corporal propiciado pelos toques e carícias que acompanham a satisfação de suas necessidades básicas. Diferentemente do que ocorre com os adultos, as atividades sexuais do bebê são autoeróticas e não se dirigem a um objeto sexual.

A percepção das categorias de gênero é formada a partir das mensagens que os pais transmitem à criança, por meio dos cuidados, das orientações e dos incentivos a atividades e brincadeiras, em função de suas próprias identidades de gênero e dos preceitos e valores da cultura e da sociedade à qual pertencem. Ao longo do desenvolvimento, crianças e adolescentes vão fazendo suas próprias observações e construindo singularmente seu posicionamento em relação à sexualidade e ao gênero.

Apesar da importância da abertura para a diversidade, com vistas à conquista de melhor qualidade de vida, autoestima e segurança, quando se trata de adolescentes ainda em formação – às voltas com a perda das garantias identitárias da infância e apoiando-se em modelos e referências que, muitas vezes, são disseminados nas redes sociais –, é fundamental o pediatra não considerar definitivos posicionamentos ainda transitórios, reconhecendo o lento e sutil caminho da construção da identidade.

A pressa em tomar decisões concretas e definitivas, característica da adolescência, pode se somar à negação das sutilezas subjetivas do desenvolvimento por uma cultura utilitarista e consumista que propagandeia identidades e estilos de vida padronizados como soluções para conflitos existenciais, levando a medidas prematuras e iatrogênicas em uma fase de múltiplas alterações biológicas, psíquicas e sociais.

É fundamental que o pediatra acolha seus pacientes nessas questões, oferecendo uma escuta atenta e livre de preconceitos à criança ou adolescente e a suas famílias. Podem ser necessárias várias consultas para estabelecer a confiança necessária que permita o encaminhamento para um profissional de saúde mental ou para um serviço multidisciplinar especializado.

REFERÊNCIAS

1. Marcos CM, Mendonça RL. Adolescência e diferença sexual: o lugar do ato. Estilos Clín. 2018;23(1):175-90. Disponível em: https://www.revistas.usp.br/estic/article/view/137841. Acesso em: 19 abr. 2024.
2. American Psychiatric Association (APA). Manual Diagnóstico e Estatístico de Transtornos Mentais. 5.ed. Texto revisado (DSM-5-TR). Porto Alegre: Artmed; 2023.
3. Boroto IG, Senatore RCM. A sexualidade infantil em destaque: algumas reflexões a partir da perspectiva freudiana. Revista Ibero-Americana de Estudos em Educação. 2019;14(2):1339-56. Disponível em: https://periodicos.fclar.unesp.br/iberoamericana/article/view/12583. Acesso em: 19 abr. 2024.
4. Kupfer MCM. O pensamento de Freud sobre educação. In: Kupfer MCM. Freud e a educação: o mestre do impossível. São Paulo: Scipione; 2007. p.39.
5. Freud S (1905). Três ensaios sobre as teorias da sexualidade (Salomão J, trad.). Edição Standard Brasileira das Obras Psicológicas completas de Sigmund Freud (v.VII). Rio de Janeiro: Imago; 1996.
6. Ceccarelli PR. Psicanálise, sexo e gênero: algumas reflexões. In: Real C, Pedro J, Arende S (orgs.). Diversidades: dimensões de gênero e sexualidade. Florianópolis: Mulheres; 2010. p.269-85.
7. Barros VFR. Diferenciação sexual diferente (DSD): aspectos psicológicos. In: Damiani D (coord.). Endocrinologia pediátrica Nuvarte Setian: da fisiologia à clínica. São Paulo: Sarvier; 2023. p.707-17.
8. Domingues CMAS, Alvarenga AT. Identidade e sexualidade no discurso adolescente. Rev Bras Cresc Des. 1997;7(2):32-68.
9. Bicalho CHC. Brincadeiras infantis e suas implicações na construção de identidades de gênero. Rev Med Minas Gerais. 2013;23(Supl 2):41-9.
10. Morais MAR. Os adolescentes e a questão trans: "apenas uma rebeldia"? In: A topologia e a nova economia psíquica. Temática. Correio da Associação Psicanalítica de Porto Alegre. 2022;318. Disponível em https://appoa.org.br/correio/edicao/318/. Acesso em: 19 abr. 2024.
11. Aberastury A, Knobel M. Adolescência normal: um enfoque psicanalítico. 10.ed. Porto Alegre: Artes Médicas; 1992.
12. Legey LE. Adolescência x aborrecência. Disponível em: https://4daddy.com.br/adolescencia-x-aborrescencia/. Acesso em: 19 abr. 2024.
13. Alberti S, Silva HF. Sexualidade e questões de gênero na adolescência: contribuições psicanalíticas. Psic Teor e Pesq. 2019;35:e35434. Disponível em: https://doi.org/10.1590/0102.3772e35434.

14. Lima NL, Santos AP, Rezende AO, Melo CM, Cerqueira F, Araújo RS. A eliminação das diferenças entre os sexos: uma leitura psicanalítica. Psicologia em Revista. 2016;22(2):447-68. Disponível em: https://doi.org/10.5752/P.1678-9523.2016V22N2P447. Acesso em: 15 jul. 2024.
15. Andrade P. Adolescência: despertar para o mundo lá fora. Rede de Psicanálise Inconsciente Real. Disponível em: https://www.inconscientereal.com.br/adolescencia-despertar-para-o-mundo-la-fora/. Acesso em: 19 abr. 2024.
16. Lacadée P. O despertar e o exílio: ensinamentos psicanalíticos da mais delicada das transições, a adolescência. Rio de Janeiro: Contra Capa; 2011.
17. Hercowitz A, Fernandes EC, Crenzel G. Incongruência de gênero e orientação afetivo-sexual. In: Sociedade Brasileira de Pediatria. Tratado de pediatria. 5.ed. v.1. Santana de Parnaíba: Manole; 2022. p.871-6.
18. Brasil. Ministério da Saúde. Secretaria de Atenção em Saúde. Departamento de Ações Programáticas Estratégicas. Cuidando de Adolescentes: orientações básicas para a saúde sexual e a saúde reprodutiva. Brasília, DF: Ministério da Saúde; 2015. Disponível em: https://bvsms.saude.gov.br/bvs/publicacoes/cuidando_adolescentes_saude_sexual_reprodutiva.pdf. Acesso em: 19 abr. 2024.

14

Uso de telas e redes sociais

Evelyn Eisenstein
Eduardo Jorge Custódio da Silva
Roberto Santoro Almeida

DESTAQUES

- O avanço tecnológico nas últimas décadas criou uma verdadeira revolução digital, que atingiu a todos, incluindo crianças e adolescentes.
- Ao lado das grandes vantagens trazidas pelas novas tecnologias, surgiram novos problemas relacionados à utilização abusiva desses recursos.
- O uso de telas é disseminado entre crianças e adolescentes. Muitos estão submetidos a padrões abusivos de uso, com consequências negativas para o desenvolvimento físico e mental.
- A avaliação do uso das novas tecnologias deve ser incluída nas consultas pediátricas de rotina, com o fim de prevenir problemas ou tratar de problemas já instalados.

INTRODUÇÃO

A era digital criou uma revolução nas formas de comunicação e entretenimento, especialmente para crianças e adolescentes. A presença constante das telas e redes sociais na vida das pessoas gera inúmeras facilidades, como a enorme velocidade de acesso às informações, mas também riscos, incluindo agravos à saúde mental. As consequências da exposição cada vez mais precoce aos meios eletrônicos ainda não estão totalmente claras. Pouco se sabe sobre os efeitos da utilização das telas sobre o desenvolvimento do sistema nervoso e seu impacto na organização dos circuitos cerebrais a médio e a longo prazo. Estudos iniciais, no entanto, sugerem consequências danosas do uso precoce de telas, com efeitos deletérios ao desenvolvimento. É fundamental auxiliar os adolescentes a usarem a tecnologia de forma responsável, evitando os riscos do abuso e da dependência, na busca de uma vida saudável e equilibrada.

Este capítulo explorará o impacto do uso de telas e de redes sociais na saúde mental de crianças e adolescentes, destacando os desafios do gerenciamento dessa nova realidade e oferecendo recomendações para a promoção de um equilíbrio saudável entre as atividades *on-line e off-line.*

ALGUNS DADOS SOBRE A UTILIZAÇÃO DA INTERNET POR CRIANÇAS E ADOLESCENTES[1-3]

Segundo o Censo Brasileiro (IBGE, 2022), a população atual de crianças e adolescentes entre 0 e 19 anos é estimada em 54,5 milhões, ou 27% da população total de habitantes, dividindo-se em 5 macrorregiões distintas. Essas macrorregiões apresentam um índice de desenvolvimento humano (IDH) e taxas de morbidade e mortalidade bastante diferentes, conforme os padrões socioeconômicos de seus municípios e de suas famílias.

De acordo com a pesquisa *Tic Kids On-line*-Brasil de 2023, realizada por meio de entrevistas nos domicílios das 5 regiões do Brasil, com uma amostra representativa de 2.704 crianças e adolescentes entre 9 e 17 anos de idade e seus pais, 95% dos indivíduos nessa faixa etária são usuários da internet no país. Extrapolando para o total da população brasileira, esse percentual representa 25 milhões de crianças e adolescentes. Os meios de acesso à internet mais utilizados são o telefone celular, e, a seguir, a televisão, o computador e os *videogames*. O local preferencial de uso é o próprio domicílio, seguido do domicílio de outra pessoa e da escola.

Alguns dados dessa pesquisa são preocupantes, revelando o uso cada vez mais precoce das novas tecnologias: 24% das crianças e adolescentes acessaram a internet pela primeira vez antes dos 6 anos de idade, e 88% dos jovens entre 9 e 17 anos têm perfis nas redes sociais (entre 15 e 17 anos, o percentual aumenta para 99%). Dentre as situações negativas vivenciadas, 17% dos usuários de internet entre 11 e 17 anos se sentiram incomodados por mensagens de conteúdo sexual. A internet também é usada para lidar com problemas de saúde. Dos 50% de usuários que buscaram tais informações, 58% procuraram publicações sobre alimentação saudável, 45% tiveram acesso a conteúdos sobre exercícios, esportes e maneiras de entrar em forma, e 34% consultaram matérias sobre sentimentos, sofrimento emocional, saúde mental ou bem-estar.

As mídias sociais mais acessadas em todo o mundo são o Facebook, com 3 bilhões de usuários ativos mensais, o YouTube, com 2,4 bilhões, o Instagram, com 2 bilhões, e o TikTok, com 1,2 bilhão (dados de abril de 2024). Todas têm entre seus usuários crianças e adolescentes.

ASPECTOS LEGAIS[4-8]

No Brasil, a Constituição Federal (1988), no art. 227, assegura a proteção integral da criança e do adolescente como prioridade absoluta, de acordo com a Convenção dos Direitos da Criança aprovada pela Assembleia Geral das Nações Unidas (1989). Destacam-se os artigos 24, sobre os Direitos à Saúde, e 31, sobre os direitos ao lazer, com atualização no Comentário Geral 25 (2021), sobre os direitos da criança no ambiente digital.

O Estatuto da Criança e do Adolescente (ECA – Lei n. 8.069/90) reitera que "a criança e o adolescente gozam de todos os direitos fundamentais inerentes à pessoa humana [...] assegurando-lhes [...] todas as oportunidades [...] para o desenvolvimento físico, mental, moral, espiritual e social, em condições de liberdade e dignidade". A Lei n. 11.829/2008 conferiu nova redação ao art. 241-A do ECA, considerando crime a produção, venda, distribuição e transmissão pela internet de conteúdos que contenham cenas de sexo explícito ou pornográfico envolvendo crianças e adolescentes, assim como a posse de materiais dessa natureza.

Várias outras leis de proteção social e integrada e de elaboração de políticas públicas para a prevenção dos riscos à saúde de crianças e adolescentes foram promulgadas, como o Marco Civil da Internet, Lei n. 12.965/2014. Outros projetos de lei com a mesma finalidade estão em tramitação no Congresso.

AS BASES DO DESENVOLVIMENTO MENTAL SAUDÁVEL[9-11]

O desenvolvimento mental se realiza pelo encontro de aspectos genéticos com as experiências, principalmente as interpessoais. As experiências moldam o corpo e a mente do indivíduo. O bebê humano nasce absolutamente desamparado, dependendo do meio para seu desenvolvimento físico e psíquico. A partir do nascimento, o desenvolvimento cerebral, a saúde emocional e a sobrevivência da criança se organizam em torno de 4 eixos fundamentais:

- A nutrição (amamentação e alimentação).
- O sono, com a organização gradual do ciclo circadiano.
- A atividade física (movimentos, exercícios e brincadeiras).
- O relacionamento familiar e social (mãe, pai, irmãos, avós, tios etc. e o mundo exterior), que se estabelece de maneira adequada (com cuidados apropriados e amor) ou inadequada (abandono, negligência, violência).

Hoje, com a nova realidade do mundo digital, pode-se acrescentar uma nova dimensão do desenvolvimento: a utilização saudável da tecnologia. Os próximos tópicos explorarão os problemas advindos do mau uso das novas tecnologias e as recomendações para evitar as consequências danosas desses novos recursos.

AS CRIANÇAS E OS ADOLESCENTES, SUAS FAMÍLIAS, E O MUNDO DIGITAL[12]

Mesmo antes do nascimento da criança, muitas mães postam na internet imagens dos resultados da ultrassonografia, marcando o bebê que ainda não nasceu com uma "identidade digital". Esse comportamento se denomina *sharenting*: o compartilhamento pelos pais de fotos e imagens de crianças e adolescentes nas redes sociais. O *sharenting* é estimulado pelas empresas de comunicação e tecnologia, apesar dos riscos, pois qualquer material divulgado na internet pode alcançar circulação mundial em 48 horas, com a possibilidade de ser acessado por qualquer pessoa, inclusive predadores que o utilizarão para fins escusos.

As empresas de tecnologia de informação e comunicação (TIC), também denominadas *Big Techs*, investem em ampliar cada vez mais o acesso de crianças e adolescentes a seus conteúdos e criar vínculos desse público com suas redes sociais e aplicativos, sem assegurar a proteção, a segurança e a privacidade devidas. Atualmente, existem iniciativas em muitos países europeus para a regulamentação dessas plataformas e o aprimoramento da exposição dos conteúdos. Essas empresas internacionais estão também presentes no Brasil, atingindo toda a população brasileira, especialmente as crianças e os adolescentes.

TEMPO DE TELAS E SAÚDE MENTAL[13-16]

Atualmente, a maioria das pessoas em todo o mundo tem uma vida dupla, dividida entre o mundo real e o mundo digital, a "realidade" da internet, composta pelas fantasias e ilusões das redes sociais, pela onipresença dos "influenciadores", pelos *videogames on-line* e pelos aplicativos.

Desde o advento da comunicação em massa e seus desdobramentos, a propaganda e o *marketing*, existem discussões sobre o impacto das novas tecnologias no desenvolvimento cerebral e mental (nos aspectos cognitivos e afetivos) de crianças e adolescentes. Os computadores, *tablets, notebooks, smartphones* e outros dispositivos que fazem parte da tecnologia oferecida pelas TIC tanto abrem novas possibilidades de acesso à informação e relacionamentos, como também oferecem riscos à saúde durante as importantes fases do crescimento e do desenvolvimento cerebral-mental-social, com repercussões profundas sobre hábitos e comportamentos.

O crescente tempo que crianças e adolescentes passam diante de telas de dispositivos eletrônicos tem despertado preocupação entre profissionais de saúde mental. Estudos indicam uma correlação entre o aumento do tempo de tela (*screen time)* e problemas como ansiedade, depressão e dificuldades de sono. A exposição prolongada à luz azul emitida por dispositivos eletrônicos também está associada à liberação de dopamina e cortisol e ao bloqueio da melatonina, neurotransmissores cerebrais que, em desequilíbrio, estão correlacionados ao estresse, a comportamentos de dependência e a distúrbios do sono.

Em muitos países, a dependência em internet tornou-se um sério problema de saúde mental. Uma metanálise de pesquisas realizadas em 31 países revelou que a prevalência global de transtornos por uso da internet foi estimada em 6% entre as pessoas de 12 a 41 anos. Dados de vários estudos indicam que o transtorno por uso da internet é mais comum em faixas etárias mais jovens. Por exemplo, no Canadá, o Centro Nacional de Dependência e Saúde Mental entrevistou 11.438 alunos do 7º ao 12º ano, descobrindo que 20% passavam 5 horas ou mais diariamente nas redes sociais, 23% jogavam *videogame* quase todos os dias e 30% usavam vários dispositivos eletrônicos. Aproximadamente 5% relataram sinais de dependência.

As redes digitais e jogos *on-line* exploram as características psicológicas de seus usuários, valendo-se de 4 recursos para manter as crianças e adolescentes fixados nas telas, aumentando a dependência (Quadro 1).

QUADRO 1 Recursos psicológicos para criar dependência *on-line*

Curiosidade	Cores vivas, movimentos, dinamismo e emoções intensas tornam as telas extremamente atrativas.
Pertencimento	O desejo de fazer parte de um grupo nas redes sociais ou nos jogos *on-line* é estimulado.
Recompensas	Provoca-se o desejo de obter mais pontos, seguidores, *likes* e comentários.
Contextos	O dia a dia das crianças e adolescentes é mapeado para condicionar o público a buscar a solução de problemas ou conforto emocional por meio dos produtos oferecidos.

Fonte: Silva et al., 2023;[15] Eisenstein et al., 2017.[16]

O objetivo é manter crianças e adolescentes distraídos e passivos diante das telas. A consequência é privá-los de atividades fundamentais para o desenvolvimento saudável, como o convívio com a família e amigos, as atividades escolares, esportivas e culturais e o contato com a natureza.

O IMPACTO DAS REDES SOCIAIS NA AUTOESTIMA E NA IDENTIDADE[15,17-24]

Embora proporcionem oportunidades para os relacionamentos interpessoais, as redes sociais podem ter efeitos adversos na autoestima e na formação da identidade.

Pesquisas levantam a hipótese de que a preferência por interações *on-line* aumenta a probabilidade de autorregulação deficiente, criando dependência e desestimulando o desenvolvimento da autonomia, o que por sua vez leva a consequências negativas em várias áreas da vida do indivíduo (social, acadêmica, trabalho, saúde etc.).

A comparação constante com os outros, a busca por validação, reconhecimento e pertencimento *on-line (belonging)*, o medo de exclusão (cancelamento) e de expulsão do grupo são fatores que podem contribuir para problemas de saúde mental, especialmente em adolescentes, que estão em um período crucial de desenvolvimento emocional e autoafirmação, no processo de construção da autoestima e da identidade.

Alguns autores descreveram uma síndrome, denominada uso problemático e interativo das mídias ou *problematic interactive media use* (PIMU), que consiste na presença dos seguintes problemas: uso compulsivo da internet, abstinência, privação do sono, alienação dos amigos e dos pais, diminuição do rendimento escolar, ansiedade social, depressão e transtorno de oposição desafiante (TOD). Esse padrão comportamental pode ser encontrado em muitos adolescentes considerados "atletas virtuais", participando de campeonatos mundiais de jogos *role playing games* (RPG) *on-line* para múltiplos jogadores (conhecidos como *massively multiplayer on-line role playing games* – MMORPG).

A dependência digital também está associada a diversos transtornos psiquiátricos, como depressão, transtorno bipolar do humor, transtornos de ansiedade, transtorno de déficit de atenção/hiperatividade (TDAH), transtornos do aprendizado, transtornos do espectro autista (TEA), automutilações, tentativas de suicídio e acidentes (muitas vezes ocasionados por "desafios" lançados na internet). Avaliações neuropsicológicas encontram diversas alterações cognitivas em usuários compulsivos da internet.

Muitos adolescentes com problemas de relacionamento social, comportamentos atípicos ou famílias disfuncionais usam os jogos *on-line* e a internet como uma válvula de escape ou calmante digital para o sofrimento psíquico, e precisariam ser mais bem avaliados para um diagnóstico correto que permita uma intervenção terapêutica.

Além das consequências danosas para a saúde mental, a dependência digital afeta crianças e adolescentes fisicamente, gerando problemas como dificuldades visuais, perda auditiva induzida pelo uso constante de *headphones*, obesidade devida ao sedentarismo, além de outros problemas alimentares e alterações do sono.

CYBERBULLYING E SEUS EFEITOS[16,25-27]

O termo *bullying* é utilizado para descrever atos repetidos de violência física ou psicológica, intencionais e praticados por um indivíduo (*bully*) ou grupos de indivíduos, com o objetivo de intimidar, humilhar ou agredir outro indivíduo ou grupo de indivíduos incapazes de se defender. Quando ocorre por meio da utilização das novas tecnologias de informação e comunicação, com o objetivo de maltratar, provocar, intimidar, humilhar, oprimir, ameaçar, atormentar, amedrontar, ofender ou molestar, trata-se de *cyberbullying* ou vitimização *on-line*. O *cyberbullying* é uma forma de violência.

O aumento do uso de redes sociais ampliou o problema do *cyberbullying*. O número de adolescentes vítimas de *cyberbullying* pelo menos uma vez na vida aumentou de 20,8% em 2010 para 33,8% em 2016.

As crianças e adolescentes estão vulneráveis a ataques *on-line*, que podem ter um impacto devastador em sua saúde mental. É cada vez mais importante abordar o *cyberbullying* de maneira proativa, promovendo um ambiente *on-line* seguro, incentivando o relato de incidentes e promovendo medidas de contenção.

Recentemente, a lei sobre crimes hediondos cometidos contra crianças e adolescentes – Lei n. 14.811/2024 – incluiu os crimes de *bullying* e *cyberbullying* no Código Penal.

A AVALIAÇÃO DO USO DE TELAS E PROBLEMAS ASSOCIADOS[16,28-30]

Na anamnese e na avaliação clínica, o pediatra deve incluir perguntas sobre o uso das telas (Quadro 2). É fundamental inquirir sobre o tempo que a criança ou adolescente fica conectado, detalhando padrões de sono e de alimentação, atividades escolares e extraescolares, rendimento acadêmico, hábitos e comportamentos da família, além das queixas e dos sintomas, para se obter um quadro geral que inclui a influência das mídias digitais na vida do paciente.

QUADRO 2 Perguntas para os pacientes sobre o uso de telas

Qual o tipo de dispositivo que você mais usa para ficar *on-line*?
De quais tipos de *sites*, *videogames*, jogos e filmes você gosta mais?
Quantas horas por dia ou por noite ou nos finais de semana você fica conectado?
Você já virou a noite ou ficou sem dormir jogando ou conversando *on-line*?
Você faz ou recebe brincadeiras ou vídeos com conteúdo sexual?
Você já postou alguma foto ou algum vídeo, ou usou a *webcam*, sem roupa?
Você tem mais amigos *on-line* ou *off-line*? Como os seleciona ou bloqueia?
O que mais muda na sua vida com o uso da internet ou quando você fica desconectado?

Fonte: Eisenstein et al., 2017.[16]

O Quadro 3 resume os problemas mais comuns relacionados ao uso excessivo, precoce e prolongado das telas.

QUADRO 3 Problemas mais frequentes devidos ao uso excessivo de telas

Alterações comportamentais e emocionais	• Irritabilidade e isolamento. • Labilidade e alternância de humor. • Utilização compulsiva da internet. • Abstinência. • Choro frequente. • Ansiedade, depressão. • Queda do rendimento escolar. • Problemas da autoestima, de autoimagem, de identidade. • Automutilação. • Tentativas de suicídio. • Problemas de sono.
Alterações físicas e corporais	• Perda ou aumento de peso. • Problemas visuais ou auditivos. • Problemas musculoesqueléticos e posturais.
Alterações da sexualidade	• Confusões de identidade. • Lesões em razão de violência.
Alterações induzidas pelo uso associado de substâncias psicoativas, como bebidas alcoólicas, nicotina, *vaping* e outras drogas que contenham nicotina, cocaína etc.	• Reações relacionadas ao uso das substâncias mencionadas.

Fonte: SBP, 2019;[28] Neoh et al., 2023.[30]

ESTRATÉGIAS PARA PROMOVER O USO SAUDÁVEL DA INTERNET[29,31]

É fundamental que pais, educadores e profissionais de saúde estejam cientes dos desafios associados à orientação de crianças e adolescentes quanto ao uso adequado de telas e redes sociais. O Quadro 4 apresenta algumas estratégias para evitar os problemas relacionados à utilização abusiva de telas.

CONSIDERAÇÕES FINAIS

A consulta pediátrica que inclui a dimensão da saúde mental deve abordar o uso saudável de tecnologias, buscando identificar crianças ou adolescentes com padrões problemáticos de utilização da internet ou das mídias digitais. É fundamental avaliar se há redução da capacidade funcional diária, por meio da

QUADRO 4 Estratégias de promoção do uso adequado de telas para crianças e adolescentes

- Evitar o uso de redes sociais antes dos 13 anos (está nos termos e condições de uso de todas as redes sociais).
- Estabelecer limites de tempo: definir o tempo de tela diário, promovendo intervalos para atividades ao ar livre e interações sociais face a face.
- Promover consciência digital: educar crianças e adolescentes sobre a importância de uma presença *on-line* saudável, incentivando a autoexpressão positiva e construtiva.
- Fomentar a comunicação aberta: criar um ambiente no qual jovens se sintam à vontade para discutir suas experiências *on-line*, incluindo preocupações e desafios.
- Monitorar sinais de alerta: estar atento a mudanças de comportamento que possam indicar problemas de saúde mental e buscar apoio profissional quando necessário.
- Exercer com responsabilidade a mediação parental: apresentar regras claras de segurança e privacidade no uso de telas, informando sobre maneiras de acessar fontes confiáveis e bloquear mensagens inapropriadas.
- Ativar o controle parental das plataformas (todas oferecem essa ferramenta). As opções incluem a possibilidade de estabelecer no máximo 2 horas de uso por dia. No final desse período, o sistema solicita um código para reiniciar. Esse código só deve ser conhecido pelo adulto responsável, que controlará o acesso.

Fonte: SBP, 2019;[28] Comitê Gestor da Internet e NIC.br.[29]

investigação de parâmetros como o rendimento escolar e a convivência familiar. O profissional deve buscar ativamente a identificação de problemas comportamentais e emocionais e sintomas corporais presentes nos casos em que há uso abusivo das novas tecnologias.

As formas de utilização de telas e de redes sociais podem ter um impacto significativo na saúde mental de crianças e adolescentes. Ao reconhecer os desafios e implementar estratégias para promover um uso equilibrado desses novos recursos, pode-se contribuir para o bem-estar psicológico da geração digital.

É importante que os pais e responsáveis supervisionem seus filhos na utilização das novas tecnologias, estabelecendo limites de tempo para o uso da internet e acompanhando de perto suas ações nas redes sociais. Além disso, é fundamental promover outras atividades, como esportes, lazer ao ar livre, *hobbies* e participação em eventos culturais, para equilibrar o tempo gasto com as telas. A educação sobre o uso responsável da tecnologia e o apoio emocional aos filhos são elementos fundamentais para garantir um ambiente *on-line* seguro e saudável. Prevenção é sempre a melhor solução!

REFERÊNCIAS

1. Instituto Brasileiro de Geografia e Estatística (IBGE). Censo de 2022. Disponível em: https://censo2022.ibge.gov.br/. Acesso em: 10 maio 2024.
2. Centro Regional de Estudos para o Desenvolvimento da Sociedade da Informação (CETIC.br). TIC Kids On-line Brasil 2023 – Pesquisa sobre o uso da Internet por crianças e adolescentes no Brasil. 25 out. 2023. Disponível em: https://cetic.br/media/analises/tic_kids_online_brasil_2023_principais_resultados.pdf. Acesso em: 21 jul. 2024.
3. Statista. Most popular social networks worldwide as of October 2023, ranked by number of monthly active users. Disponível em: https://www.statista.com/statistics/272014/global-social-networksranked-by-number-of-users/. Acesso em: 10 maio 2024.
4. Brasil. Constituição da República Federativa do Brasil de 1988. Disponível em: https://www.planalto.gov.br/ccivil_03/constituicao/constituicao.htm. Acesso em: 10 maio 2024.
5. United Nations. Convention on the Rights of the Child. 02/03/2021. Disponível em: https://www.ohchr.org/en/documents/general-comments-and-recommendations/general-comment-no-25-2021-childrens-rights-relation. Acesso em: 10 maio 2024.
6. Alana; Ministério Público do Estado de São Paulo. Comentário geral n. 25 – Sobre os direitos das crianças em relação ao ambiente digital. Disponível em: https://alana.org.br/wp-content/uploads/2022/04/CG-25.pdf. Acesso em: 10 maio 2024.
7. Brasil. Estatuto da Criança e Adolescente. Lei federal n. 8.069, de 13 de julho de 1990. Disponível em: https://www.gov.br/mdh/pt-br/navegue-por-temas/crianca-e-adolescente/publicacoes/o-estatuto-da-crianca-e-do-adolescente. Acesso em: 10 maio 2024.
8. Brasil. Lei n. 12.965, de 23 de abril de 2014 – Lei do Marco Civil da Internet. Disponível em: https://www.planalto.gov.br/ccivil_03/_ato2011-2014/2014/lei/l12965.htm. Acesso em: 10 maio 2024.
9. Zagury T. Os novos perigos que rondam nossos filhos para papais do século 21. Rio de Janeiro: Rocco; 2017.
10. Santoro RA, Lima RC, Crenzel G, Abranches CD. Saúde mental da criança e do adolescente. 2.ed. Barueri: Manole; 2019 (Série Pediatria Soperj).
11. Eisenstein E, Mascarenhas C, Silva EJC. A criança de 0 a 3 anos e o mundo digital. Sociedade Brasileira de Pediatria. Disponível em: https://www.sbp.com.br/fileadmin/user_upload/crianca-0-3-mundo-digital.pdf. Acesso em: 10 maio 2024.
12. 5Rights Foundation: Know your rights in the digital environment 2023. Disponível em: https://5rightsfoundation.com. Acesso em: 10 maio 2024.
13. Cheng C, Li AY. Internet addiction prevalence and quality of (real) life: a meta-analysis of 31 nations across seven world regions. Cyberpsychol Behav Soc Netw. 2014;17(12):755-60.
14. Hawi NS, Samaha M, Griffiths MD. The digital addiction scale for children: development and validation. Cyberpsychol Behav Soc Netw. 2019;22(12):771-8.
15. Silva EJC, Eisenstein E, Vasconcelos F. Desafios perigosos e riscos de fatalidades entre crianças e adolescentes. In: Sociedade Brasileira de Pediatria; Leone C, Cabral SA (orgs.). Proped, Ciclo 10. v.1. Porto Alegre: Artmed Panamericana; 2023. p.135-52.
16. Eisenstein E, Silva EJC, Ting E. Cyberbullying e riscos à saúde na era digital. In: Sociedade Brasileira de Pediatria; Leone C, Cabral SA (orgs.). Proped, Ciclo 4. v.2. Porto Alegre: Artmed Panamericana; 2017. p.33-65.
17. Gupta C, Jogdand DS, Kumar M. Reviewing the Impact of social media on the Mental Health of Adolescents and Young Adults. Cureus. 2022;14(10):e30143.
18. Machimbarrena JM, Beranuy M, Vergara-Moragues E, Fernández-González L, Calvete E, González-Cabrera J. Problematic internet use and internet gaming disorder: overlap and relationship with health-related quality of life in adolescents. Adicciones. 2023;35(2):107-18.

19. Rich M, Tsappis M, Kavanaugh JR. Problematic interactive media use among children and adolescents: addiction, compulsion, or syndrome? In: Young KS, de Abreu CN (eds.). Internet addiction in children and adolescents: risk factors, assessment, and treatment. Internet: Springer; 2017. p.3-28. Disponível em: https://doi.org/10.1891/9780826133731.0001. Acesso em: 10 maio 2024.
20. Rich M. Uso problemático da mídia interativa: a OMS está respondendo... incompletamente. In: de Abreu CN, Goes DS, Lemos, IL (orgs.). Como lidar com a dependência tecnológica, guia prático para pacientes, familiares e educadores. São Paulo: Hogrefe; 2020. p.147-57.
21. Kaess M, Durkee T, Brunner R, Carli V, Parzer P, Wasserman C, et al. Pathological internet use among European adolescents: psychopathology and self-destructive behaviours. Eur Child Adolesc Psychiatry. 2014;23(11):1093-102.
22. Nie J, Zhang W, Chen J, Li W. Impaired inhibition and working memory in response to internet-related words among adolescents with internet addiction: a comparison with attention-deficit/hyperactivity disorder. Psychiatry Res. 2016;236:28-34.
23. Carvalho TCR. Bbzzz, você está ouvindo? In: de Abreu CN, Eisenstein E, Estefenon SGB (orgs.). Vivendo esse mundo digital: impactos na saúde, na educação e nos comportamentos sociais. Porto Alegre: Artmed; 2013. p.243-6.
24. Kang S. Tecnologia na infância, criando hábitos saudáveis para crianças em um mundo digital (Carvalho T, trad.). São Paulo: Melhoramentos; 2021.
25. Bozzola E, Spina G, Agostiniani R, Barni S, Russo R, Scarpato E, et al. The use of social media in children and adolescents: scoping review on the potential risks. Int J Environ Res Public Health. 2022;19(16):9960.
26. Brasil. Lei n. 14.811, 12 de janeiro de 2024. Disponível em: https://www.planalto.gov.br/ccivil_03/_Ato2023-2026/2024/Lei/L14811.htm. Acesso em: 10 maio 2024.
27. Borelli A. Conhecendo para prevenir – bullying e cyberbullying. 2024. Disponível em: https://www.sbp.com.br/fileadmin/E-book%20Bullying%20e%20Cyber%20bio%20SBP%20-%202024.pdf. Acesso em: 21 jul. 2024.
28. Sociedade Brasileira de Pediatria (SBP). Grupo de Trabalho Saúde na Era Digital. #Menos Telas #Mais Saúde. 2019. Disponível em: https://www.sbp.com.br/fileadmin/user_upload/_22246c-ManOrient_-__MenosTelas__MaisSaude.pdf. Acesso em: 10 maio 2024.
29. Comitê Gestor da Internet e NIC.br. Cartilha de segurança para internet. Disponível em: https://cartilha.cert.br. Acesso em: 10 maio 2024.
30. Neoh MJY, Carollo A, Lim M, Esposito G. Hikikomori: a scientometric review of 20 years of research. Int J Environ Res Public Health. 2023;20(9):5657.
31. Pedrouzo SB, Krynski L. Hyperconnected: children and adolescents on social media. The TikTok phenomenon. Arch Argent Pediatr. 2023;121(4):e202202674.

15

Crianças, adolescentes e violência

Adriana Rocha Brito
Roberto Santoro Almeida
Cecy Dunshee de Abranches
Gabriela Judith Crenzel
Rossano Cabral Lima

DESTAQUES

- A violência é um grave problema de saúde pública em todo o mundo, com impacto negativo na saúde mental de crianças e adolescentes.
- Há várias formas de violência interpessoal – física, psicológica, sexual ou negligência –, sendo comum a ocorrência de mais de um tipo concomitantemente.
- A violência autoinfligida é constituída pelas autoagressões e pelo comportamento suicida.
- É indispensável, em todos os atendimentos pediátricos, atentar para a presença de histórico, sinais ou sintomas sugestivos de violência.
- Diante da identificação ou suspeita de violência contra crianças e adolescentes, é obrigatória a notificação aos órgãos competentes, assim como a adoção de medidas e cuidados necessários ao bem-estar da vítima.

INTRODUÇÃO[1-8]

A violência vivenciada por crianças e adolescentes é considerada um gravíssimo problema global de saúde pública e de violação de direitos humanos, podendo produzir um impacto devastador e de longa duração na saúde mental dos acometidos, permeando ainda outros setores da vida.

A Organização Mundial da Saúde (OMS) definiu violência como

> o uso intencional da força física ou do poder, real ou em ameaça, contra si próprio, contra outra pessoa, ou contra um grupo ou uma comunidade, que resulte ou tenha grande possibilidade de resultar em lesão, morte, dano psicológico, deficiência de desenvolvimento ou privação.

Em todo o mundo, a escalada da violência na sociedade contemporânea vem saindo da invisibilidade habitual, invadindo espaços importantes para o desenvolvimento das crianças e adolescentes, como creches e escolas, espaços de lazer e o mundo virtual. Além disso, a violência doméstica aumentou significativamente no período da pandemia de covid-19.

Há que considerar também as crianças e os adolescentes que são expostos ou vitimados por violência todos os dias em áreas de guerra e conflitos armados ou regiões dominadas pelo crime, como ocorre nas principais capitais brasileiras. A exposição ou a vitimização pela violência deixa marcas irreparáveis por toda a vida.

A definição de saúde adotada pela OMS, "um estado de completo bem-estar físico, mental e social", vai muito além da ausência de doenças, com a adoção de um conceito abrangente que envolve diversos aspectos da vida. Dessa forma, o cuidado em saúde requer um olhar integral e individualizado à criança e ao adolescente.

Como a violência é um dos mais sérios agravos à saúde física e mental e ao desenvolvimento de crianças e adolescentes, saber reconhecer sinais e sintomas físicos, emocionais e comportamentais que podem indicar sua ocorrência faz parte da atenção integral que deve ser dedicada aos pacientes.

A violência, quando presente, precisa ser interrompida. É também fundamental implementar ações para sua prevenção. A seguir serão apresentadas as diversas formas de manifestação da violência, os sinais e sintomas sugestivos de sua presença, as orientações acerca do atendimento médico e da notificação necessária e as estratégias para o seu enfrentamento.

A PERSPECTIVA ECOLÓGICA[1,2,6,7,9]

A OMS utiliza o modelo ecológico, baseado nos estudos de Bronfenbrenner, para analisar as raízes da violência (Figura 1). Segundo esse modelo, a violência

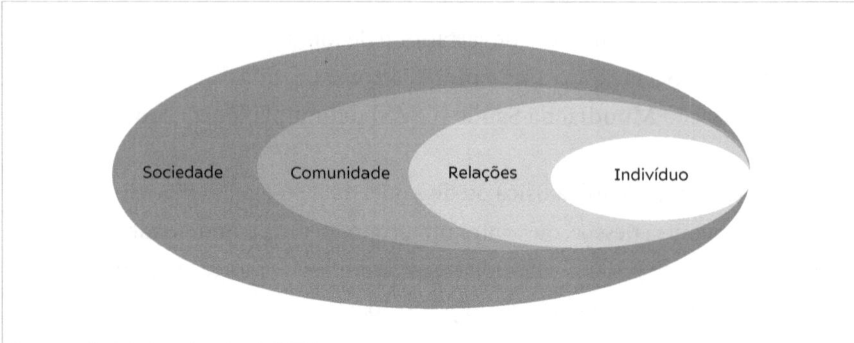

FIGURA 1 Modelo ecológico para compreender a violência.
Fonte: adaptada de OMS, 2002.[1]

resulta de uma complexa interação entre fatores individuais, relacionais, comunitários e sociais, que se sobrepõem e interagem de forma complexa.

O primeiro nível é o individual, que considera os fatores biológicos e psicológicos que influem no comportamento de cada pessoa, identificando as características que podem aumentar a probabilidade de o indivíduo ser vítima ou perpetrador de violência. O segundo nível comporta a influência das interações sociais mais próximas na vitimização violenta e na perpetração da violência e inclui os membros da família. É importante mencionar que, no caso de violência contra crianças e adolescentes, o convívio contínuo pode levar à repetição da vitimização. O terceiro nível analisa os cenários comunitários, como a escola, o local de moradia e sua influência na dinâmica da violência. Por fim, o quarto nível do modelo se refere a fatores sociais mais amplos que contextualizam os índices de violência.

A perspectiva ecológica ressalta a inter-relação dinâmica de fatores de vulnerabilidade e de proteção, por vezes complexos, entre os quatro níveis. Desse modo, pode-se considerar que a interação entre a criança ou o adolescente e seu meio ambiente sofre influência mútua, dentro de cada contexto.

Fatores de risco e de proteção à violência[2,10,11]

Os fatores de risco e vulnerabilidade à violência são aqueles que facilitam que a pessoa se torne vítima, testemunha ou agressora. Os fatores de proteção reduzem o risco à violência.

O Quadro 1 apresenta os fatores de risco e de proteção para situações de violência intrafamiliar. O reconhecimento desses fatores permite a adoção de medidas preventivas.

QUADRO 1 Fatores de risco e de proteção no contexto de violência intrafamiliar

Fatores de risco	Fatores de proteção
Distribuição desigual de autoridade e poder (de acordo com os papéis de gênero, sociais, sexuais, atribuídos a seus membros).	Famílias com autoridade e poder compartilhados e dialogados.
Relações familiares centradas em papéis e funções rigidamente definidos.	Relações familiares flexíveis, com respeito, autoridade e afeto.
Famílias misturadas, sem diferenciação de papéis e limites, com nível baixo de autonomia de seus integrantes.	Incentivo à autonomia e à liberdade de reflexão e de ação.
Famílias em permanente tensão, agressivas e com dificuldades de dialogar.	Interesse pela vida dos parentes, gosto pelo diálogo, prática das atividades interativas.
Família fechada em si mesma, com padrões de conduta repetitivos.	Boa convivência familiar e troca com o mundo externo.
Famílias em situação de crise e de perdas, sem recursos de gerenciamento de problemas.	Famílias que aprenderam a lidar com as crises, crescendo com elas.
Modelo parental violento na família de origem de um dos cônjuges.	Ausência de situações de violência nas famílias de origem dos pais.
Uso de drogas na família.	Ausência de uso ou uso social de drogas lícitas na família (adultos).
Antecedentes criminais ou uso de armas na família	Ausência de antecedentes criminais e de uso de armas na família.
Problemas psicológicos ou psiquiátricos agudos ou crônicos na família.	Ausência ou bom gerenciamento de transtornos mentais na família.
Famílias com dependência econômica ou emocional e baixa autoestima.	Famílias que estimulam a independência e a autoestima de seus membros.
Não realização de pré-natal, gravidez indesejada.	Gestação planejada, desejada, pré-natal adequado.
Delegação de tarefas ou responsabilidades parentais ou domésticas à criança ou ao adolescente.	Não atribuição de responsabilidades ou tarefas indevidas à criança ou ao adolescente.

Fonte: adaptado de Almeida et al., 2019;[2] Ministério da Saúde, 2002;[10] Njaine et al., 2020.[11]

ASPECTOS EPIDEMIOLÓGICOS[12-16]

A violência é um dos mais graves problemas de saúde no mundo inteiro, com altas taxas de morbidade e mortalidade na infância e na adolescência.

Em outubro de 2021, o Fundo das Nações Unidas para a Infância (Unicef) publicou um documento informando que, entre os anos de 2016 e 2020, foram identificadas 34.918 mortes violentas intencionais de crianças e adolescentes brasileiros. Desse grupo, 91% se encontravam na faixa etária de 15 a 19 anos.

Em fevereiro de 2024, o Ministério da Saúde do Brasil publicou no Boletim Epidemiológico os resultados da análise ecológica exploratória da evolução e do perfil dos suicídios e das notificações de lesões autoprovocadas no Brasil, realizada entre os anos 2010 e 2021, demonstrando uma tendência crescente de mortalidade por suicídio no país, com risco aumentado ao longo da adolescência.

Segundo os últimos dados do Departamento de Informática do Sistema Único de Saúde (Datasus), o número total de óbitos por violência (agressões e lesões autoprovocadas) na faixa etária entre 0 e 19 anos foi de 6.592 no ano de 2022. As agressões foram responsáveis por 80% dos casos, e, destes, 92,7% ocorreram entre os 15 e os 19 anos de idade.

Em 2022 também foram notificadas 50.184 lesões autoprovocadas voluntariamente, 65% entre os 15 e 19 anos, 30% entre 10 e 14 anos e o restante abaixo dos 9 anos. Em relação às agressões, foram notificados 62.405 casos de violência física, 28.429 casos de violência psicológica e 45.273 de violência sexual, a grande maioria na faixa etária entre 10 e 19 anos.

Em relação à morbidade hospitalar no SUS, no ano de 2023 ocorreram 7.520 internações de pacientes pediátricos com idades entre 0 e 19 anos em decorrência de agressões e lesões autoprovocadas, com maioria de casos entre 15 e 19 anos. De janeiro a maio de 2024, 3.350 crianças e adolescentes foram hospitalizados por situações de violência.

Esses números estão provavelmente subestimados, pois a realidade é que muitos casos não são notificados. Deve-se destacar que a maior parte da violência na faixa etária pediátrica aconteceu em adolescentes com idade entre 15 e 19 anos. As agressões são a primeira causa de óbito entre os 15 e 19 anos no Brasil, e as lesões autoprovocadas a terceira causa na mesma faixa etária, ficando apenas atrás dos acidentes de transporte, a segunda causa.

TIPOLOGIA DAS VIOLÊNCIAS NA INFÂNCIA E NA ADOLESCÊNCIA[1-11,17]

Os episódios de violência na sociedade contemporânea têm se tornado cada vez mais visíveis e documentados, graças aos avanços da tecnologia. Entretanto, há muitos agravos ocorrendo de forma invisível nos domicílios e em outros cenários frequentados por crianças e adolescentes, com potencial de gerar sofrimento humano incalculável.

Os tipos de violência são divididos em 3 categorias, ilustradas no Quadro 2, conforme quem pratica o ato.

QUADRO 2 Tipos de violência

Violência autoinfligida	É subdividida em comportamento suicida e autoagressões. O comportamento suicida pode ocorrer em vários níveis: pensamentos de morte, ideação suicida, tentativa de suicídio e suicídio consumado, em um *continuum* de gravidade.
Violência interpessoal	Classificada em dois âmbitos, o intrafamiliar, entre membros da família e parceiros íntimos, e o comunitário, entre indivíduos sem laço de parentesco, podendo ser conhecidos ou não, ocorrendo no ambiente social, como creches e escolas, espaços recreativos, ambientes religiosos etc.
Violência coletiva	Ocorre nos domínios macrossociais, políticos e econômicos.

Fonte: OMS, 2002;[1] Almeida et al., 2019;[2] Ministério da Saúde, 2010.[9]

Os comportamentos autolesivos estão relacionados a sofrimento intenso e dificuldade de vislumbrar soluções para situações que parecem intoleráveis. Segundo relatos dos próprios adolescentes, as autolesões ocorrem como uma tentativa de redução da angústia ou uma autopunição. Esses atos podem ter um caráter "contagioso" – a exposição a esse comportamento pelos pares é um importante fator de risco.

Muitas vezes as marcas deixadas pela conduta autolesiva são escondidas pela criança ou pelo adolescente. Nem sempre as autolesões se associam a comportamento suicida. Há necessidade de acompanhamento por especialista em saúde mental. As tentativas de suicídio serão discutidas no Capítulo 18 ("Emergências psiquiátricas").

A violência intrafamiliar é praticada por um membro da família ou uma pessoa sem laços de consanguinidade que ocupa a função parental. Pode acontecer fora do ambiente do lar. Já a violência doméstica é aquela que ocorre no lar, envolvendo as pessoas que convivem nesse espaço, mesmo que esporadicamente (incluindo babás e empregados).

Na violência estrutural, há restrição de acesso aos direitos básicos, consequente a circunstâncias sociais, econômicas e políticas, que geram e perpetuam as desigualdades sociais, levando crianças e adolescentes das camadas mais desfavorecidas da sociedade a se tornarem vítimas, por meio da fome, da ausência de habitação segura e digna, de condições pedagógicas adequadas etc.

O Quadro 3 apresenta a classificação da natureza dos atos violentos.

QUADRO 3 Classificação da natureza da violência

Violência física	Atos violentos, perpetrados por pais, cuidadores, familiares ou pessoas próximas, que possam ferir ou tenham o potencial de causar lesões físicas, dor, sofrimento ou morte, independentemente da intenção ou não de machucar a criança ou o adolescente.
Violência sexual	Uso da criança ou do adolescente para práticas sexuais (hétero ou homossexuais) que ultrapassam sua capacidade de compreensão e de discernimento para consentir. O autor da violência encontra-se em situação de poder, responsabilidade ou confiança e se serve do jovem para gratificação sexual ou exploração sexual visando lucros.
Violência psíquica	Ações que causam danos à autoestima, à identidade ou ao desenvolvimento, como ameaças, intimidações, rejeições, humilhações, depreciações, discriminação, cobrança ou punição exageradas, e utilização da criança para atender a necessidades psíquicas dos adultos, entre outras formas de tratamento hostil.
Negligência ou omissão de cuidado	Omissão dos responsáveis em proporcionar os meios necessários ao desenvolvimento e ao bem-estar da criança, englobando cuidados nas áreas da saúde, da educação, da nutrição, da segurança etc. O abandono é a expressão extrema da negligência.

Fontes: OMS, 2002;[1] Almeida et al., 2019;[2] Ministério da Saúde, 2010.[9]

É importante destacar que os castigos corporais são uma forma de violência física. Médicos da infância e da adolescência devem conhecer as medidas disciplinares utilizadas pelos pais de seus pacientes, para que possam orientá-los sobre a escolha de métodos positivos e não violentos. Uma vez que muitos responsáveis não reconhecem como violentas algumas práticas do cotidiano das famílias, há necessidade de conscientizá-los sobre os direitos das crianças e dos adolescentes e sobre as diversas formas de violência. A Lei n. 13.010, de 26 de junho de 2014, alterou o Estatuto da Criança e do Adolescente (ECA) para estabelecer o direito da criança e do adolescente de serem educados e cuidados sem o uso de castigos físicos ou de tratamento cruel ou degradante.

Síndrome da criança espancada (*battered-child syndrome*)[3-5]

Esse termo se refere a crianças de baixa idade que apresentam múltiplos ferimentos, fraturas ósseas, queimaduras e marcas de lesões ocorridas em ocasiões diferentes, indicando vários episódios de violência física. Habitualmente, os pais ou cuidadores relatam histórias inconsistentes com os achados. A correlação clínico-radiológica é fundamental, uma vez que alguns sinais altamente sugestivos de trauma não acidental podem ser visualizados nos exames de imagem e corroborar o diagnóstico.

Síndrome do bebê sacudido (*shaken baby syndrome*)[2-5]

Umas das formas de violência contra bebês ocorre quando a criança é sacudida brutalmente pelo perpetrador, ocasionando movimentos de cabeça que podem levar à ruptura de vasos cerebrais e retinianos, com consequências como hematoma subdural agudo, hemorragia subaracnóidea, hemorragia intraparenquimatosa e hemorragia intraocular (vítrea ou retiniana). Em geral o quadro afeta lactentes menores de 2 anos.

Muitas vezes, o bebê não apresenta sinais externos de traumatismo craniano. Nos traumas não tão intensos as manifestações podem ser inespecíficas, como irritabilidade, inapetência e sonolência. Em casos graves, podem estar presentes crises epilépticas e alterações do estado mental, algumas vezes evoluindo para o óbito.

Transtorno factício imposto a outro[2-5]

Também conhecido como síndrome de Münchausen por procuração, é uma forma gravíssima de violência, geralmente oculta, crônica e progressiva, praticada pelo responsável, comumente a mãe ou uma cuidadora do sexo feminino, que fabrica propositadamente uma patologia física ou mental na criança ou no adolescente, produzindo queixas ou sinais e sintomas falsos, buscando insistentemente investigações e tratamentos médicos desnecessários, muitas vezes invasivos. O responsável pode chegar a falsificar o material coletado para exame e até obrigar a criança a ingerir medicamentos ou substâncias tóxicas. O agressor procura sustentar uma imagem de extrema dedicação, apresentando o menor na posição de doente.

É preciso suspeitar desse diagnóstico nos casos em que há um histórico inconsistente, com a presença de relatos de numerosos sinais e sintomas sem evidências clínicas que os corroborem, procedimentos invasivos e múltiplos tratamentos sem sucesso. Vale enfatizar que o médico não pode se tornar mais um agressor na vida da criança, prescrevendo exames ou tratamentos prejudiciais e desnecessários. É fundamental ouvir a versão da criança ou do adolescente em relação aos sinais e sintomas informados pelo responsável, de preferência sem a sua presença.

O diagnóstico na maioria das vezes é realizado durante a hospitalização, com observação rigorosa da criança e do cuidador, por meio de uma atenta equipe interdisciplinar. Frequentemente é necessário o afastamento do agressor.

Violência no mundo virtual[2-5]

A internet faz parte da vida de crianças, adolescentes e famílias, trazendo várias facilidades, mas também uma série de riscos, especialmente para os mais vulneráveis. A violência no mundo virtual e as estratégias de promoção do uso adequado de telas para crianças e adolescentes são apresentadas no Capítulo 14 – “Uso de telas e redes sociais”.

ABORDAGEM DAS SITUAÇÕES SUSPEITAS OU CONFIRMADAS DE VIOLÊNCIA[2-4,9]

Na maior parte dos casos, os pacientes e seus parentes não trazem uma queixa específica ou mesmo o testemunho direto da violência. Portanto, é imprescindível uma escuta atenta e empática, com a busca ativa de indícios que possam revelar o problema.

Deve-se realizar uma anamnese cuidadosa, que inclua uma avaliação completa desde a gestação, o início das queixas, a presença de problemas emocionais e de comportamento e sua evolução, com detalhamento das histórias familiar e social. Durante a consulta, a observação da interação entre a criança e seu responsável pode ser reveladora.

As situações de violência intrafamiliar têm consequências mais graves porque são ocasionadas por pessoas que deveriam proteger suas crianças e adolescentes. Quanto mais precoce, intenso ou prolongado o agravo, maior o impacto.

É necessário avaliar quem são as pessoas responsáveis pelos cuidados da criança no dia a dia e quais são os métodos utilizados para educá-la ou discipliná-la. É fundamental conhecer a forma como os cuidadores foram tratados na infância.

No Quadro 4 são apresentadas alterações comportamentais comuns em crianças e adolescentes vítimas de violência, que constituem sinais de alerta para os profissionais de saúde.

QUADRO 4 Manifestações na criança e no adolescente vítimas de violência

Sinais e sintomas	Até 11 meses	1-4 anos	5-9 anos	10-19 anos
Demonstrações de choro no colo	■			
Dificuldades na amamentação, recusa alimentar, vômitos persistentes	■	■		
Atraso ou regressão do desenvolvimento	■	■	■	
Choros sem motivo aparente	■	■	■	■
Irritabilidade frequente sem causa aparente	■	■	■	■
Olhar indiferente, apatia	■	■	■	■
Distúrbios do sono	■	■	■	■
Dificuldades de socialização	■	■	■	■
Aumento da incidência de doenças, injustificável por etiologias orgânicas, principalmente as de fundo alérgico	■	■	■	■
Afecções de pele frequentes, sem causa aparente	■	■	■	■
Atraso ou dificuldade no desenvolvimento da fala		■	■	
Tristeza constante		■	■	■

(continua)

QUADRO 4 Manifestações na criança e no adolescente vítimas de violência (*continuação*)

<table>
<tr><th>Sinais e sintomas</th><th>Até 11 meses</th><th>1-4 anos</th><th>5-9 anos</th><th>10-19 anos</th></tr>
<tr><td>Reações negativas exageradas a estímulos comuns</td><td></td><td style="background:gray"></td><td style="background:gray"></td><td style="background:gray"></td></tr>
<tr><td>Distúrbios de alimentação</td><td></td><td style="background:gray"></td><td style="background:gray"></td><td style="background:gray"></td></tr>
<tr><td>Comportamentos extremos de agressividade ou destrutividade</td><td></td><td style="background:gray"></td><td style="background:gray"></td><td style="background:gray"></td></tr>
<tr><td>Ansiedade ou medo ligados a determinadas pessoas, objetos, situações</td><td></td><td style="background:gray"></td><td style="background:gray"></td><td style="background:gray"></td></tr>
<tr><td>Pesadelos frequentes, terror noturno</td><td></td><td style="background:gray"></td><td style="background:gray"></td><td style="background:gray"></td></tr>
<tr><td>Tiques e manias</td><td></td><td style="background:gray"></td><td style="background:gray"></td><td style="background:gray"></td></tr>
<tr><td>Baixa autoestima e autoconfiança</td><td></td><td style="background:gray"></td><td style="background:gray"></td><td style="background:gray"></td></tr>
<tr><td>Sintomas de hiperatividade</td><td></td><td style="background:gray"></td><td style="background:gray"></td><td style="background:gray"></td></tr>
<tr><td>Enurese e encoprese</td><td></td><td></td><td style="background:gray"></td><td style="background:gray"></td></tr>
<tr><td>Distúrbios de aprendizagem ou fracasso escolar</td><td></td><td></td><td style="background:gray"></td><td style="background:gray"></td></tr>
<tr><td>Comportamentos obsessivos ou atitudes compulsivas</td><td></td><td></td><td style="background:gray"></td><td style="background:gray"></td></tr>
<tr><td>Autoagressão, desejo de morte e tentativa de suicídio</td><td></td><td></td><td style="background:gray"></td><td style="background:gray"></td></tr>
<tr><td>Problemas ou déficit de atenção</td><td></td><td></td><td style="background:gray"></td><td style="background:gray"></td></tr>
<tr><td>Comportamentos de risco, levando a traumas e acidentes</td><td></td><td></td><td style="background:gray"></td><td style="background:gray"></td></tr>
<tr><td>Uso abusivo de drogas</td><td></td><td></td><td style="background:gray"></td><td style="background:gray"></td></tr>
</table>

Fonte: adaptado de Ministério da Saúde, 2010.[9]

A violência pode ou não deixar marcas evidentes. Diante da suspeita, o profissional deve estar atento para os seguintes sinais de alerta:

- A história trazida é incompatível ou inconsistente com as lesões existentes.
- As lesões observadas são incompatíveis com o estágio do desenvolvimento da criança.
- As lesões se localizam em partes do corpo habitualmente cobertas ou protegidas.

- O relato dos pais ou responsáveis é discordante.
- Os supostos acidentes ocorrem de forma repetitiva.
- A postura da família é incompatível com a gravidade da situação.
- Os responsáveis demoraram para buscar socorro.
- A família não apresenta uma estrutura estável.
- Há evidências de franca negligência.

Em todas as situações de suspeita ou de violência confirmada, a atitude do profissional de saúde deve ser acolhedora, respeitosa e honesta, abstendo-se de atribuições de culpa ou julgamentos. Deve-se dar atenção a todas as medidas clínicas emergenciais cabíveis, priorizando o bem-estar e a segurança da vítima. O exame físico deve ser minucioso, com a avaliação cuidadosa de todas as partes do corpo.

Diante de qualquer tipo de violência, todos os dados obtidos durante o atendimento devem ser cuidadosamente registrados no prontuário por meio de uma descrição detalhada, uma vez que a Justiça pode solicitar cópia do documento.

A hospitalização está indicada nos quadros graves, quando há risco de morte, além de poder ser necessária para proteger o paciente de novas agressões.

Nos casos de violência sexual ou de suspeita de violência física, o atendimento deve incluir cuidados adicionais, que são apresentados no Quadro 5.

Notificação obrigatória[2-5,18-22]

Em 2001, o Ministério da Saúde do Brasil determinou, por meio da Portaria n. 1.968 de 25 de outubro, a notificação obrigatória às autoridades competentes de casos de suspeita ou de confirmação de maus-tratos contra crianças e adolescentes atendidos nas entidades do Sistema Único de Saúde.

A partir de 2011, por meio da Portaria n. 104, de 25 de janeiro, o Ministério da Saúde tornou compulsória para todos os profissionais de saúde em serviços públicos e privados do país a notificação de violência doméstica, sexual ou outras violências, e estabeleceu fluxo, critérios, responsabilidades e atribuições aos profissionais e serviços de saúde. Em 6 de junho de 2014, a Portaria n. 1.271 instituiu que os casos de violência sexual e de tentativa de suicídio devem ser comunicados imediatamente (≤ 24 horas) à Secretaria Municipal de Saúde, com o objetivo de garantir prioridade máxima ao atendimento e intervenção oportuna.

Os casos suspeitos ou confirmados de violência envolvendo crianças e adolescentes também devem ser comunicados aos órgãos de defesa de direitos – Conselho

Tutelar da respectiva localidade ou autoridades competentes, conforme exigência do art. 13 do Estatuto da Criança e do Adolescente (ECA).

QUADRO 5 Exames complementares e encaminhamentos para outros profissionais

Violência física	• Lactentes com alteração do estado mental: realizar exame de fundo de olho (busca de hemorragias retinianas) e exame de imagem cerebral. • Suspeita de criança espancada < 2 anos: solicitar estudo radiológico de corpo inteiro visando à identificação de sinais de fraturas pregressas. Em crianças maiores, a solicitação de radiografia pode ser seletiva. • Presença de hematomas: pedir hemograma e coagulograma para diagnóstico diferencial com quadros hematológicos.
Violência sexual	• Realizar exames físico e ginecológico completos. • Até 72 horas após a ocorrência da violência sexual, iniciar profilaxia de HIV, IST, hepatite B e gravidez (quando necessário). • Encaminhar a criança/adolescente para o Centro de Saúde referência em IST/Aids mais próximo de sua residência, a fim de adquirir o restante dos medicamentos antirretrovirais e fazer o acompanhamento. • Solicitar exames de sangue anti-HIV, hepatite B (HbsAG e anti-Hbs), hepatite C (anti-HCV), sífilis, transaminases, hemograma e beta-HCG (para mulheres em idade fértil). • Exame do conteúdo vaginal: solicitar exame bacterioscópico (*Clamidia*, *Gonococo* e *Trichomonas*), cultura para *Gonococo* e PCR para *Clamídia*, e, se possível, verificar se há espermatozoides no material. • Encaminhar para acompanhamento psicossocial.

Aids: síndrome da imunodeficiência adquirida; HIV: vírus da imunodeficiência humana; IST: infecções sexualmente transmissíveis.
Fonte: adaptado de SBP, 2022;[3] SPSP, 2018.[5]

É essencial que os médicos compreendam seu papel social e sua responsabilidade na prevenção, na identificação e na abordagem da violência na vida de seus jovens pacientes.

POTENCIAIS REPERCUSSÕES DA VIOLÊNCIA VIVIDA OU TESTEMUNHADA[2,3,6,7,10,11]

As consequências da violência contra crianças e adolescentes podem ser profundas, abalando o desenvolvimento saudável. São descritos agravos emocionais (problemas de autoestima, ansiedade, depressão, sintomas psicossomáticos etc.), sociais (dificuldade de relacionamento, comportamentos suicidas, envolvimento em atividades criminosas etc.), acadêmicos (problemas de atenção e aprendizagem), de saúde física (desde pequenas cicatrizes até danos cerebrais graves e óbito) e comportamentais (uso de álcool e outras drogas, práticas sexuais inseguras etc.).

PREVENÇÃO DA VIOLÊNCIA[1-11]

A criação de vínculos afetivos sólidos e harmoniosos, o fortalecimento da resiliência e a promoção da cultura da paz são estratégias importantes para a prevenção da violência e para a promoção da saúde.

É fundamental minimizar os fatores de vulnerabilidade e fortalecer os fatores de proteção, assim como promover o autocuidado, a parentalidade positiva e o estímulo às interações sociais saudáveis, por meio do cuidado e do apoio social mútuo.

Os profissionais de saúde devem atuar preventivamente, orientando as famílias vulneráveis na ressignificação das relações, em prol da edificação de vínculos protetores. Torna-se indispensável auxiliar as famílias na construção de novas formas de agir e de educar as crianças e os adolescentes.

Deve-se mencionar também a relevância de programas de capacitação de habilidades para a vida, implementados preferencialmente na escola, como estratégias promissoras para o enfrentamento da violência por meio do desenvolvimento de habilidades sociais necessárias para solucionar problemas interpessoais sem recorrer a comportamentos agressivos.

CONSIDERAÇÕES FINAIS[1-4,7,8,13]

A violência na infância e na adolescência é um fenômeno de abrangência mundial, prevalente em todas as classes sociais, etnias e culturas. Os pediatras e outros profissionais têm papel fundamental no reconhecimento de crianças e adolescentes em risco para situações de violência ou submetidos a agressões de diversas ordens (autoagressões, violência física, sexual e psíquica, negligência).

As intervenções para pôr fim à violência na infância e na adolescência incluem esforços individuais, ações comunitárias e compromisso político, destacando-se a importância da ampliação de políticas públicas de enfrentamento da violência e de fortalecimento de programas de prevenção.

Todas as crianças e adolescentes têm o direito de ser poupados de qualquer forma de violência. A proteção integral da criança e do adolescente é um compromisso da maior importância e urgência e uma responsabilidade de todos.

REFERÊNCIAS

1. Organização Mundial da Saúde; Krug EG, Dahlberg LL, Mercy JA, Zwi AB, Lozano R (eds.). Relatório mundial sobre violência e saúde. Genebra: Organização Mundial da Saúde; 2002. Disponível em: https://portaldeboaspraticas.iff.fiocruz.br/wp-content/uploads/2019/04/14142032-relatorio-mundial-sobre-violencia-e-saude.pdf. Acesso em: 10 maio 2024.
2. Almeida RS, Lima RC, Crenzel G, Abranches CD. A criança, o adolescente e a violência. In: Almeida RS, Lima RC, Crenzel G, Abranches CD. Saúde mental da criança e do adolescente. 2.ed. Barueri: Manole; 2019. p.163-72 (Série Pediatria Soperj).
3. Sociedade Brasileira de Pediatria (SBP). Tratado de pediatria. 5.ed. v.1 e 2. Santana de Parnaíba: Manole; 2022.
4. Gama MAC, Pfeiffer L. Diagnóstico da violência na infância e na adolescência. In: Silva LR, Solé D (coords.). Diagnóstico em pediatria. Santana de Parnaíba: Manole; 2022. p.514-72.
5. Sociedade de Pediatria de São Paulo. Sociedade Brasileira de Pediatria. Waksman RD, Hirschheimer MR, Pfeiffer L (orgs.). Manual de atendimento às crianças e adolescentes vítimas de violência. 2.ed. Brasília, DF: Conselho Federal de Medicina; 2018.
6. Assis SG, Constantino P, Avanci JQ (orgs.). Impactos da violência na escola: um diálogo com professores. Rio de Janeiro: Ministério da Educação; Fiocruz; 2010.
7. World Health Organization (WHO). Inspire: seven strategies for ending violence against children. Geneva: World Health Organization; 2016. Disponível em: https://iris.who.int/handle/10665/207717. Acesso em: 10 maio 2024.
8. Fundo das Nações Unidas para Infância (Unicef). Proteção de crianças e adolescentes contra as violências. Disponível em: https://www.unicef.org/brazil/protecao-de-criancas-e-adolescentes-contra-violencias. Acesso em: 10 maio 2024.
9. Brasil. Ministério da Saúde. Linha de cuidado para a atenção integral à saúde de crianças, adolescentes e suas famílias em situação de violências: orientação para gestores e profissionais de saúde. Brasília, DF: Ministério da Saúde; 2010. Disponível em: https://bvsms.saude.gov.br/bvs/publicacoes/linha_cuidado_criancas_familias_violencias.pdf. Acesso em: 10 maio 2024.
10. Brasil. Ministério da Saúde. Violência intrafamiliar: orientações para a prática em serviço. Cadernos de atenção básica, 8. Brasília, DF: Ministério da Saúde; 2002.
11. Njaine K, Assis SG, Constantino P, Avanci JQ (eds.). Impactos da violência na saúde. 4.ed. Rio de Janeiro: Coordenação de Desenvolvimento Educacional e Educação a Distância da Escola Nacional de Saúde Pública Sergio Arouca, ENSP, Fiocruz; 2020.
12. Unicef. Panorama da violência letal e sexual contra crianças e adolescentes no Brasil. 2021. Disponível em: https://www.unicef.org/brazil/media/16421/file/panorama-violencia-letal-sexual-contra-criancas-adolescentes-no-brasil.pdf. Acesso em: 10 maio 2024.
13. Brasil. Ministério da Saúde. Secretaria de Vigilância em Saúde e Ambiente. Panorama dos suicídios e lesões autoprovocadas no Brasil de 2010 a 2021. Boletim Epidemiológico. 2024;55(4).
14. Brasil. Ministério da Saúde. Sistema de informações sobre mortalidade. Disponível em: http://tabnet.datasus.gov.br/cgi/deftohtm.exe?sim/cnv/obt10uf.def. Acesso em: 10 maio 2024.
15. Brasil. Ministério da Saúde. Sistema de informações sobre notificações. Disponível em: http://tabnet.datasus.gov.br/cgi/tabcgi.exe?sinannet/violencia/bases/violebrnet.def. Acesso em: 10 maio 2024.

16. Brasil. Ministério da Saúde. Sistema de informações sobre morbidade hospitalar do SUS. Disponível em: http://tabnet.datasus.gov.br/cgi/deftohtm.exe?sih/cnv/eiuf.def. Acesso em: 10 maio 2024.
17. Brasil. Presidência da República. Lei n. 13.010, de 26 de junho de 2014.
18. Brasil. Ministério da Saúde. Portaria n. 1.968, de 25 de outubro de 2001. Dispõe sobre a notificação, às autoridades competentes, de casos de suspeita ou de confirmação de maus-tratos contra crianças e adolescentes atendidos nas entidades do Sistema Único de Saúde.
19. Brasil. Ministério da Saúde. Portaria n. 104, de 25 de janeiro de 2011. Define as terminologias adotadas em legislação nacional, conforme o disposto no Regulamento Sanitário Internacional 2005 (RSI 2005), a relação de doenças, agravos e eventos em saúde pública de notificação compulsória em todo o território nacional e estabelece fluxo, critérios, responsabilidades e atribuições aos profissionais e serviços de saúde.
20. Brasil. Ministério da Saúde. Portaria n. 1.271, de 24 de junho de 2014. Define a lista nacional de notificação compulsória de doenças, agravos e eventos de saúde pública nos serviços de saúde públicos e privados em todo o território nacional, nos termos do anexo, e dá outras providências.
21. Estatuto da Criança e do Adolescente e normas correlatas. 2.ed. atualizada até maio de 2023. Brasília: Senado Federal, Coordenação de Edições Técnicas; 2023.
22. Brasil. Ministério da Saúde. Secretaria de Vigilância em Saúde. Departamento de Vigilância de Doenças e Agravos Não Transmissíveis e Promoção da Saúde. Viva: instrutivo notificação de violência interpessoal e autoprovocada. 2.ed. Brasília, DF: Ministério da Saúde; 2016.

16

A criança e o adolescente doentes

Roberto Santoro Almeida
Adriana Rocha Brito
Vera Ferrari Rego Barros
Rossano Cabral Lima

DESTAQUES

- Saúde e doença fazem parte do dia a dia de crianças, adolescentes e suas famílias.
- Aspectos psicológicos estão sempre presentes no adoecer, interferindo na gênese, na evolução e no tratamento de doenças.
- Profissionais de saúde devem conhecer as principais reações psicológicas de crianças, adolescentes e famílias a doenças agudas e crônicas, hospitalizações e morte.
- A identificação dos fatores que influenciam as reações psicológicas ao adoecer é essencial para uma abordagem sensível e cuidadosa dos pacientes e suas famílias.

INTRODUÇÃO[1-20]

Desde o início da vida, a criança convive com o mundo médico. Consultas pediátricas periódicas, vacinas e adoecimentos fazem parte do cotidiano das famílias e são reproduzidos no brincar infantil. Microtraumas na relação com o pediatra são revividos em brincadeiras que permitem à criança elaborar o impacto emocional dos procedimentos que fazem parte da rotina dos cuidados.

As doenças irrompem na vida de crianças e adolescentes, perturbando as atividades habituais e interferindo nas relações interpessoais e na experiência escolar. Na maioria dos casos, o adoecimento é gerenciado a contento pelos pais, muitas vezes com o auxílio do pediatra, em situações autolimitadas que se resolvem espontaneamente ou com intervenção médica mínima.

Em algumas situações, porém, o adoecer tem um impacto mais duradouro. Doenças podem causar dor e limitações e se prolongar, com efeitos maiores sobre a existência do indivíduo acometido e seus parentes.

Em todas as situações de adoecimento, fatores subjetivos e psicológicos estão presentes. Podem estar implicados na gênese da condição clínica ou surgir como reações à doença, a suas consequências e ao tratamento. Os fatores psicológicos, por sua vez, podem perturbar as relações interpessoais e o aprendizado e causar sofrimento para os pacientes e suas famílias, interferindo também na condução das medidas terapêuticas.

O pediatra deve estar preparado para compreender os aspectos vivenciais implicados no adoecer, acolhendo seus pacientes e suas famílias em suas necessidades emocionais.

FATORES QUE INFLUENCIAM AS REAÇÕES EMOCIONAIS AO ADOECIMENTO[1-12]

As reações emocionais ao adoecer dependem de múltiplos fatores, e variam de acordo com as características de cada paciente e de cada família. No entanto, algumas constantes importantes podem ser destacadas (Quadro 1).

QUADRO 1 **Fatores que influenciam as reações emocionais ao adoecimento**

Nível de desenvolvimento cognitivo e emocional.
Grau de dor, comprometimento de função ou deformidade.
Reação aos procedimentos e ao tratamento.
Interferência na rotina.
Significado da doença para o paciente e para a família.
Relações familiares prévias e reação dos pais ou cuidadores.
Afastamento dos pais (hospitalização).
Qualidade do cuidado.

Fonte: adaptado de Almeida et al., 2019;[1] Almeida e Brito, 2022;[2] Almeida e Brasil, 2012.[3]

O nível de desenvolvimento cognitivo e emocional interfere na percepção do adoecer e nas reações emocionais provocadas pelo estado de doença. Pré-escolares têm dificuldades de entender conexões lógicas de causa e efeito, apresentando uma visão de mundo autocentrada e mágica. A noção de acaso é tênue ou ausente, e a distinção entre o mundo externo e a fantasia não está totalmente estabelecida. A doença pode ser entendida como castigo pelo mau comportamento. Sentimentos de culpa são comuns, e a culpa pode ser projetada nos pais ou na equipe de saúde. A capacidade de compreender a necessidade de procedimentos investigativos ou terapêuticos pode ser limitada. Nessa fase, o conforto afetivo presencial dos pais é indispensável.

Escolares já têm capacidade de entender noções de causa e efeito e relações lógicas. Explicações sobre a doença, os exames complementares e o tratamento devem utilizar comparações concretas com situações do dia a dia da criança, podendo aumentar a colaboração.

Adolescentes são capazes de pensar abstratamente. No entanto, o cuidado médico opera na direção oposta da necessidade do adolescente de se diferenciar e se tornar autônomo em relação aos adultos. Comportamentos de oposição e risco são frequentes. A equipe de saúde precisa estabelecer uma relação de confiança com o adolescente, na qual ele possa se assenhorar de sua doença e tomar o tratamento como parte do processo de desenvolvimento do autocuidado, no caminho da autonomia.

Adolescentes muitas vezes se mostram não colaborativos com os tratamentos propostos, no afã de independência e de oposição aos adultos. Sentimentos de onipotência e impulsividade, característicos dessa fase, interferem na capacidade de julgar realisticamente as consequências de seus atos ou omissões.

É fundamental avaliar a presença de dor, principalmente dor de intensidade moderada a forte, que deve ser logo minimizada por intervenção terapêutica adequada. A dor é um importante desencadeador de estresse, ansiedade e depressão, interferindo na utilização de recursos psicológicos saudáveis para lidar com a doença.

As limitações físicas decorrentes da doença podem interferir na qualidade de vida e afetar a autoestima e o desenvolvimento da autonomia. A presença de deformidades pode comprometer a autoimagem e a relação com os pares. Adolescentes são particularmente sensíveis às alterações de função ou a modificações, mesmo mínimas, da aparência. Podem apresentar retraimento e vergonha e estão mais sujeitos a sofrer *bullying*.

Crianças e adolescentes muitas vezes reagem aos procedimentos e ao tratamento de maneira não realística, a partir de fantasias assustadoras de culpa e punição. Podem ser tomadas de medo de morrer ou de sofrerem mutilações. As famílias também podem encarar a doença pela perspectiva de medos que perturbam a objetividade. O profissional precisa estar disponível para ouvir os pensamentos e sentimentos dos pacientes e suas famílias, a partir da compreensão de que forças emocionais profundas e poderosas podem estar interferindo na percepção da situação. É preciso reconhecer, no entanto, que procedimentos diagnósticos e terapêuticos são muitas vezes dolorosos, constrangedores e incômodos.

A doença e suas exigências de tratamento, com consultas, internações e limitações decorrentes, podem causar perturbação nas relações interpessoais e no processo de aprendizado, desorganizando a rotina e interferindo na qualidade de vida.

O significado que o adoecer toma para os pacientes e as famílias interfere nas relações com a equipe de saúde. Assim como as crianças e adolescentes, os pais também podem criar fantasias assustadoras em relação à doença e ao tratamento. O sentimento de culpa é muito comum, e pode ser projetado na equipe de saúde, criando relações conflituosas.

Fatores culturais muitas vezes interferem na compreensão do adoecer. A perspectiva de uma punição divina ou a esperança de uma cura milagrosa podem gerar recusa ao tratamento proposto.

É fundamental que o profissional se comunique de maneira clara e objetiva, sem tecnicismos, por meio de exemplos concretos, assegurando-se de que foi compreendido pelo paciente e pela família. No vácuo da não compreensão, ou da compreensão errônea, muitas vezes não reveladas por vergonha, podem surgir temores fantasiosos que causam profundo sofrimento.

A reação dos pais ou cuidadores ao adoecer da criança e do adolescente tem impacto profundo sobre o estado psicológico do paciente. A criança pequena tem noção limitada da realidade externa, e sua visão de mundo é determinada pela maneira como os pais vivenciam as situações. Pais ansiosos, desesperados ou tomados por fantasias catastróficas contaminam o estado emocional de seus filhos.

A doença, a hospitalização e o tratamento podem criar múltiplos traumas, cujo impacto é menor se há uma base afetiva familiar segura, com boas experiências de amparo e gerenciamento sensato e efetivo de crises. Lares com conflitos graves, a presença de transtornos mentais, o uso de drogas ilícitas ou a criminalidade na família tornam as crianças ou os adolescentes mais sujeitos aos efeitos deletérios de vivências traumáticas, aumentando o risco de transtornos mentais e físicos.

A qualidade do cuidado de saúde recebido também interfere no impacto do adoecer. Pediatras tranquilos e disponíveis, que estabelecem uma relação de confiança com os pacientes e suas famílias, minimizam as consequências psicológicas negativas do adoecimento. São fundamentais o diálogo claro e objetivo, a sensibilidade empática para acolher as angústias e o reconhecimento das necessidades emocionais da criança ou do adolescente doentes e de suas famílias.

REAÇÕES PSICOLÓGICAS MAIS COMUNS AO ADOECIMENTO[1-11]

O Quadro 2 lista as reações psicológicas mais comuns ao adoecimento.

A DOENÇA AGUDA[1-11]

Entre os mecanismos de defesa utilizados para lidar com o adoecimento, a regressão e a negação são os mais comuns. A regressão consiste no retorno a padrões psicológicos e de comportamento superados. Crianças mais velhas voltam a se portar como bebês, chupando o dedo ou se agarrando aos pais. Adolescentes podem se tornar passivos e dependentes, falando como crianças, ou podem se rebelar contra o movimento regressivo natural, acirrando os comportamentos de oposição.

A negação se caracteriza pelo não reconhecimento de partes dolorosas da realidade. É um mecanismo de defesa do ego cuja função é evitar a dor psíquica. A defesa tem um aspecto adaptativo, prevenindo a mente de sofrer o impacto traumático de situações para as quais não está preparada. A negação em si não é patológica, promovendo um ajuste gradual à situação de sofrimento, mas pode, em excesso, comprometer o reconhecimento da doença e a colaboração do paciente e da família.

Revolta, raiva e culpa também são comuns. A raiva e a culpa podem ser dirigidas a si mesmo sob forma de autoacusações ou podem ser projetadas sobre a equipe de saúde. Medos reais ou em fantasia, vergonha, problemas de autoestima e de autoimagem, retraimento e temor do julgamento dos colegas são comuns em adolescentes.

QUADRO 2 Reações psicológicas ao adoecimento

Doença aguda	
Criança ou adolescente	Regressão.
	Negação.
	Fantasias assustadoras em relação à doença e ao tratamento.
	Culpa, raiva ou revolta.
	Medo da morte, da dor e da desfiguração (realístico ou fantasiado).
	Ansiedade diante dos procedimentos diagnósticos e do tratamento.
	Recusa em colaborar com os profissionais e com os pais.
	Isolamento.
	Vergonha por estar doente.
	Perda da autoestima.
	Medo de discriminação pelos colegas.
Pais	Culpa.
	Negação da gravidade e da necessidade de tratamento.
	Fantasias sobre as causas, a natureza e as consequências da doença.
	Revolta e desconfiança em relação aos profissionais de saúde.
Doença crônica	
Criança ou adolescente	Ressentimento.
	Culpa.
	Desânimo.
	Medo de morrer.
	Isolamento social.
	Baixa autoestima.
Pais	Exaustão.
	Culpa.
	Impotência.
	Revolta.

Fonte: adaptado de Almeida et al., 2019;[1] Almeida e Brito, 2022;[2] Almeida e Brasil, 2012.[3]

É preciso lembrar que o paciente pode se acomodar às vantagens do papel de doente, que o exime das responsabilidades da vida e garante a atenção e o cuidado da família e da equipe (ganho secundário).

Os pais também podem apresentar uma ampla gama de reações psicológicas: culpa, raiva, negação ou culpabilização dos profissionais de saúde.

A DOENÇA CRÔNICA[1-11]

Todas as reações psicológicas descritas no tópico anterior podem também estar presentes nas doenças crônicas (regressão, negação, raiva, revolta, culpa, fantasias etc.). A duração da doença, a falta de expectativas de cura e a interferência no dia a dia agravam as condições psicológicas do paciente e da família e podem trazer complicações adicionais. Pacientes com doenças crônicas têm maior risco de desenvolver transtornos mentais como ansiedade e depressão. Pode haver momentos de esgotamento físico e mental, desânimo e desistência. Pais podem se sentir culpados, desesperançados, raivosos ou impotentes.

A HOSPITALIZAÇÃO[2,13-15]

A hospitalização ocorre quando as medidas familiares e pediátricas em ambulatório e domicílio são insuficientes para resolver a situação de adoecimento. A internação pode ser sentida pela família como um fracasso de sua capacidade de cuidar da criança ou do adolescente.

Há uma interrupção drástica dos hábitos de vida da criança, do adolescente e da família, com uma enorme exigência de adaptação a regras, horários, instalações, exames e tipos de alimentação que fazem parte da rotina hospitalar. Os procedimentos diagnósticos e terapêuticos podem provocar dor, incômodo, medo e estresse. Diante das novas circunstâncias, são comuns a irritabilidade, a insônia, a ansiedade e a perda de apetite.

Crianças e adolescentes internados, especialmente em unidades de tratamento intensivo, podem apresentar quadro de *delirium*, que pode estar relacionado a uma doença de base ou ao uso de medicamentos. Para aprofundamento nesse assunto, recomenda-se a leitura do Capítulo 18 sobre "Emergências psiquiátricas".

Crianças pequenas (do segundo semestre de vida até os 4 anos de idade) que são hospitalizadas sem o acompanhamento dos cuidadores sofrem o trauma pela separação, que pode ter efeitos prejudiciais à saúde física e mental. O Estatuto da Criança e do Adolescente, publicado em 1990, exige que as instituições de saúde recebam os acompanhantes de crianças hospitalizadas, prevenindo o trauma advindo da separação precoce. A equipe e a instituição devem estar preparadas para acolher os pais em suas instalações e estimulá-los a acompanhar os filhos internados, esclarecendo sobre a importância de sua presença para a saúde mental das crianças.

Adolescentes, em fase de onipotência e oposição normal aos adultos, podem lidar mal com a internação, mostrando-se resistentes e pouco colaborativos.

A CRIANÇA, O ADOLESCENTE E A MORTE[13,16-20]

A compreensão do conceito de morte depende do desenvolvimento cognitivo e emocional. Crianças pequenas não entendem que todas as pessoas morrem, nem que a morte é definitiva e sem volta. Na idade escolar, a criança já se torna capaz de admitir o caráter irreversível e universal da morte, que corresponde à interrupção definitiva de todos os processos vitais. Crianças pequenas que vivem situações traumáticas de perdas de entes queridos ou doenças crônicas com prognóstico fatal podem amadurecer mais cedo na compreensão destes fenômenos.

As reações comuns de crianças e adolescentes com doenças sem possibilidade de cura ou perspectiva de morte são a raiva, a angústia, o desespero, a desesperança, a passividade e a desistência. Comportamentos regredidos também são frequentes. O paciente pode também elaborar psicologicamente, de forma progressiva, o caminhar para a finitude, aceitando o destino. A criança, o adolescente e a família devem receber cuidado empático e afetivo da equipe de saúde.

Os pais podem alternar as reações de raiva, culpa (por vezes projetada na equipe de saúde), revolta, medo, desesperança, desistência, apatia, negação ou luto antecipado. Conflitos com a equipe são comuns.

Se a morte do paciente sobrevém, os pais, tomados de dor, desespero, culpa, desamparo ou apatia, devem ser acolhidos pela equipe de saúde. Os profissionais devem estar presentes e disponíveis para ajudá-los no difícil processo de luto. O profissional de saúde deve se lembrar também dos irmãos do paciente falecido. Muitas vezes os irmãos se sentem abandonados pelos pais que se dedicavam ao filho doente. Podem sobrevir fantasias de culpa de ter sobrevivido, medo de perder o amor dos pais ou de morrer também.

O cuidar de crianças e adolescentes em processo de fim de vida sobrecarrega emocionalmente os profissionais de saúde. São comuns os sentimentos de impotência, culpa e fracasso. Muitas vezes o profissional se fecha ou se afasta do paciente, por não suportar a dor emocional envolvida. O profissional de saúde deve se conscientizar de seu papel de minimizar o sofrimento do paciente e da família, aliviando a dor, acolhendo as angústias, preservando a dignidade e amparando a família após o óbito. Para isso, é preciso abandonar perspectivas onipotentes de cura.

CUIDADOS PSICOLÓGICOS À CRIANÇA E AO ADOLESCENTE DOENTES E SUAS FAMÍLIAS[1,13,16-20]

Os pediatras e demais profissionais que tratam de crianças e adolescentes podem reduzir o sofrimento e as sequelas psicológicas do adoecer em seus pacientes e famílias. O Quadro 3 resume as recomendações para minimizar o impacto do adoecimento em crianças, adolescentes e famílias.

QUADRO 3 Recomendações para minimizar o impacto do adoecimento

- Comunicação empática, honesta e clara.
- Promoção da resiliência.
- Atenção à família.
- Apoio especializado de saúde mental.
- Presença de classe hospitalar durante a internação.
- Capacitação da equipe de saúde para lidar com os aspectos psicológicos do adoecimento e do morrer.

Fonte: adaptado de Almeida e Brito, 2022.[2]

CONSIDERAÇÕES FINAIS

Fatores psicológicos estão sempre presentes nos processos de saúde e doença. Aspectos mentais podem estar implicados na gênese de doenças, em sua evolução e em seu tratamento. Além disso, crianças, adolescentes e suas famílias apresentam reações psicológicas às doenças agudas e crônicas, às hospitalizações e aos tratamentos de saúde. Pediatras e demais profissionais de saúde devem estar atentos à saúde mental de seus pacientes.

É fundamental que, para além do aspecto técnico, os profissionais envolvidos no cuidado da infância e da adolescência estejam preparados para ouvir as angústias e fantasias de seus pacientes. A comunicação clara, empática, honesta e afetiva reforça os vínculos, minimizando o impacto psicológico dos problemas de saúde. Os pediatras podem incentivar crianças, adolescentes e famílias a encontrar recursos psíquicos saudáveis para lidar com as doenças agudas e crônicas, as hospitalizações e mesmo as condições com prognóstico fatal.

O profissional de saúde mental pode auxiliar o pediatra no cuidado à saúde mental de pacientes e famílias que lidam com o adoecer. Além disso, pode amparar o profissional de saúde muitas vezes sobrecarregado pelas demandas emocionais de seu trabalho.

REFERÊNCIAS

1. Almeida RS, Lima RC, Crenzel G, Abranches CD. A criança e o adolescente doentes. In: Almeida RS, Lima RC, Crenzel G, Abranches CD. Saúde mental da criança e do adolescente. 2.ed. Barueri: Manole; 2019. p.156-62 (Série Pediatria Soperj).
2. Almeida RS, Brito AR. Aspectos psicológicos do adoecer: a doença pela perspectiva da criança, do adolescente e da família. In: Silva LR, Solé D (coords.). Diagnóstico em pediatria. 2.ed. Santana de Parnaíba: Manole; 2022. p.52-60.
3. Almeida RSPC, Brasil HHA. A criança doente. In: Brasil MAA, Campos EP, Amaral GF, Medeiros JGM (eds.). Psicologia médica: a dimensão psicossocial da prática médica. Rio de Janeiro: Guanabara-Koogan; 2012. p.169-73.
4. Goodman R, Scott S. Psychosomatics. In: Child and adolescent psychiatry. 3.ed. London: Willey Blackwell; 2012. p.171-81.
5. Marcelli D. L'enfant et le monde médical. In: Enfance et psychopathologie. 11.ed. Issy-les-Moulineux: Elsevier-Masson; 2021. p.675-710.
6. Marcelli D, Braconnier A. L'adolescent et les pathologies somatiques. In: Adolescence et psychopathologie. 9.ed. Issy-les-Moulineux: Elsevier-Masson; 2018. p.723-51.
7. Jepsen SL, Haahr A, Eg M, Jørgensen LB. Coping with the unfamiliar: how do children cope with hospitalization in relation to acute and/or critical illness? A qualitative metasynthesis. J Child Health Care. 2019;23(4):534-50.
8. Perrin JM, Gnanasekaran S, Delahaye J. Psychological aspects of chronic health conditions. Pediatr Rev. 2012;33(3):99-109.
9. Lepri LMF. A criança e a doença: da fantasia a realidade. Rev SBPH. 2008;11(2):15-26.
10. Bassols AMS, Zavaschi ML, Palma RB. A criança frente à doença e à morte: aspectos psiquiátricos. Rev Bras Psicoter. 2013;15(1):12-25.
11. Classen CF. Pediatric palliative care: the role of the patient's family. World J Clin Pediatr. 2012;1(3):13-9.
12. Brito AR, Alves ASM, Almeida RS, Lima RC, Barros VFR. Promoção da saúde mental na infância e na adolescência. In: Sociedade Brasileira de Pediatria. Tratado de pediatria. 5.ed. v.2. Santana de Parnaíba: Manole; 2022. p.1094-7.
13. Nogueira AJ, Ribeiro MT. "Na sombra da doença": a perspectiva de irmãos de crianças em cuidados paliativos. Revista Iberoamericana de Diagnóstico y Evaluación – e Avaliação Psicológica. 2020;54(1):19-33.
14. Spitz R. Hospitalism. In: Harrison S, MacDermott J. Childhood psychopathology: an anthology of basic readings. New York: International Universities; 1972.
15. Estatuto da Criança e do Adolescente e normas correlatas. 2.ed. atualizada até maio de 2023. Brasília: Senado Federal, Coordenação de Edições Técnicas; 2023.
16. Kübler-Ross E. Sobre a morte e o morrer: o que os doentes terminais têm para ensinar a médicos, enfermeiras, religiosos e aos seus próprios parentes. 10.ed. São Paulo: Martins Fontes; 2017.
17. Kovács MJ. Morte e desenvolvimento humano. São Paulo: Casa do Psicólogo; 1992.
18. Bally JMG, Smith NR, Holtslander L, Duncan V, Hodgson-Viden H, Mpofu C, et al. A metasynthesis: uncovering what is known about the experiences of families with children who have life-limiting and life-threatening illnesses. J Pediatr Nurs. 2018;38:88-98.
19. Torres WC. A criança diante da morte: desafios. São Paulo: Casa do Psicólogo; 2012.
20. Raimbault G. A criança e a morte. Rio de Janeiro: Francisco Alves; 1979.

17

Abuso de substâncias psicoativas e outras adicções

Gabriela Judith Crenzel
Roberto Santoro Almeida
Rossano Cabral Lima

DESTAQUES

- O uso de álcool e outras substâncias psicoativas (SPA) tem se iniciado cada vez mais cedo em crianças e adolescentes. Os comportamentos aditivos têm etiologia complexa e multifatorial, resultando da interação de fatores individuais, familiares e sociais.
- As consequências prejudiciais do uso de SPA (álcool e outras drogas) não se restringem às situações mais graves de dependência. O uso e o abuso constituem uma grave questão de saúde pública, relacionando-se a problemas no campo social, com consequências em curto e longo prazo.
- As intervenções necessárias transcendem o tratamento médico, devendo envolver todos os setores da sociedade, como educação, Justiça e meios de comunicação.
- As consultas pediátricas devem contemplar o uso abusivo de SPA, em ações de prevenção e eventual abordagem terapêutica.
- O transtorno de jogos é um diagnóstico recentemente incorporado às classificações internacionais, equiparando-se a outras adicções. O pediatra deve estar atento a esse problema e ao aumento de prevalência do uso problemático da internet, condições que interferem negativamente no desenvolvimento.

INTRODUÇÃO[1-7]

O uso de substâncias psicoativas (SPA) faz parte da história da humanidade e está ligado indissociavelmente a fatores culturais. O meio e as circunstâncias em que a substância é utilizada devem ser considerados na determinação do risco e da presença ou ausência de patologia. As SPA podem ser usadas regularmente como parte de rituais religiosos, celebrações (por exemplo, o consumo de bebidas alcóolicas na véspera de Ano-Novo) ou experiências místicas culturalmente sancionadas, que não configuram transtornos mentais.

O uso de SPA entre os jovens é frequente e vem ocorrendo em idades cada vez mais precoces, motivado pela curiosidade, pela pressão social, pela busca de alterações do estado de consciência e pelo prazer. Muitas vezes não tem repercussões graves, correspondendo a uma fase passageira de experimentação.

A substância mais consumida em todo o mundo, geralmente a primeira a ser utilizada pelos jovens, é o álcool. Boa parte dos adultos faz uso de álcool em situações sociais. O consumo de medicamentos com efeitos psicoativos tem-se tornado também cada vez mais frequente.

O pediatra precisa ter em mente que crianças e adolescentes são especialmente vulneráveis a desenvolver transtornos por uso de substâncias (TUS). Deve estar atento para intervir na prevenção desses transtornos, tendo em vista que, quanto mais precoce o início do uso, maiores são as consequências deletérias à saúde e o risco de persistência desse comportamento na vida adulta.

Pesquisas nacionais e internacionais apontam para o crescimento do consumo de álcool e outras substâncias entre os adolescentes, resultando em risco à saúde física e mental. Entre as consequências danosas relacionadas estão as dificuldades de aprendizagem, os problemas de memória, o abandono escolar e a dependência na vida adulta.

DEFINIÇÃO[1-7]

Existe um amplo espectro de padrões de utilização de álcool e outras SPA, que inclui a experimentação, o uso leve e eventual (muitas vezes sem consequências significativas), o uso regular (que pode não trazer problemas óbvios, mas configura comportamento de risco), até o abuso e a dependência.

De forma esquemática, pode-se considerar que o consumo de SPA configura um TUS quando existem prejuízos significativos ao indivíduo e/ou a seu entorno. A avaliação do abuso de álcool ou outras SPA durante a adolescência requer uma abordagem criteriosa. Múltiplos sinais vagos, como mudanças nos relacionamentos familiares e sociais ou no desempenho escolar, ligações telefônicas misteriosas e descuido com a higiene pessoal, devem ser considerados sinais de alerta.

As atuais classificações psiquiátricas, o Manual Diagnóstico e Estatístico de Transtornos Mentais (DSM-5-TR, Associação Americana de Psiquiatria) e a 11ª edição da Classificação Internacional de Doenças (CID-11, Organização Mundial de Saúde), utilizam uma única categoria diagnóstica para abarcar toda a variedade de usos problemáticos de substâncias – TUS –, havendo necessidade de especificar a substância envolvida (álcool, *cannabis*, nicotina, tabaco, cafeína, alucinógenos, inalantes, opioides, sedativos, hipnóticos e ansiolíticos, estimulantes e outras substâncias). O diagnóstico tem por base um conjunto de padrões comportamentais patológicos, vinculados ao consumo da SPA, que resultam em prejuízos funcionais, utilizando os seguintes critérios:

- Consumo frequente da substância, em maiores quantidades ou por um período maior que o pretendido, que leva a problemas sociais ou de saúde.
- Desejo persistente ou esforços malsucedidos de reduzir ou controlar o uso da substância.
- Gasto excessivo de tempo em atividades relacionadas à obtenção da substância, à utilização ou à recuperação dos efeitos do uso.

O DSM-5-TR lista diversos sinais e sintomas comportamentais e físicos relacionados ao uso, à intoxicação ou à abstinência de diversas substâncias. A gravidade – leve, moderada ou grave – é determinada pela quantidade de sintomas presentes. A CID-11 define graus crescentes de gravidade de consumo de SPA, desde o uso arriscado, o uso disfuncional (com a presença de problemas sociais), até o uso abusivo (no caso de danos físicos ou mentais). O consumo regular pode levar à tolerância, isto é, à necessidade de uso em doses cada vez maiores para atingir o mesmo efeito, e à abstinência, que pode se manifestar por sintomas variados, de acordo com o tipo de substância. A dependência é um distúrbio de regulação do consumo, decorrente da utilização repetida.

Álcool[8,9]

O álcool é a substância psicoativa mais usada durante a adolescência. Pesquisas nacionais e internacionais apontam para o crescimento do consumo ao longo dos anos e o início de uso cada vez mais precoce. É comum que os adolescentes utilizem concomitantemente outras substâncias, como energéticos, inalantes, maconha, cocaína e ansiolíticos.

A altíssima prevalência de consumo de bebidas alcoólicas na adolescência, apesar da proibição formal do uso antes dos 18 anos, está relacionada à baixa qualidade da vigilância, à ampla distribuição, à facilidade de acesso em diversas apresentações, ao estímulo ao consumo e à aceitação em muitos meios, frequentemente em rituais sociais culturalmente validados.

Entre os comportamentos indicativos de dependência de álcool destacam-se a utilização fora de situações sociais, a dificuldade de cessar o consumo mesmo em estado de embriaguez, o comportamento agressivo aos questionamentos e a persistência no uso mesmo diante das decorrências negativas nas esferas familiar, social e escolar.

O uso regular pode resultar em tolerância, com necessidade de doses progressivamente maiores de álcool para atingir o mesmo efeito. Os quadros de abstinência se seguem à interrupção do consumo, caracterizando-se por irritabilidade, tremores, suor, ansiedade e náuseas.

Entre as consequências do consumo de álcool, além dos sintomas de intoxicação aguda e dos diversos danos diretos à saúde, destacam-se o aumento na incidência de lesões, acidentes e violência, o comprometimento do desenvolvimento psicossocial, a gravidez indesejada, a exposição a infecções sexualmente transmissíveis e a morte prematura.

Tabagismo[10-13]

Segundo estudos recentes, o consumo de tabaco entre jovens no Brasil começa entre os 12 e os 13 anos. Observa-se maior utilização entre estudantes de escolas públicas, em geral frequentadas por jovens associados a um contexto socioeconômico desfavorável e a um ambiente social propício ao tabagismo.

Os ambientes familiar e social desempenham papéis cruciais na introdução e na persistência do tabagismo. Sentimentos de solidão, problemas de sono e dificuldades nas interações sociais estão relacionados ao uso de tabaco. Há indícios de uma ligação entre o tabagismo e transtornos psiquiátricos específicos, como ansiedade e depressão. Alguns adolescentes recorrem ao tabaco como uma forma de automedicação para alívio de sintomas da esfera mental.

Entre as características comuns associadas ao transtorno por uso de tabaco estão fumar nos primeiros 30 minutos após o despertar, fumar diariamente, fumar cada vez mais cigarros por dia e acordar à noite para fumar. Situações específicas podem despertar fissura e abstinência.

Cigarro eletrônico, e-cigarro ou *vape*[11,13,14]

O crescente uso de dispositivos eletrônicos para fumar (DEF), com números alarmantes de casos de dependência, tem despertado preocupação entre os profissionais de saúde, particularmente em relação a adolescentes. Desde 2009, a venda, a importação e a propaganda de DEF – *vapers*, *pods*, *e-cigarettes*, *e-ciggys*, e-*pipes*, *e-cigars*, *heat not burn* (tabaco aquecido) – foram proibidas no Brasil. Entretanto, tais produtos são facilmente encontrados, e o número de usuários quadruplicou em 4 anos. Há evidências sólidas sobre as consequências danosas da prática do *vaping* (termo utilizado para descrever o consumo dos cigarros eletrônicos) à saúde física e mental dos usuários. Apesar das propagandas enganosas que propõem uma suposta redução de danos em relação aos cigarros convencionais, a utilização de DEF ocasiona grave dependência de nicotina e outros efeitos prejudiciais.

Os fatores que aumentam o risco de adesão ao uso de cigarros eletrônicos são semelhantes aos de cigarros com tabaco, incluindo o tabagismo dos pais, a utilização anterior ou a presença de sintomas de ansiedade e depressão.

O pediatra tem papel fundamental na conscientização e na educação dos adolescentes e suas famílias sobre os problemas associados ao uso de DEF, devendo realizar um trabalho preventivo.

Cannabis (maconha)[15-17]

No Brasil, o consumo recreativo de maconha é proibido; em outros lugares do mundo, houve descriminalização ou legalização (vários estados dos EUA e países como Alemanha, Canadá e Uruguai). Uma vez que componentes extraídos da planta têm propriedades terapêuticas, há atualmente diversos medicamentos derivados da *cannabis* que podem ser prescritos em cerca de 50 países, inclusive no Brasil.

Depois do uso de álcool e de nicotina, a *cannabis* é a substância mais consumida por adolescentes, principalmente em forma de fumo por cigarros (misturada ou não com tabaco), cachimbos, narguilés e cigarros eletrônicos em forma vaporizada. A maconha também pode ser ingerida, misturada com alimentos.

Em alguns casos, o consumo da *cannabis* é intenso e diário, dividido em várias doses ao longo do dia, por meses ou anos, causando problemas nas esferas familiar, escolar e interpessoal. Mesmo o uso menos intenso e esporádico pode ter efeitos deletérios na saúde.

Nas duas últimas décadas, observou-se um aumento constante na potência da *cannabis* comercializada no Brasil, com o resultado de elevar a tolerância nos usuários. Os efeitos mais comuns da intoxicação são euforia, relaxamento e sonolência. Entretanto, podem surgir sintomas de angústia, crises de ansiedade e paranoia. A interrupção abrupta do uso diário ou quase diário de *cannabis* pode resultar em uma síndrome de abstinência, que se manifesta por irritabilidade, raiva ou agressividade, sintomas de ansiedade, humor deprimido, inquietação, insônia, redução do apetite e perda de peso.

Estimulantes[1,2,18,19]

As substâncias estimulantes, como cocaína, anfetamina e metanfetamina, aceleram a atividade do sistema nervoso central, resultando em elevação da energia, aumento da capacidade de concentração e sensação de euforia. Seu uso pode causar problemas que incluem dependência, lesões cerebrais e, em casos extremos, até mesmo a morte.

Os estimulantes ilícitos mais comumente usados são a cocaína, uma droga obtida das folhas da coca que pode ser inalada, injetada ou mascada, e o *crack*, uma substância sólida produzida a partir de cocaína, que pode ser fumada em cachimbos ou misturada com maconha ou tabaco em cigarros.

Os efeitos diretos do uso dessas substâncias são imediatos, intensos e de curto prazo, incluindo euforia, prazer, aceleração do pensamento e aumento da autoconfiança. O consumo resulta em desenvolvimento rápido de tolerância e dependência. Os sintomas de abuso incluem náuseas, vômitos, ansiedade, irritabilidade, alterações atencionais, agitação psicomotora e ideação paranoide (por vezes de cunho delirante). São comuns as dores no peito, o aumento da pressão arterial e a taquicardia. O uso prolongado pode levar a danos irreversíveis ao sistema cardiovascular, dificuldades respiratórias e insuficiência renal. Em casos raros, geralmente de intoxicação grave, podem ocorrer convulsões, fraqueza muscular, discinesia ou distonia.

Substâncias alucinógenas[1,2,5,18,19]

As substâncias alucinógenas, como *ecstasy*, dietilamida do ácido lisérgico (LSD), cogumelos, entre outras, geralmente consumidas de forma oral, podem levar a reações imprevisíveis, com alterações da percepção e sintomas que incluem despersonalização, alucinações visuais e auditivas, desorientação, paranoia, sensação de euforia, ansiedade e depressão. Os efeitos podem variar significativamente conforme a substância específica. São comuns os *flashbacks* – a revivescência dos efeitos alucinógenos mesmo depois da eliminação da substância. O diagnóstico geralmente envolve anamnese detalhada, exame físico cuidadoso e avaliação laboratorial e toxicológica.

Inalantes[1,2,15-19]

Este grupo é composto de diversas substâncias voláteis (cola, tintas, solventes e "lança-perfume" ou "loló"), de fácil acesso e de grau de toxicidade variada. São muito utilizadas por adolescentes em blocos de Carnaval e festas.

Ao inalar intencionalmente essas substâncias, os adolescentes buscam sensações de euforia, bem-estar, acessos de riso e sensação de "estar voando". Os efeitos são relativamente rápidos, sendo comum o uso repetido. As consequências nocivas potenciais da inalação incluem dores de cabeça, náuseas, sintomas depressivos, alucinações, danos neurológicos irreversíveis, taquiarritmias e morte súbita, sobretudo após esforço ou estresse.

Psicofármacos[15,17,19]

A prescrição de psicofármacos para crianças e adolescentes vem crescendo de forma preocupante, muitas vezes sem que haja indicação clínica. É comum também o uso indevido, muitas vezes abusivo, sem prescrição médica, especialmente em adolescentes e jovens adultos, com graves riscos à saúde. Segundo dados publicados em 2022 pelo governo dos EUA, cerca de um terço dos jovens a quem foi receitado algum medicamento psicoativo, mais comumente ansiolíticos, antidepressivos, estimulantes e opioides, utiliza a substância de forma indevida ou abusiva.

DADOS EPIDEMIOLÓGICOS[3-5,16,19-21]

A prevalência do uso de álcool e outras SPA varia consideravelmente conforme a região e o grupo populacional específico.

A Pesquisa Nacional de Saúde do Escolar (PeNSE) indica que mais de 60% dos estudantes brasileiros experimentaram bebida alcoólica, cigarro ou SPA no ano de 2019 (Figura 1).

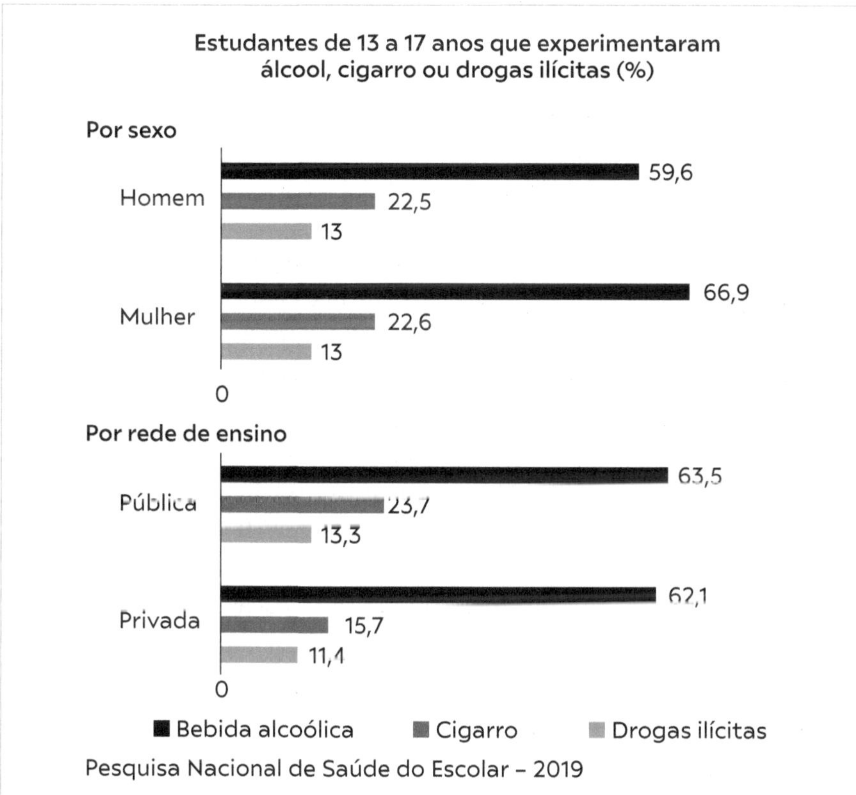

FIGURA 1 Consumo de álcool, cigarro e substâncias ilícitas por estudantes brasileiros em 2019.
Fonte: IBGE, 2019.[16]

O Quadro 1 apresenta dados do Questionário Nacional sobre Consumo de Drogas e Saúde (*National Survey on Drug Use and Health* – NSDUH), publicado nos EUA em 2022.

QUADRO 1 Consumo de álcool e outras drogas por adolescentes norte-americanos em 2022

Uso de produtos com nicotina (tabaco ou cigarros eletrônicos – *vapes*)
• 7,3% dos adolescentes de 12 a 17 anos tinham usado produtos com nicotina no mês anterior.
• 73,2% dos adolescentes de 12 a 17 anos que usaram produtos de nicotina no mês anterior somente usaram vaporizadores (*vapes* ou cigarros eletrônicos).
Uso de álcool
• Na faixa etária de 12 a 20 anos, 15,1% tinham consumido álcool no mês anterior, 8,2% fizeram uso excessivo e 1,7% uso pesado.
Uso de drogas ilícitas
• A maconha foi a droga ilícita mais consumida por adolescentes de 12 a 17 anos (11,5%).

Fonte: adaptado de Samhsa, 2022.[19] Tradução livre dos autores.

CONSIDERAÇÕES ETIOLÓGICAS[1-7,12,15,20,21]

Os determinantes que levam os adolescentes ao consumo de SPA são complexos e multifacetados, envolvendo aspectos genéticos, ambientais e psicológicos.

Os fatores de risco individuais associados ao uso de SPA entre adolescentes incluem pertencimento a famílias conflituosas, modelagem parental do uso, dificuldades de comunicação, falta de supervisão, fragilidade dos vínculos sociais e eventos de vida estressantes.

Problemas psiquiátricos como transtornos de ansiedade, transtornos de humor, transtorno de déficit de atenção/hiperatividade (TDAH), transtornos de conduta e transtornos do sono constituem fatores de risco inquestionáveis. O aumento da prevalência desses transtornos em crianças e adolescentes contribui para a maior suscetibilidade ao uso de SPA, elevando a possibilidade de perpetuação do consumo na vida adulta.

Entre os diversos fatores de risco psicossociais para o desenvolvimento de TUS, destaca-se a influência dos pares. Os jovens tendem a se envolver com drogas quando transitam em ambientes nos quais o uso é frequente e culturalmente aceito.

É imprescindível abordar a questão das adicções levando em conta a violência estrutural – circunstâncias sociais, econômicas e políticas que geram e perpetuam as desigualdades sociais, restringindo o acesso a direitos básicos e vitimando crianças e adolescentes por meio da fome, da ausência de moradias seguras e da falta de boas escolas. O domínio do narcotráfico em extensas regiões do território brasileiro e nas principais capitais do país marca o vácuo criado pela inação do poder público, submetendo uma considerável parte da população à violência extrema e diária e ao acesso irrestrito a drogas, aumentando o risco de agravos físicos e mentais na infância e na adolescência.

Entre os fatores de proteção para o uso de álcool e outras SPA por adolescentes está a presença de uma rede familiar de apoio, com adultos que desempenham consistentemente os papéis de acolhimento, cuidado e supervisão, por meio de laços afetivos sólidos e de comunicação aberta. Também atuam como fatores de proteção o pertencimento a grupos de pares que se reúnem em torno de atividades acadêmicas, esportivas e culturais, o contato com a natureza e a prática da espiritualidade.

TRATAMENTO[3-7,15,18,20,21]

O tratamento para crianças e adolescentes com TUS requer o estabelecimento de um ambiente acolhedor, que permita a interlocução franca, a observação e o monitoramento. É necessário criar uma relação de confiança com o paciente, baseada no respeito e na valorização do diálogo, sem julgamentos, evitando uma postura moralista. A associação de diversos recursos terapêuticos melhora o prognóstico.

É indispensável promover uma abordagem empática, que permita a proposição de medidas de controle sintomático de curto prazo. Deve-se também construir uma rede de apoio que possibilite a manutenção de estratégias de longo prazo, com participação familiar e reforço cultural de valores que desestimulem o uso abusivo de SPA, estabelecendo metas de suspensão do uso, sempre que possível.

Considerando que se trata de crianças e adolescentes, é imprescindível a comunicação imediata aos responsáveis de situações que coloquem o paciente em risco. O paciente deve ser informado desde o início do tratamento de que há exceções ao compromisso de confidencialidade.

A comorbidade com transtornos psiquiátricos é comum. Neste caso, devem-se estabelecer medidas terapêuticas específicas, paralelamente ao tratamento do TUS.

O tratamento de uso abusivo de álcool requer uma abordagem terapêutica individualizada, que inclui o estabelecimento de estratégias para evitar situações que aumentem o risco de recaídas. Grupos de apoio, como a abordagem de 12 passos dos Alcoólicos Anônimos, podem ser eficazes. Técnicas comportamentais também podem ser utilizadas. O objetivo final é a suspensão do uso do álcool.

Alguns medicamentos podem ser indicados tanto para o tratamento de intoxicações agudas quanto para comorbidades. Como recurso terapêutico nos casos de transtornos por uso de cocaína ou outros estimulantes, pode ser útil o uso de ansiolíticos como os benzodiazepínicos.

Situações extremas, com comprometimento grave, podem requerer um período de internação.

O tratamento para o abuso ou adicção em cigarros, assim como para DEF, inclui terapia de reposição de nicotina e medidas psicoterápicas. As modalidades mais comumente indicadas são as abordagens comportamentais. Além da psicoterapia e de outras medidas de tratamento de problemas subjacentes, pode ser indicado o uso de bupropiona.

Entre as medidas utilizadas para a prevenção do uso de *vaping*, é fundamental informar adolescentes e suas famílias sobre os riscos envolvidos. Como tratamento para os usuários, psicoterapia, grupos de autoajuda e medicamentos como os adesivos de nicotina e a bupropiona podem ser utilizados.

As intervenções que diminuem os fatores de risco podem reduzir o uso de substâncias. As medidas de prevenção do uso de SPA entre jovens e adolescentes são mais eficazes quando consideram os contextos familiar e cultural. Tais intervenções dependem de investimentos significativos, direcionados de forma estratégica, e de ações do poder público, centradas na promoção de educação básica de qualidade, de melhores condições de vida e de valores culturais que combatam a glamourização do uso de SPA.

Ações de prevenção do uso abusivo de SPA devem incluir aspectos individuais, relacionais, comunitários e sociais. Investimentos em educação e saúde e incremento de oportunidades são medidas básicas de prevenção para crianças e adolescentes em risco, principalmente aquelas que pertencem a comunidades carentes, abandonadas pelo poder público e dominadas pela criminalidade.

USO PROBLEMÁTICO DE INTERNET (UPI) E TRANSTORNO DE JOGO PELA INTERNET (TJI)[1-8,20-24]

O uso da internet e dos dispositivos eletrônicos está profundamente incorporado à realidade da ampla maioria da população, inclusive de crianças e adolescentes, que entram no mundo digital cada vez mais jovens. É indiscutível que o uso da tecnologia digital, principalmente a internet, trouxe enormes vantagens para a sociedade. Entretanto, estão cada vez mais claros os riscos envolvidos e os potenciais efeitos negativos para a saúde, principalmente no caso de crianças e adolescentes. Muitas vezes, os pais não conseguem estabelecer limites para a utilização desses recursos por seus filhos.

O uso excessivo das telas está em todo lugar. Pessoas percorrem a rua a pé, de bicicleta, e mesmo dirigindo, de olhos fixos no celular. Em casa ou em ambientes públicos como restaurantes, todos estão conectados à internet, imersos em atividades solitárias ou interagindo com pessoas digitalmente. O celular ou outros dispositivos, como *tablets*, são deixados nas mãos de crianças pequenas, com função análoga à da chupeta que se dá a um bebê para fazê-lo parar de chorar.

Crianças e jovens ficam trancados em seus quartos, navegando ou jogando de forma solitária ou interagindo com amigos e desconhecidos pelos celulares ou computadores. Muitos pais, tranquilizados pela ideia de que seus filhos estão protegidos do mundo exterior, não percebem os riscos do uso abusivo de telas à saúde física e mental. Crianças e adolescentes são suscetíveis a trocar as atividades da vida real pela realidade virtual, utilizando as mídias sociais como forma exclusiva de socialização.

O excesso de uso de telas pode afetar o humor, causar irritabilidade, alterar o sono e reduzir a capacidade atencional, com consequências no desempenho acadêmico e no convívio com a família. O sedentarismo ocasionado pelo abuso desses recursos tecnológicos ocasiona obesidade e problemas osteomusculares, decorrentes da falta de atividade física e do tempo que o indivíduo passa sentado.

Definição[8,21]

Na última década, uma nova condição somou-se às tradicionais adicções de drogas psicoativas: o uso problemático da internet (UPI). A condição tem afetado cada vez mais jovens, tornando-se uma questão de saúde pública. O UPI se caracteriza pela absorção excessiva em atividades *on-line*, que provoca comprometimento nas áreas social, acadêmica e de relacionamentos interpessoais. As evidências de que o UPI está associado a problemas de saúde mental são cada vez mais consistentes. Em geral, a preocupação do indivíduo está centrada em uma atividade específica, como jogos de azar, compras *on-line* ou pornografia.

As classificações psiquiátricas atuais (DSM-5-TR e CID-11) incluíram como nova categoria diagnóstica o transtorno de jogo (*gaming disorder*). Segundo a CID-11, para o diagnóstico, é necessário atender a 4 critérios, apresentados no Quadro 2.

QUADRO 2 Critérios diagnósticos para transtorno de jogo, segundo a CID-11

1. Controle prejudicado sobre o jogo.
2. Prioridade crescente dada ao jogo, em detrimento de outras atividades.
3. Continuação ou escalada do uso do jogo apesar da ocorrência de consequências negativas.
4. O padrão de comportamento resulta em prejuízos significativos no funcionamento pessoal, familiar, educacional, ocupacional e outros.

Fonte: adaptado de WHO, 2024.[1]

Há uma correlação negativa entre o tempo gasto jogando na internet e o desempenho acadêmico. Além disso, a prática de jogos violentos pode ocasionar aumento da agressividade, elevando o risco de condutas violentas.

Jogadores compulsivos podem apresentar sintomas de abstinência quando impedidos de jogar. Nas situações em que o uso da internet passa a consumir uma grande parte do tempo das crianças e adolescentes, afetando seu humor e comprometendo o desempenho acadêmico e social, é necessário que adultos intervenham.

Quadro clínico[8,21,22,24]

Os sintomas característicos do UPI são o uso constante da internet, mau humor, irritabilidade, agitação e rompantes de agressividade quando o indivíduo não consegue acesso *on-line*. O aumento progressivo do tempo de uso está correlacionado a problemas nas relações familiares e sociais e no estado mental. São frequentes os conflitos com os pais, ocasionados pelas tentativas frustradas da família de reduzir e controlar o acesso a jogos *on-line*, redes sociais e outras formas de interação digital. As tentativas de afastamento da *web* são seguidas de frequentes recaídas. Comumente, há uma busca incessante de melhorar a capacidade e a qualidade dos computadores e outros dispositivos utilizados para acessar a rede, e de obter as mais modernas versões dos *softwares* necessários para esse fim.

Epidemiologia[17,20,24]

Por tratar-se de uma condição nova, com muitas variáveis culturais, a prevalência ainda não está claramente determinada.

Em estudo de 2007, realizado na Coreia do Sul, aproximadamente 210 mil crianças foram diagnosticadas com UPI – número correspondente a 2% de toda a população entre 6 e 19 anos. Na China, na mesma época, estima-se que esse número já tivesse chegado a 10 milhões de jovens.

O quadro é mais comum em meninos com desempenho escolar prejudicado, problemas de autoestima e sofrimento emocional.

Dados de avaliações internacionais em larga escala, como os fornecidos pelo Programa de Avaliação Internacional de Estudantes (*Programme for International Student Assessment* – Pisa), sugerem uma correlação negativa entre o uso excessivo das Tecnologias de Informação e Comunicação (TIC) e o desempenho acadêmico. A simples proximidade de um aparelho celular era capaz de distrair os estudantes e de provocar um impacto negativo na aprendizagem.

Crianças e jovens com fatores de risco para o uso abusivo de SPA têm maior probabilidade de desenvolver UPI.

Considerações etiológicas e diagnóstico diferencial[21]

Não se sabe ao certo se a adicção por internet e o transtorno de jogos *on-line* são condições clínicas separadas. Como a maioria dos transtornos psiquiátricos, o UPI e o TJI são problemas multideterminados, provavelmente decorrentes da interação de fatores biológicos, psicológicos e sociais. Crianças e adolescentes que desenvolvem adicção à internet podem ter vulnerabilidade genética para transtornos de uso de SPA, jogo patológico e outras condições psiquiátricas, como TDAH, transtornos de conduta, de humor e de ansiedade.

É necessária uma cuidadosa avaliação psiquiátrica para identificar comorbidades como TDAH, transtorno obsessivo-compulsivo (TOC), problemas de compulsão e outros distúrbios de dependência.

Curso e prognóstico[1,2,20,21,24]

O uso excessivo da internet está associado à piora das condições de saúde mental de crianças e adolescentes, sendo frequentes sintomas de ansiedade e depressão, transtornos do sono, transtornos alimentares e queda do desempenho acadêmico, entre outros.

As pesquisas nesse campo ainda são pouco sistematizadas, mas as evidências atuais sugerem que o UPI tende a resistir ao tratamento e de que há uma elevada taxa de reincidência.

O acesso à internet é cada vez mais fácil, alinhando-se com a necessidade do adolescente de se sentir conectado, como forma de validação, pertencimento e aprovação social.

Tratamento[1-7,18,20,21]

É fundamental que profissionais de saúde, pais, professores e a sociedade se mobilizem para implementar medidas mais eficazes de proteção e supervisão das atividades de crianças e adolescentes no mundo virtual, com o objetivo de minimizar os impactos do uso excessivo de telas. O Capítulo 14, sobre o uso de telas e das redes sociais, aprofunda o tema.

Há indícios de que o tratamento com técnicas psicoterápicas resulta em melhora na gestão do tempo e nos sintomas emocionais, cognitivos e comportamentais. Até a presente data não existem estudos que possam corroborar a recomendação de medicamentos específicos para o tratamento de UPI.

Diversos serviços *on-line* que seguem a abordagem baseada nos princípios dos 12 passos podem ajudar na recuperação de UPI.

CONSIDERAÇÕES FINAIS

A experimentação de SPA entre os jovens é frequente e vem ocorrendo cada vez mais cedo, muitas vezes por curiosidade ou pressão social. Pode não ter repercussões graves. Entretanto, o uso sistemático e precoce de SPA pode trazer sérias consequências para a saúde física e mental, bem como interferir no desenvolvimento acadêmico e social e potencializar o risco de dependência na idade adulta.

O álcool é a substância mais consumida globalmente. No Brasil não existe controle sobre a acessibilidade a bebidas alcoólicas, o que contribui para a crescente prevalência de uso entre crianças e adolescentes.

O tabaco e os DEF também representam sérios desafios à saúde dos jovens, com implicações que variam desde dependência até problemas graves de saúde mental e física. O *vaping* causa efeitos adversos significativos, destacando-se a urgência de abordagens preventivas e de intervenção terapêutica.

O consumo de *cannabis*, estimulantes e alucinógenos traz sérias consequências para o desenvolvimento e riscos significativos para a saúde, com sintomas variados em função do tipo de substância e da frequência de uso. Entre as consequências adversas da utilização de tais substâncias, estão diversos quadros psiquiátricos, problemas familiares e escolares, dependência, lesões cerebrais e mesmo a morte.

A identificação precoce e a intervenção de profissionais de saúde, principalmente o pediatra, em colaboração com diversos setores da sociedade, são fundamentais para mitigar os danos causados pelo uso de SPA e outras adicções. O objetivo é a implementação de estratégias eficazes e de amplo alcance para a prevenção e a promoção de saúde.

As ações de prevenção do uso abusivo de SPA precisam considerar os aspectos individuais, relacionais, comunitários e sociais, que se sobrepõem e interagem de forma complexa. Essas ações dependem diretamente dos investimentos em educação e saúde, e da valorização do papel dos adolescentes na comunidade, o que inclui a oferta de empregos e perspectivas educacionais.

O UPI e o TJI resultam em graus variáveis de comprometimento, requerendo estratégias de prevenção e tratamento que envolvem técnicas psicoterápicas e o estabelecimento e o reforço de redes de apoio familiar e social.

REFERÊNCIAS

1. World Health Organization (WHO). 11ª Classificação Estatística Internacional de Doenças e Problemas Relacionados à Saúde (CID-11). 11.ed. 2024 (publicação em português). Disponível em: https://icd.who.int/browse/2024-01/mms/pt. Acesso em: 10 maio 2024.
2. American Psychiatric Association. Manual Diagnóstico e Estatístico de Transtornos Mentais. 5.ed. Texto revisado (DSM-5-TR). Porto Alegre: Artmed; 2023.
3. Dulcan MK. Dulcan's textbook of child and adolescent psychiatry. 3.ed. Washington: American Psychiatric Association; 2022.
4. Goodman R, Scott S. Child and adolescent psychiatry. 3.ed. Oxford: Wiley-Blackwell; 2012.
5. Almeida RS, Lima RC, Crenzel G, Abranches CD. Saúde mental da criança e do adolescente.2.ed. Barueri: Manole; 2019 (Série Pediatria Soperj).

6. Thapar A, Pine DS, Leckman JF, Scott S, Snowling MJ, Taylor E. Rutter's child and adolescent psychiatry. 6.ed. Oxford: John Wiley & Sons; 2015.
7. Sadock BJ, Sadock VA. Manual conciso de psiquiatria da infância e adolescência. Porto Alegre: Artmed; 2011.
8. Kumpulainen K. Psychiatric symptoms and deviance in early adolescence predict heavy alcohol use 3 years later. Addiction. 2000;95(12):1847-57.
9. Duncan SC, Duncan TE, Strycker LA. Alcohol use from ages 9 to 16: a cohort-sequential latent growth model. Drug Alcohol Depend. 2006;81(1):71-81.
10. Malta DC, Porto DL, Melo FCM, Monteiro RA, Sardinha LMV, Lessa BH. Pesquisa Nacional de Saúde dos Escolares: família e proteção ao uso de tabaco, álcool e drogas em adolescentes. Revista Brasileira de Epidemiologia. 2011;14(1):166-77. Disponível em: https://www.scielo.br/j/rbepid/a/n8BCT8jjxDDTfZ9G5kfcqwc/?format=pdf&lang=pt. Acesso em: 10 maio 2024.
11. Instituto Nacional de Câncer José Alencar Gomes da Silva (Inca); Martins SR (org.). Cigarros eletrônicos: o que sabemos? Estudo sobre a composição do vapor e danos à saúde, o papel na redução de danos e no tratamento da dependência de nicotina. Rio de Janeiro: Inca; 2016. Disponível em: https://www.gov.br/anvisa/pt-br/assuntos/tabaco/cigarro-eletronico/arquivos/cigarro-eletronico/cigarros-eletronicos-o-que-sabemos.pdf/@@download/file/Cigarros%20eletr%C3%B4nicos%20-%20o%20que%20sabemos.pdf. Acesso em: 10 maio 2024.
12. Malcon MC, Menezes AMB, Chatkin M. Prevalência e fatores de risco para tabagismo em adolescentes. Rev. Saúde Pública. 2003;37(1):1-7. Disponível em: https://www.scielo.br/j/rsp/a/Sk7nYyVP69PHPsmDtKGmMXw/?format=pdf&lang=pt. Acesso em: 10 maio 2024.
13. Raw M, McNeill A, West R. Smoking cessation guidelines for health professionals: a guide to effective smoking cessation interventions for the health care system. Health Education Authority. Thorax. 1998;53(Suppl 5)Pt 1(Suppl 5):S1-19. Disponível em: https://www.ncbi.nlm.nih.gov/pmc/articles/PMC1765919/. Acesso em: 10 maio 2024.
14. Truong M, Cotton E. The impact of vaping on adolescent mental health. Australian Institute of Family Studies. 2023. Disponível em: https://aifs.gov.au/resources/policy-and-practice-papers/impact-vaping-adolescent-mental-health. Acesso em: 10 maio 2024.
15. Outeiral O. Adolescer. 3.ed. Rio de Janeiro: Revinter; 2008.
16. Instituto Brasileiro de Geografia e Estatística (IBGE). Pesquisa Nacional de Saúde do Escolar – PeNSE 2012. Rio de Janeiro: IBGE; 2019. Disponível em: https://www.ibge.gov.br/estatisticas/sociais/educacao/9134-pesquisa-nacional-de-saude-do-escolar.html?=&t=sobre. Acesso em: 10 maio 2024.
17. King DL, Delfabbro PH, Griffiths MD, Gradisar M. Assessing clinical trials of internet addiction treatment: a systematic review and Consort evaluation. Clin Psychol Rev. 2011;31(7):1110-6.
18. Marques ACPR, Campana A, Gigliotti AP, Lourenço MTC, Ferreira MP, Laranjeira R. Consenso sobre o tratamento da dependência de nicotina. Braz J Psychiatry. 2001;23(4). Disponível em: https://www.scielo.br/j/rbp/a/TZ7KcqWscdwF7cMYcBjKp4G/?format=html&lang=pt. Acesso em: 10 maio 2024.
19. Samhsa – Substance Abuse and Health Service Administration – Highlights of the 2022 National Survey on Drug Use and Health (NSDUH). 2022. Disponível em: https://www.samhsa.gov/data/sites/default/files/reports/rpt42731/2022-nsduh-main-highlights.pdf. Acesso em: 10 maio 2024.
20. Chang J P-C, Hung C-C. Uso problemático da internet. In: Rey JM (ed.). Iacapap e-textbook of child and adolescent mental health. Edição em português. Dias Silva F, ed. Genebra: Associação Internacional de Psiquiatria da Infância e Adolescência e Profissões Relacionadas; 2015. Disponível em: https://iacapap.org/_Resources/Persistent/c17e95a222c12c685e148ae155d65a0393efe078/H.6-Internet-Addiction-PORTUGUESE-2015.pdf. Acesso em: 10 maio 2024.
21. Anderson CA, Dill KE. Video games and aggressive thoughts, feelings, and behavior in the laboratory and in life. J Pers Soc Psychol. 2000;78(4):772-90. Disponível em: https://www.apa.org/pubs/journals/releases/psp784772.pdf. Acesso em: 10 maio 2024.

22. World Health Organization (WHO). Social determinants of health and well-being among young people. Health Behaviour in School-aged Children (HBSC) study: international report from the 2009/2010 survey. Copenhagen: WHO Regional Office for Europe; 2012 (Health Policy for Children and Adolescents, n.6).
23. Potenza MN, Balodis IM, Derevensky J, Grant JE, Petry NM, Verdejo-Garcia A, et al. Gambling disorder. Nat Rev Dis Primers. 2019;5(1):51.
24. Luo T, Wei D, Guo J, Hu M, Chao X, Sun Y, et al. Diagnostic contribution of the DSM-5 criteria for internet gaming disorder. Front Psychiatry. 2022;12:777397.

18

Emergências psiquiátricas

Gabriela Judith Crenzel
Roberto Santoro Almeida
Adriana Rocha Brito
Rossano Cabral Lima

DESTAQUES

- O pediatra deve estar preparado para conduzir o atendimento emergencial de crianças ou adolescentes que chegam ao pronto-socorro em sofrimento físico ou mental agudo.
- Na população pediátrica, as principais emergências psiquiátricas são agitação psicomotora, ideação suicida e tentativas de suicídio, intoxicações exógenas, *delirium* e agudização de diversas condições psiquiátricas de curso crônico, como o transtorno do espectro autista e os transtornos alimentares.
- A garantia da segurança e a estabilização clínica do paciente são prioridades no atendimento de emergências psiquiátricas em crianças ou adolescentes.

INTRODUÇÃO[1-3]

Com o aumento da frequência de transtornos psiquiátricos em crianças e adolescentes ao longo dos anos, tem havido um crescimento do número de situações que requerem cuidados emergenciais nessa faixa etária. Essa realidade é um enorme desafio para o pediatra, profissional responsável pelo manejo inicial das emergências psiquiátricas de crianças e adolescentes.

Já que no Brasil há poucos serviços especializados para essa população, diante de situações psiquiátricas emergenciais, os pais costumam procurar as unidades de pronto atendimento geral, cabendo ao pediatra conduzir a primeira abordagem desses casos, considerando que a maioria das emergências pediátricas não conta com um psiquiatra na equipe. Após a intervenção inicial, alguns quadros, como o *delirium*, as intoxicações exógenas, a desnutrição grave na anorexia nervosa ou a ideação suicida, demandam internação hospitalar, devido ao comprometimento clínico, com necessidade de monitoramento, medidas de apoio e, em alguns casos, investigação complementar.

O pediatra precisa estar preparado para acolher a criança ou o adolescente e suas famílias, garantindo a segurança, estabelecendo o diagnóstico preliminar, implementando as estratégias terapêuticas iniciais e, uma vez assegurada a estabilização do quadro, preparando a continuidade do tratamento.

IDEAÇÃO SUICIDA E TENTATIVA DE SUICÍDIO[1-16]

A violência autoprovocada inclui a ideação suicida, a autoagressão, a tentativa de suicídio e o suicídio concretizado, que são definidos no Quadro 1. A ideação suicida engloba qualquer pensamento sobre autoextermínio, desde ideias passageiras e fugazes até fantasias complexas, incluindo o planejamento detalhado dos meios. As tentativas de suicídio são atos voluntários, com o objetivo de tirar a própria vida. Variam em gravidade, mas são sempre indicativas de problemas que devem ser levados a sério.

QUADRO 1 Formas de violência autoprovocada

Ideação suicida	Pensamento de se matar, como saída para uma situação de sofrimento. Pode variar de uma simples consideração até o planejamento do suicídio.
Autoagressão	Comportamento propositado de autolesão, sem intenção de morte.
Tentativa de suicídio	Ato de autoagressão com a intenção de tirar a própria vida, utilizando um meio que acredite ser letal, porém sem êxito.
Suicídio	Ato deliberado de acabar com a própria vida, resultando em óbito.

Fonte: adaptado de Almeida e Brito, 2023;[10] Almeida e Silva Filho, 2017;[11] Comitê Estadual de Promoção da Vida e Prevenção do Suicídio do Estado do Rio Grande do Sul, 2019.[12]

A autoagressão é a produção de lesões no próprio corpo de forma intencional, muitas vezes não acompanhada de intenção suicida. Muitos jovens relatam que se autoagridem para atenuar a angústia, descarregando a tensão ou abrandando a dor psíquica por meio da dor física. Outros referem que ao sentir dor ou ver o próprio sangue se sentem vivos, aliviando os sentimentos de vazio. Comportamentos de autolesão repetitivos constituem fator de risco para tentativas de suicídio.

O Quadro 2 apresenta as diferenças entre a autoagressão sem intenção suicida e a tentativa de suicídio.

QUADRO 2 Diferenças entre a autoagressão não suicida e a tentativa de suicídio

Autoagressão não suicida	Tentativa de suicídio
Não há intenção de se matar.	Há intenção de dar fim à própria vida.
Raiva aguda, desconforto ou desespero.	Sentimento crônico de desesperança ou comportamento impulsivo.
Ações destrutivas não fatais (lesões cutâneas por cortes, mordeduras, queimaduras ou congelamento).	Formas mais graves de autodestruição, com risco de morte (envenenamento, enforcamento, uso de armas letais, saltos de altura).
É comum a autolesão recorrente.	Risco de tentativas repetidas menos frequente que as autolesões sem intenção suicida.
Em geral, há consciência de que o comportamento pode causar lesões importantes, mas sem risco à vida.	Comportamento potencialmente autolesivo com o desejo de morrer como resultado da ação.

Fonte: adaptado de Jans et al., 2020.[13]

A abordagem terapêutica deve ser sempre empática, tanto com o paciente quanto com a família. É imprescindível oferecer um amplo acolhimento, sem duvidar, desqualificar ou minimizar os relatos, evitando julgamentos morais. O pediatra precisa escutar de forma cuidadosa, respeitosa e séria, sem se deixar contaminar por interferências ideológicas ou religiosas.

As primeiras medidas ao atender uma criança ou adolescente após tentativa de suicídio incluem a vigilância intensiva e os cuidados clínicos necessários para a manutenção da vida. Uma vez alcançada a estabilidade do quadro, deve-se investigar a gravidade e a persistência da ideação suicida e a presença de tentativas anteriores.

Na entrevista com o paciente, algumas perguntas são fundamentais: O que o levou a se agredir e o que estava sentindo quando se machucou? Como o paciente se sente por não ter conseguido consumar o suicídio? Até que ponto deseja morrer? Quais os meios letais utilizados? A tentativa foi um ato impulsivo ou o paciente a vinha programando, tomando precauções para ocultar seu planejamento? O paciente ainda pensa em se matar? Quem são as pessoas de sua confiança?

Em todos os casos de tentativas de suicídio, há a obrigatoriedade de notificação às autoridades em até 24 horas do conhecimento do evento pelo profissional.

Epidemiologia

O número de suicídios consumados é muito inferior ao de tentativas de suicídio – estima-se cerca de 10 tentativas relatadas para cada suicídio. O principal fator de risco para o suicídio é a presença de tentativas anteriores.

As tentativas de suicídio e a ideação suicida são raras na infância (menos de 1% até os 10 anos de idade). A frequência aumenta de forma dramática na passagem para a segunda metade da adolescência.

No Brasil as estatísticas mostram uma elevação significativa tanto das taxas de suicídio quanto dos casos de violência autoprovocada entre os jovens nos últimos anos. Segundo os últimos dados do Datasus, foram notificados 1.260 óbitos por lesões autoprovocadas intencionalmente em crianças e adolescentes no ano de 2022: 4 na faixa etária entre 5 e 9 anos, 203 entre 10 e 14 anos e 1.053 nos adolescentes de 15 a 19 anos. Dados referentes à notificação de violência autoprovocada em 2022 apontam 691 casos entre 5 e 9 anos, 15.025 entre 10 e 14 anos e 32.698 entre 15 e 19 anos, com repetição da autolesão em 35,7% dos casos.

Mesmo antes da pandemia de covid-19, vinha ocorrendo um aumento nos índices de autolesões, tentativas de suicídio e de suicídio em todo o mundo. Segundo o Ministério da Saúde do Brasil, antes da pandemia, a taxa de suicídio aumentou de 0,31 para 0,67 por 100 mil no grupo de 5 a 14 anos e de 3,5 para 6,4 por 100 mil em adolescentes de 15 a 19 anos em 10 anos, e o número de casos continua crescendo.

Considerações etiológicas

O suicídio, a ideação suicida e as tentativas de suicídio fazem parte de um complexo fenômeno multideterminado por uma conjunção de fatores biológicos, psicológicos e sociais. As características psicológicas associadas à ideação e ao comportamento suicidas incluem a desesperança, o pensamento negativo, a impulsividade, a agressividade e a pouca habilidade na resolução de problemas. As condições psiquiátricas que representam maior risco são os transtornos de humor, principalmente os quadros depressivos, em especial nos pacientes com doenças crônicas, e os transtornos disruptivos, pela presença de impulsividade e agressividade associadas. Transtornos de ansiedade e de abuso de substâncias também aumentam o risco de suicídio. No entanto, nem todo paciente que tem ideação suicida ou tenta tirar a própria vida apresenta algum transtorno psiquiátrico subjacente.

Entre os fatores sociais que aumentam o risco estão a violência e os distúrbios na organização familiar.

Fatores de proteção para tentativas de suicídio incluem o otimismo, as boas habilidades na resolução de problemas, os vínculos familiares positivos, as conexões sociais de qualidade, o engajamento em projetos coletivos e o cultivo da espiritualidade e da religiosidade.

Tratamento

O primeiro passo da abordagem terapêutica é a garantia da segurança e da estabilização clínica do paciente. Em seguida, deve-se avaliar a persistência da ideação suicida, inclusive com perguntas diretas sobre pensamentos de morte e planejamento de nova tentativa.

O tratamento de condições psiquiátricas subjacentes, como a depressão, é fundamental no estabelecimento da continuidade terapêutica. Pode ser necessário um período de internação para garantir a segurança, estabelecer as primeiras medidas de apoio à regulação emocional, afastar condições sociais ou familiares de risco e preparar o manejo de médio e longo prazo.

O tratamento deve ser multidisciplinar, com foco na prevenção de novas tentativas de suicídio e no desenvolvimento de habilidades de enfrentamento de crises, tanto do paciente quanto da família. As medidas recomendadas incluem o reconhecimento de sinais de alerta e a identificação de quem pode fornecer apoio em caso de recaída.

Quanto às medidas preventivas comprovadamente eficazes para novos episódios, destaca-se a restrição de acesso a meios letais como armas, medicamentos e substâncias tóxicas. Em zonas rurais um meio letal comum é a ingestão de pesticidas, tornando fundamental a recomendação do armazenamento seguro desses produtos.

Outra medida importante, especialmente tendo em conta o potencial risco de influências negativas pela internet e pela mídia, é restringir quaisquer informações sobre casos de suicídio e autolesão, incluindo a descrição de tentativas e o detalhamento de meios letais. Jovens tendem a buscar nas redes sociais grupos e linhas diretas que oferecem aconselhamento para indivíduos que pensam em se matar. É necessário promover medidas de otimização das ferramentas de busca digital, por meio das quais as pessoas em dificuldade possam encontrar *sites* comprometidos com a prestação de ajuda. No Brasil, quando se digita a palavra "suicídio" nos buscadores da internet, aparecem no topo os contatos do Centro de Valorização da Vida (CVV). Serviços como o CVV garantem o sigilo e o anonimato, oferecendo acolhimento empático e orientações úteis a seus usuários.

O programa Pode Falar (www.podefalar.org.br) é um canal anônimo de escuta destinado a jovens entre 13 e 24 anos, lançado pelo Fundo das Nações Unidas para a Infância (Unicef, do inglês United Nations Children's Fund) em parceria com outras instituições brasileiras (CVV inclusive), com o objetivo de reduzir a violência infantojuvenil, autolesões, tentativas de suicídio e suicídios consumados.

A prevenção do suicídio constitui uma das metas prioritárias do Programa de Saúde Mental da OMS.

DELIRIUM[1-9,17-19]

O *delirium* é uma síndrome de disfunção cerebral aguda, com manifestações clínicas muito variadas, que podem evoluir para quadros graves, inclusive com desfecho letal, muitas vezes devido à demora no diagnóstico.

A característica comum dos diversos quadros é o início súbito de sintomas que podem incluir desorganização mental, desorientação e alterações no nível de consciência, com ou sem agitação psicomotora. O *delirium* é uma condição frequente em pacientes internados por vários motivos, podendo estar relacionado a uma doença de base ou ao uso de medicamentos.

Quadro clínico

As manifestações são muito variáveis, com mudanças agudas e flutuantes do estado mental. A fisiopatologia ainda não está completamente elucidada. Pode ser difícil distinguir a condição de transtornos mentais primários. Deve-se suspeitar de *delirium* diante de quadros de início súbito e sintomatologia flutuante.

No Quadro 3 estão listados os sintomas mais comuns.

QUADRO 3 Sintomas de *delirium*

- Alterações da consciência (de sonolência persistente ao coma).
- Disfunção global da cognição.
- Desorientação.
- Irritabilidade.
- Alterações da atenção e concentração.
- Perda de memória.
- Sintomas de ansiedade.
- Crises de pânico.
- Sintomas maníacos.
- Ilusões.
- Delírios.
- Alucinações, principalmente visuais.
- Comportamento inadequado.
- Euforia.
- Fala desconexa.
- Perturbações psicomotoras, com aumento ou redução da atividade.
- Perda do equilíbrio.
- Rebaixamento do humor.
- Apatia.
- Desregulação do sono com insônia e/ou sonolência diurna.

Fonte: adaptado de Dulcan, 2022;[1] Almeida et al., 2019.[2]

Epidemiologia

Embora frequente, possivelmente devido à imaturidade do sistema nervoso central (SNC), o *delirium* em crianças é uma condição muitas vezes subdiagnosticada. Estudos de prevalência indicam índices muito díspares na população pediátrica, que vão de 15 a 60%. Pacientes com doenças graves apresentam maior risco de *delirium*.

Considerações etiológicas

O *delirium* é um transtorno mental orgânico de etiologia multifatorial, com altos índices de morbidade e mortalidade. O diagnóstico, como nas demais condições psiquiátricas, é clínico. Os sintomas comportamentais e mentais são decorrentes de doenças cerebrais ou sistêmicas ou secundários a medicamentos ou outras substâncias, que levam a uma desregulação do funcionamento do sistema nervoso central. A condição afeta com frequência pacientes internados em unidades fechadas. As condições subjacentes devem ser investigadas por meio da história clínica (incluindo o detalhamento do uso de medicamentos ou outras substâncias) e de exames complementares laboratoriais e de imagem.

Entre as principais causas de *delirium* estão infecções que afetam o SNC (como meningites e encefalites), desequilíbrios hidreletrolíticos, desordens endócrinas e metabólicas, desidratação, traumatismos cranianos, tumores no SNC, acidente vascular encefálico, hipóxia, intoxicações exógenas, reações adversas a medicamentos ou intoxicações e síndromes de retirada de substâncias lícitas ou ilícitas.

A mnemônica em inglês "*I Watch Death*", reproduzida com adaptações no Quadro 4, foi elaborada para permitir a lembrança das principais causas de *delirium*.

QUADRO 4 Causas de *delirium*, apresentadas por meio de técnica mnemônica – ***I Watch Death***

- ***I****nfectious* (infecções como encefalite, meningite, sífilis, pneumonia, ITU).
- ***W****ithdrawal* (retirada de álcool, benzodiazepínicos, sedativo-hipnóticos).
- ***A****cute metabolic* (acidose metabólica aguda, alcalose, distúrbios eletrolíticos, insuficiência hepática ou renal).
- ***T****rauma* (traumas por calor, queimaduras, pós-operatório).
- **C**NS (patologias do SNC como abscessos, hemorragias, convulsões, AVE, tumores).
- ***H****ypoxia* (hipóxia por anemia, envenenamento por monóxido de carbono, hipotensão, embolia pulmonar, insuficiência pulmonar ou cardíaca).
- ***D****eficiencies* (deficiências de vitamina B12, niacina, tiamina).
- ***E****ndocrinopathies* (endocrinopatias como hiper ou hipoadrenocorticismo, hiper ou hipoglicemia, hiper ou hipotireoidismo).
- ***A****cute* (agravos vasculares agudos como encefalopatia hipertensiva ou choque).
- ***T****oxins* (toxinas ou drogas, incluindo medicamentos como corticosteroides, pesticidas, solventes).
- ***H****eavy metals* (metais pesados como chumbo, manganês, mercúrio).

AVE: acidente vascular encefálico; ITU: infecção de trato urinário; SNC: sistema nervoso central.
Fonte: Stern et al., 2010.[19] Adaptado e traduzido pelos autores.

Diagnóstico diferencial

Diferentemente da maior parte dos quadros psiquiátricos, que têm início insidioso, o *delirium* se apresenta de forma aguda. Algumas manifestações sintomáticas de *delirium* podem se assemelhar a episódios maníacos do transtorno bipolar, quadros depressivos e ansiosos, transtornos psicóticos induzidos por substâncias e comportamento opositor, entre outros.

Curso e prognóstico

O *delirium* é um quadro de disfunção cerebral aguda de instalação súbita e de curso flutuante, que pode durar horas ou dias ou, em raras ocasiões, persistir por semanas ou meses, apresentando sintomas com características e gravidade muito variáveis, de acordo com a etiologia, a idade do paciente e as condições globais e mentais de saúde que antecederam o início do quadro. Pode evoluir para uma situação grave, inclusive culminando em morte. Quando a causa subjacente é identificada e tratada adequadamente, o quadro tende a se resolver.

Tratamento

Quanto mais precoce for o diagnóstico, maior a chance de evitar o agravamento do quadro. É essencial realizar um exame médico completo e incluir medidas gerais de suporte, com monitoramento e vigilância. Uma vez identificada a causa, o tratamento do *delirium* deve ser dirigido à resolução da condição subjacente. Quando há sintomas psiquiátricos persistentes, pode ser necessário o tratamento com psicofármacos (geralmente antipsicóticos).

INTOXICAÇÕES EXÓGENAS[1-6,18,20-24]

Intoxicações exógenas podem ser definidas como desequilíbrios orgânicos devidos ao contato com substâncias químicas nocivas. Podem ser acidentais ou propositais. Os sintomas variam, mas certas síndromes comuns podem sugerir tipos particulares de intoxicações. O diagnóstico inicialmente é clínico, complementado por exames laboratoriais de urina e de sangue, que podem ser úteis tanto para o diagnóstico quanto para o planejamento terapêutico.

A maior parte das intoxicações em crianças é acidental. O quadro clínico irá depender do agente da intoxicação, da quantidade ingerida ou inalada e da idade. Em adolescentes e jovens, intoxicações resultam muitas vezes do uso voluntário, especialmente de bebidas contendo álcool, consumidas isoladamente ou em conjunto com outras substâncias psicoativas (SPA). Algumas intoxicações resultam em grave risco de vida, com efeitos cardiovasculares, gastrointestinais e neurológicos, e necessitam de intervenção médica de alta complexidade, podendo resultar em encefalopatias graves e morte.

Substâncias tóxicas frequentemente são um meio utilizado em casos de violência autoprovocada e representam cerca de 70% dos casos de tentativa de suicídio notificados no Brasil. Entre as principais substâncias utilizadas estão os agrotóxicos, os medicamentos e os raticidas.

No Brasil, assim como em outros países, Centros de Informação e Assistência Toxicológica (CIATox) fornecem à população e aos profissionais de saúde orientações específicas para o diagnóstico e o tratamento de intoxicações e envenenamentos. Os CIATox estão disponíveis em todas as regiões brasileiras e muitos atendem 24 horas por dia, pelo número 0800-722-6001. Outros disponibilizam um número 0800 próprio.

Entre as principais medidas de prevenção, recomendam-se a rotulagem clara de frascos que contêm fármacos e a restrição do alcance das crianças. Da mesma forma, considerando o risco de suicídio por ingestão de pesticidas, especialmente nas zonas rurais, o armazenamento mais seguro de produtos também é uma medida importante.

Intoxicação por álcool

O SNC infantil é extremamente sensível ao álcool. Em crianças pequenas, acidentes por ingestão de álcool – em bebidas ou outras preparações – podem ter manifestações clínicas graves, com consequências potencialmente fatais. A intoxicação aguda resulta em quadros que variam de embriaguez, estado confusional, convulsões até coma, podendo chegar à morte.

Intoxicação por chumbo

Até a segunda metade do século XX havia muitos brinquedos pintados com produtos contendo chumbo, o que levou muitas crianças a quadros de encefalopatias secundárias à intoxicação. Atualmente, ainda existem muitos objetos do cotidiano que apresentam chumbo em sua composição, como utensílios de cozinha e brinquedos em praças e parquinhos. A intoxicação por chumbo pode resultar em sintomas que variam de irritabilidade até apatia, além de sintomas gastrointestinais.

Epidemiologia

No Brasil, a principal causa de intoxicações agudas nos adolescentes é o consumo de bebidas alcoólicas, resultando em embriaguez, com prevalência estimada de 15%. A altíssima prevalência se deve, entre outras razões, à ampla distribuição, à facilidade de acesso, ao estímulo ao consumo, à aceitação social em muitos meios e a rituais de utilização. O uso conjunto com outras SPA pode levar ao aparecimento de outros sintomas clínicos, aumentando a probabilidade de reações adversas e piorando o prognóstico. Entre as substâncias consumidas de forma concomitante destacam-se os energéticos, os inalantes, a maconha, a cocaína e os ansiolíticos.

Diagnóstico diferencial

Transtorno factício imposto a outro

A ingestão acidental de álcool ou de outras substâncias sempre suscita a suspeição de negligência por parte dos pais ou responsáveis. Uma condição rara que precisa ser levada em consideração é o transtorno factício imposto a outro (anteriormente denominado síndrome de Münchausen por procuração). Nessas situações, o cuidador (geralmente a mãe) administra propositadamente a substância à criança, a fim de simular uma doença e receber atenção médica.

Tratamento

Na maioria das intoxicações, o tratamento é de suporte. Em alguns casos é necessário utilizar antídotos específicos. O tratamento de pacientes com intoxicação alcoólica aguda requer um exame físico cuidadoso para investigar sinais de complicações, como aspiração brônquica ou alterações neurológicas, e monitorar as funções vitais. Com frequência, os pacientes apresentam vômitos, hipoglicemia e desidratação, e podem evoluir com descompensações hidreletrolíticas e do equilíbrio ácido-básico. É imprescindível garantir a permeabilidade das vias aéreas. Pode ser necessário administrar glicose e hidratação venosas.

Em casos mais graves, com queda do nível de consciência e suspeita de uso concomitante de outras drogas, é recomendável consultar um CIATox para orientação quanto à conduta terapêutica.

AGITAÇÃO PSICOMOTORA[1,3,7,17,18,25]

Crianças e jovens podem necessitar de atendimento emergencial devido a quadros de agitação psicomotora persistente e grave, decorrentes de diversas condições psiquiátricas (inclusive *delirium*). A agitação pode se desdobrar em comportamentos auto e heteroagressivos, exigindo da equipe medidas rápidas para promover a segurança do paciente e dos demais presentes.

O pediatra deve ter em conta que episódios de agitação psicomotora podem estar relacionados a diversas condições de vida adversas, como contextos familiares e sociais desestruturados ou violentos. O atendimento no pronto-socorro pode ser uma oportunidade de encaminhar o paciente e a família para os dispositivos que fazem parte das redes de cuidado à infância e à adolescência, como os Centros de Referência em Assistência Social (CRAS) e os Conselhos Tutelares.

O Quadro 5 descreve as principais causas de agitação psicomotora em crianças e adolescentes.

QUADRO 5 Causas de agitação psicomotora

- Reações agudas ao estresse.
- Crises de ansiedade.
- Transtorno do espectro autista.
- Transtorno de déficit de atenção/hiperatividade.
- Transtorno de conduta.
- Transtorno de oposição desafiante.
- Transtornos dissociativos.
- Transtorno disruptivo de desregulação do humor.
- Atraso cognitivo com alterações comportamentais.
- Psicoses.
- Episódios maníacos ou hipomaníacos do transtorno bipolar.
- Intoxicações.
- Trauma cranioencefálico.
- Epilepsia.
- Reação adversa a medicamentos com ação psicoativa.
- Desidratação.
- Infecções.
- Dor.
- *Delirium*.

Fonte: adaptado de Dulcan, 2022;[1] Botega, 2012.[18]

Tratamento

A prioridade é garantir a segurança da criança, do adolescente, da família e da equipe, oferecendo um ambiente tranquilo, que forneça acolhimento e privacidade. Após as medidas iniciais para controle dos sintomas e para a realização da história e do exame físico, pode ser necessário complementar a investigação com exames laboratoriais e de imagem. Deve-se avaliar se o comportamento agitado ou violento é frequente na criança e, nesse caso, quais intervenções foram bem-sucedidas em episódios semelhantes.

O Quadro 6 lista alguns princípios do manejo de quadros de agitação psicomotora em crianças e adolescentes.

QUADRO 6 Princípios do manejo da agitação psicomotora em crianças e adolescentes

Princípio	Razões	Sugestão de conduta
Respeitar o espaço pessoal	O espaço e a equipe podem ser intimidadores ou assustadores.	Manter distância. Não obstruir passagens.
Minimizar comportamentos potencialmente provocativos	A postura pode parecer intimidadora.	Evitar esconder as mãos. Manter a expressão facial e a fala serenas.
Estabelecer contato verbal	Múltiplas fontes podem ser confusas.	Usar linguagem simples. Selecionar um membro da equipe para diálogo direto.
Ser conciso	Pacientes agitados podem ter processamento mental mais lento.	Usar linguagem simples. Repetir a informação, se necessário.
Identificar as expectativas do paciente	Usar informações transmitidas pela linguagem verbal e não verbal do paciente.	"Eu gostaria de saber o que você achava que iria acontecer aqui."
Praticar escuta ativa	Certificar-se de que o que foi dito, de fato, foi compreendido.	"Pelo que entendi, (relato do paciente), correto?"
Evitar confronto de opiniões	Construir uma conduta empática. Minimizar discussões.	"Acho que isso (queixa do paciente) deve aborrecer muita gente."

(*continua*)

QUADRO 6 Princípios do manejo da agitação psicomotora em crianças e adolescentes (*continua*)

Estabelecer limites e expectativas	Estipular limites à consulta. Evitar barganhas.	"Estamos aqui para ajudar, mas é importante nos sentirmos seguros e respeitados um pelo outro."
Oferecer alternativas com otimismo	Conectar as metas dos pacientes às opções disponíveis. Alternativas reais trazem empoderamento.	"Você quer (meta do paciente). Como podemos trabalhar juntos para fazer isso acontecer?"
Manter o paciente e a equipe informados	Principalmente em casos de hospitalização involuntária, para facilitar o relacionamento do paciente com a equipe.	Explicar o porquê da intervenção. Perguntar ao paciente sua forma de ver a situação

Fonte: adaptado de Chun et al., 2016.[25]

Além das intervenções comportamentais, em alguns casos se faz necessário o uso de medicamentos para controle da agitação psicomotora e da agressividade. Os fármacos de escolha para a tranquilização rápida são os antipsicóticos como o haloperidol e a clorpromazina, por via intramuscular ou por via oral, seguindo protocolos claros e com o devido monitoramento. Nos últimos anos, vêm sendo também utilizados antipsicóticos atípicos, como a risperidona e a olanzapina. O uso de benzodiazepínicos como o clonazepam e o diazepam, muito frequente, é questionável, em particular em crianças pequenas, que podem apresentar reações paradoxais. Adicionalmente, devem ser evitados em caso de suspeita de *delirium*.

Em alguns países, inclusive no Brasil, há instituições em que se utiliza a contenção, isto é, a intervenção física, pela ação dos profissionais ou cuidadores ou por meio de instrumentos mecânicos de imobilização. Essa medida é controversa, tanto por ser traumática, com consequências emocionais danosas, quanto pelo risco de efeitos colaterais físicos graves, como asfixia, aspiração, traumatismo torácico, trombose e até morte.

TRANSTORNOS ALIMENTARES[2,3,5,7,18,22,26]

Adolescentes com quadros de bulimia ou anorexia nervosa podem necessitar de atendimento emergencial. A procura pelo atendimento de emergência pode ser precipitada por condições de gravidade variada, associadas a perda de peso importante em pouco tempo e ao uso de métodos purgativos. Em casos de vômitos autoprovocados, pode haver sintomas de disfagia e parotidite, sangramento gastrointestinal, desidratação aguda, síncope, hipotermia ou alterações cardiovasculares como hipotensão arterial e arritmias cardíacas. O paciente pode apresentar dor intensa, por problemas musculoesqueléticos decorrentes do emagrecimento extremo.

Após a estabilização clínica, a presença de ideação suicida deve ser investigada, uma vez que há alto risco de tentativa de suicídio nesses pacientes.

O guia prático para o tratamento dos transtornos alimentares publicado pela Associação Americana de Psiquiatria (APA) recomenda a hospitalização de pacientes que apresentem os sintomas destacados no Quadro 7.

QUADRO 7 Sintomas indicativos de hospitalização na bulimia nervosa

• Perda de peso rápida. • Recusa de alimentação adequada. • Menos de 85% do peso mínimo esperado para a idade e a altura. • Hipotensão arterial grave, bradicardia, hipotermia, hipoglicemia, desidratação, hipopotassemia. • Diabetes descompensado, alterações hepáticas, renais ou cardíacas. • Pouca motivação e falta de cooperação com o tratamento ambulatorial. • Comorbidade com transtornos mentais que exigem hospitalização. • Necessidade de vigilância alimentar. • Necessidade de alimentação enteral ou parenteral. • Intencionalidade ou tentativa de suicídio. • Problemas graves na rede de apoio familiar ou social.

Fonte: adaptado de Botega, 2012;[18] APA, 2006.[26]

A hospitalização pode ser uma medida imprescindível para a preservação da vida e para iniciar ou ajustar o tratamento psiquiátrico e psicoterápico especializado.

CONSIDERAÇÕES FINAIS

Crianças e adolescentes que precisam de atendimento emergencial representam um imenso desafio para o pediatra. O profissional se depara com um paciente desconhecido, que apresenta sintomas muitas vezes inespecíficos, em um clima geral de caos emocional familiar. As primeiras medidas devem ser a garantia da segurança e da estabilização clínica. É fundamental proporcionar um ambiente tranquilo e seguro para o paciente, seus responsáveis e a equipe de saúde.

Crianças e adolescentes com quadros de ideação suicida, abuso de substâncias ou outras condições que exigem atendimento emergencial requerem um cuidado empático, sem julgamentos nem recriminações.

O *delirium* é uma síndrome de disfunção cerebral aguda, muitas vezes subdiagnosticada, que pode evoluir de forma negativa, chegando ao óbito. O pediatra precisa considerar a hipótese desse diagnóstico sempre que se deparar com quadros psiquiátricos de início agudo e sintomatologia flutuante.

A principal causa das intoxicações agudas nos adolescentes é o consumo de álcool, associado ou não a outras SPA. Na maioria dos casos de intoxicações exógenas, o diagnóstico é clínico e requer monitoramento e medidas de suporte. Em quadros de agitação psicomotora é essencial manter o paciente em ambiente tranquilo e garantir sua segurança.

A qualidade da abordagem e dos cuidados de crianças e adolescentes em situação de emergência psiquiátrica pode promover a continuidade do tratamento, melhorando o prognóstico das condições subjacentes. Na maior parte dos casos, o pediatra é responsável pelo primeiro atendimento. O conhecimento da área de saúde mental é, portanto, fundamental.

REFERÊNCIAS

1. Dulcan MK. Dulcan's textbook of child and adolescent psychiatry. 3.ed. Washington: American Psychiatric Association; 2022.
2. Almeida RS, Lima RC, Crenzel G, Abranches CD. Saúde mental da criança e do adolescente. 2.ed. Barueri: Manole; 2019 (Série Pediatria Soperj).
3. Thapar A, Pine DS, Leckman JF, Scott S, Snowling MJ, Taylor E. Rutter's child and adolescent psychiatry. 6.ed. Oxford: Wiley-Blackwell; 2015.
4. World Health Organization (WHO). 11ª Classificação Estatística Internacional de Doenças e Problemas Relacionados à Saúde (CID-11). 11.ed. 2024 (publicação em português). Disponível em: https://icd.who.int/browse/2024-01/mms/pt. Acesso em: 10 maio 2024.
5. American Psychiatric Association. Manual Diagnóstico e Estatístico de Transtornos Mentais. 5.ed. Texto revisado (DSM-5-TR). Porto Alegre: Artmed; 2023.
6. Goodman R, Scott S. Child and adolescent psychiatry. 3.ed. Oxford: Wiley-Blackwell; 2012.
7. Sadock BJ, Sadock VA. Manual conciso de psiquiatria da infância e adolescência. Porto Alegre: Artmed; 2011.
8. Avanci J, Assis S, Silva Filho OC, Gonçalves AF, Tavares PH, Marriel N. Comportamento suicida e autolesão na infância e adolescência: conversando com profissionais sobre formas de prevenção. Disponível em: https://informe.ensp.fiocruz.br/assets/anexos/973b06f9987ab9a1bc6f17ef51151f0d.PDF. Acesso em: 10 maio 2024.
9. Valle JM. O suicídio. Porto: Typographia Occidental; 1881. Disponível em: https://repositorio-aberto.up.pt/bitstream/10216/18221/2/29_7_EMC_I_01_C.pdf. Acesso em: 10 maio 2024.
10. Almeida RS, Brito AR. Tentativa de suicídio. In: Traldi PC, Brito AR, Cunha JB (orgs.). Urgências e emergências pediátricas. Santana de Parnaíba: Manole; 2023 (Série Pediatria Soperj).

11. Almeida RS, Silva Filho OC. Tentativas de suicídio em crianças e adolescentes: abordagem do pediatra. Rev Ped Soperj. 2017;17(Suppl 1):4-11.
12. Comitê Estadual de Promoção da Vida e Prevenção do Suicídio do Estado do Rio Grande do Sul. Comissão da Criança e do/a Adolescente. Guia intersetorial de prevenção do comportamento suicida em crianças e adolescentes. 2019. Disponível em: 26173730-guia-intersetorial-de-prevencao-do-comportamento-suicida-em-criancas-e-adolescentes-2019.pdf (saude.rs.gov.br). Acesso em: 10 maio 2024.
13. Jans T, Vloet TD, Taneli Y, Warnke A. Suicide and self-harming behavior. In: Rey JM, Martin A (eds.). Iacapap e-textbook of child and adolescent mental health. Edição em português. Dias Silva F, ed. Genebra: International Association for Child and Adolescent Mental Health and Allied Professions; 2020.
14. Brasil. Ministério da Saúde. Sistema de informações sobre mortalidade. Óbitos por causas externas. 2022. Disponível em: http://tabnet.datasus.gov.br/cgi/tabcgi.exe?sim/cnv/ext10uf.def. Acesso em: 10 maio 2024.
15. Brasil. Ministério da Saúde. Doenças e agravos de notificação. Frequência de lesões autoprovocadas por faixa etária. 2021. Disponível em: http://tabnet.datasus.gov.br/cgi/tabcgi.exe?sinannet/cnv/violebr.def. Acesso em: 10 maio 2024.
16. World Health Organization (WHO). Suicide. 2023. Disponível em: https://www.who.int/news-room/fact-sheets/detail/suicide. Acesso em: 10 maio 2024.
17. Stubbe D. Psiquiatria da infância e adolescência. Porto Alegre: Artmed; 2008.
18. Botega NJ. Prática psiquiátrica no hospital geral: interconsulta e emergência. 3.ed. Porto Alegre: Artmed; 2012.
19. Stern TA, Fricchione GL, Cassem NH, Jellinek MS, Rosenbaum JF. Massachusetts General Hospital handbook of general hospital psychiatry. 6.ed. Philadelphia, PA: Saunders Elsevier; 2010.
20. Maronezi LFC, Felizari GB, Gomes GA, Fernandes JF, Riffel RT, Lindemann IL. Prevalência e características das violências e intoxicações exógenas autoprovocadas: um estudo a partir de base de dados sobre notificações. J Bras Psiquiatr. 2021;70(4):293-301.
21. O'Malley GF, O'Malley R. Princípios gerais da intoxicação. 2022. Disponível em: https://www.msdmanuals.com/pt-br/profissional/les%C3%B5es-intoxica%C3%A7%C3%A3o/intoxica%C3%A7%C3%A3o/princ%C3%ADpios-gerais-da-intoxica%C3%A7%C3%A3o. Acesso em: 10 maio 2024.
22. Fiocruz. Sistema Nacional de Informações Tóxico-farmacológicas. Disponível em: https://sinitox.icict.fiocruz.br/centros-de-informacao. Acesso em: 10 maio 2024.
23. Tavares RFS. Intoxicação alcóolica aguda em crianças e adolescentes. Proemped. Ciclo 6. v.4. 2023.
24. Sociedade Brasileira de Pediatria (SBP). Pereira MNEU, Tavares RFS; Departamento Científico de Toxicologia e Saúde Ambiental. Toxicidade do chumbo na infância. Disponível em: https://www.sbp.com.br/fileadmin/user_upload/22887f-DC-Toxicidade_do_Chumbo_na_Infancia.pdf. Acesso em: 10 maio 2024.
25. Chun TH, Mace SE, Katz ER; American Academy of Pediatrics; Committee on Pediatric Emergency Medicine, and American College of Emergency Physicians; Pediatric Emergency Medicine Committee. Evaluation and management of children and adolescents with acute mental health or behavioral problems. Part I: Common clinical challenges of patients with mental health and/or behavioral emergencies. Pediatrics. 2016;138(3):e20161570.
26. American Psychiatric Association (APA). Treatment of patients with eating disorders, third edition. Am J Psychiatry. 2006;163(7 Suppl):4-54.

SEÇÃO 4

Abordagens terapêuticas

19

Psicoterapias

Roberto Santoro Almeida
Gabriela Judith Crenzel
Rossano Cabral Lima

DESTAQUES

- As psicoterapias são recursos fundamentais no tratamento de agravos à saúde mental de crianças e adolescentes.
- As psicoterapias são comprovadamente eficazes para os transtornos mentais, configurando tratamento de escolha para algumas condições.
- Além de atuar em transtornos mentais e seus sintomas, as psicoterapias contribuem para retomar o caminho do desenvolvimento saudável, auxiliando o paciente a lidar com os problemas da vida.
- A escolha da modalidade de psicoterapia a ser adotada para determinado paciente depende da experiência clínica, do conhecimento científico e da sensibilidade do profissional, devendo ser adaptada a cada situação específica.

INTRODUÇÃO[1-20]

Como se viu, a dimensão mental está presente em todas as interações humanas. Os profissionais que trabalham com a infância e a adolescência têm uma oportunidade única de reconhecer agravos à saúde mental, como situações de risco, sofrimento psíquico ou mesmo de um transtorno psiquiátrico. Realizado um diagnóstico ampliado, que leva em conta o nível de desenvolvimento, a personalidade e o meio familiar e social, abre-se um leque de possibilidades de intervenção terapêutica. A escolha da abordagem varia de acordo com as características da situação e com a sensibilidade, a experiência clínica e o conhecimento científico do profissional.

O acolhimento e a orientação ao paciente e à família devem estar sempre presentes. É fundamental esclarecer sobre a natureza dos problemas e os recursos de tratamento disponíveis, mitigando possíveis preconceitos sobre a área da saúde mental (psicoeducação).

As psicoterapias são procedimentos terapêuticos baseados no encontro humano, oferecendo apoio emocional para lidar com problemas e contribuindo para o indivíduo se conhecer melhor.

Há várias modalidades de psicoterapia, fundamentadas em diferentes referenciais teóricos. Muitas se realizam exclusivamente pela via do diálogo. Em crianças, frequentemente, recursos expressivos como desenhos, produções artísticas diversas ou o brincar são utilizados para a comunicação e a elaboração psicológica.

Várias pesquisas no campo da neurociência revelaram os mecanismos biológicos que fundamentam os efeitos benéficos das psicoterapias. Além disso, estudos comprovam sua eficácia clínica, com diversos níveis de evidência. As psicoterapias são tratamentos de escolha para muitos transtornos mentais. Adicionalmente, promovem o autoconhecimento, o desenvolvimento psíquico e o apoio emocional para lidar com a presença de transtornos mentais ou com os problemas da vida.

PSICOTERAPIAS INDIVIDUAIS[1-7,15-20]

As psicoterapias individuais são realizadas em encontros entre o terapeuta e o paciente. Há uma enorme variedade de modalidades de psicoterapia individual, fundamentadas em diferentes referenciais teóricos e recursos técnicos. Todas se baseiam no contato interpessoal e na comunicação. Em adolescentes e adultos, a comunicação verbal é o caminho preferencial para o progresso do paciente. Em crianças, a maioria dos psicoterapeutas utiliza também o brincar como forma de comunicação.

Cada uma das modalidades de psicoterapia adota um modelo teórico específico e procedimentos baseados nesse modelo. Cria-se uma estrutura objetiva, estabelecendo-se de antemão o local dos encontros terapêuticos (por exemplo, o consultório ou o ambulatório público), a frequência e o tempo de duração das sessões.

É fundamental que se estabeleça uma boa relação com os pais, permitindo a elaboração de um contrato terapêutico. A relação com a família é a base para o trabalho se desenvolver, já que ele começa e se mantém pela demanda dos pais ou outros cuidadores.

PSICOTERAPIA DE APOIO[1-7,15-20]

A psicoterapia de apoio é utilizada para auxiliar pacientes a lidar com situações de vida pontuais e específicas. O terapeuta mantém uma atitude de compreensão empática, interesse e preocupação. O paciente expõe suas dificuldades atuais, e o terapeuta o auxilia, por meio de esclarecimentos, asseguramento e eventuais interpretações, a encontrar caminhos para resolver seus problemas ou desenvolver recursos psíquicos para lidar com o sofrimento.

PSICOTERAPIAS COGNITIVO-COMPORTAMENTAIS[1-7,12,13,15-19]

A psicoterapia comportamental tem como referencial teórico a psicologia desenvolvida por autores como Pavlov e Skinner, dedicada a estudos de condicionamento e relações estímulo-resposta. Os comportamentalistas se baseiam nos fenômenos objetivos e observáveis, utilizando técnicas também objetivas de modificação do comportamento, incluindo relaxamento, exposição a estímulos temidos, reforço positivo de comportamentos desejáveis, reforços negativos de comportamentos patológicos e outros. É utilizada para tratar transtornos de ansiedade como fobias, transtorno obsessivo-compulsivo, transtornos alimentares e outros.

A terapia cognitivo-comportamental, desenvolvida por Aaron T. Back, é baseada na ideia de que esquemas cognitivos condicionam a maneira como as pessoas reagem às situações da vida. Alguns desses esquemas fixos de reação podem determinar reações patológicas que configuram transtornos mentais. No caso da depressão, por exemplo, Beck descreveu uma tríade cognitiva característica: visão negativa de si mesmo, interpretação negativa da experiência e visão negativa do futuro.

A terapia cognitivo-comportamental adota uma combinação de técnicas comportamentais e de reestruturação cognitiva. É utilizada em condições como depressão, transtornos de ansiedade, transtornos alimentares, transtorno obsessivo-compulsivo, transtornos de personalidade e outros.

PSICANÁLISE E PSICOTERAPIAS PSICODINÂMICAS[1-6,8,11,15-20]

A psicanálise e as psicoterapias psicodinâmicas estão focadas nos aspectos subjetivos da vida mental e em seu desenvolvimento. Entende-se que em crianças e adolescentes pode haver conflitos intrapsíquicos, adaptações a situações externas inadequadas ou falhas da estruturação psíquica devidas a dificuldades dos pais ou cuidadores em atender às necessidades de seus filhos, pelo encontro de problemas constitucionais com ambientes humanos menos dotados para gerenciá-los.

As terapias psicodinâmicas e a psicanálise são fundamentadas na obra do médico austríaco Sigmund Freud (1856-1939). O autor explorou os aspectos subjetivos da mente humana, desenvolvendo uma teoria da organização do psiquismo e de seu desenvolvimento que embasa uma prática clínica específica, que enfatiza o papel dos processos psíquicos inconscientes. O psicoterapeuta que trabalha a partir do referencial da psicanálise é conhecido como analista ou psicanalista.

Freud propôs a divisão da mente em três instâncias psíquicas. O isso ou *id*, inconsciente, contém os representantes psíquicos dos impulsos corporais, como a fome, a sede, a sexualidade e a agressividade. O eu ou *ego* intermedia a relação do *id* e do *superego* com o meio externo, tendo entre suas funções a de defesa contra a angústia, a consciência, a percepção, a autoconservação, a síntese dos processos psíquicos e a verificação da realidade. Uma porção considerável do eu é também inconsciente. O supereu ou *superego* guarda os ideais e as regras morais internalizadas e funciona como uma espécie de juiz das ações do indivíduo, provocando culpa ou vergonha. As instâncias psíquicas se desenvolvem pelo encontro de tendências inatas com as relações interpessoais, estruturando-se por meio de identificações com os cuidadores.

Em sua prática, o analista se depara com processos universais que estão presentes em todas as relações humanas: a transferência inconsciente de sentimentos, comportamentos e padrões de relacionamento pregressos para a pessoa do analista, e a contratransferência, a reação emocional inconsciente do analista. As resistências do *ego*, fundamentadas em defesas inconscientes para evitar a angústia, opõem-se ao trabalho analítico de tornar consciente o que é inconsciente, ao mesmo tempo revelando os processos mentais inconscientes.

A partir de Freud, vários autores contribuíram para o desenvolvimento da psicanálise de crianças. Como não há possibilidade de esgotar o assunto, este capítulo citará alguns dos mais importantes.

Anna Freud (1895-1982), filha de Sigmund, contribuiu com um estudo aprofundado do *ego* e de seus mecanismos de defesa. Ela acreditava que a análise de crianças deveria ser mais pedagógica, ajudando o pequeno paciente a se ajustar à vida familiar e social. Melanie Klein (1882-1960) se aprofundou na vida mental primitiva, desenvolvendo conceitos próprios e uma visão particular que rendeu muitos frutos. René Spitz (1887-1974) estudou as consequências da privação materna e do hospitalismo em crianças. Margaret Mahler contribuiu para o estudo sistemático do desenvolvimento, a partir de pesquisas clínicas e observacionais. John Bowlby (1907-1990) fundamentou a investigação clínica da importância das falhas precoces dos cuidadores na estruturação da mente, criando o conceito de apego. Donald Winnicott (1896-1971), um dos mais importantes autores pós-freudianos, era pediatra e pôde observar de perto a relação mãe-bebê, trazendo profundas contribuições à compreensão do desenvolvimento e da clínica psicanalítica de crianças, adolescentes e adultos.

De modo geral, a psicanálise de crianças se desenvolve em um ambiente específico, em que se oferece ao pequeno paciente material lúdico para se expressar (caixa de brinquedos contendo bonecos de famílias, animais, blocos de montar, material de desenho etc.). A psicanálise se dá por meio de um número elevado de sessões por semana (de 2 a 5 sessões). As psicoterapias de base analítica podem ter uma frequência menor, de 1 vez por semana. Alguns autores atuais consideram que o que diferencia a psicanálise da psicoterapia de base analítica é menos o número de sessões que a atitude do profissional.

TERAPIAS DE FAMÍLIA[1-6,10,14-19]

As terapias de família são utilizadas quando os problemas apresentados pela criança ou adolescente estão enraizados em questões familiares. Nas famílias monoparentais, podem ser organizadas, no mínimo, com a presença do genitor e da criança ou do adolescente. Nas famílias maiores, podem incluir os irmãos, assim como outras pessoas relevantes no convívio da criança ou do adolescente. Por meio de sessões periódicas, previamente programadas, estabelece-se um diálogo entre os membros da família, com a intermediação do terapeuta, tendo por objetivo desenvolver padrões de relacionamento mais saudáveis e harmônicos, promovendo o fortalecimento de vínculos afetivos e melhor funcionamento da dinâmica familiar.

PSICOTERAPIAS DE GRUPO[1-6,9,15-19]

Existem variadas modalidades de psicoterapias de grupo, fundamentadas em diferentes bases teóricas, como a teoria sistêmica, as visões psicodinâmicas, as perspectivas comportamentalistas de treinamento de habilidades sociais, ou uma combinação desses referenciais. Os grupos podem ser organizados de diferentes maneiras, reunindo-se por faixa etária, pela presença comum de um transtorno mental ou por problemas a resolver, entre outras possibilidades. Como exemplos, podem-se citar grupos de adolescentes, grupos de pacientes com transtornos alimentares, grupos de pessoas com dependências, grupos de indivíduos com determinada doença crônica etc.

É muito frequente a utilização de mais de um terapeuta. Os terapeutas coordenam o grupo e proporcionam o *setting* para o desenvolvimento do trabalho, que se realiza por meio do acolhimento das angústias dos membros, do compartilhamento de problemas, da mitigação dos sentimentos de solidão, e do apoio para lidar com o sofrimento e criar novos recursos para gerenciar as dificuldades.

CONSIDERAÇÕES FINAIS

As psicoterapias são recursos fundamentais para lidar com os agravos de saúde mental em crianças e adolescentes. Sua eficácia está comprovada, possibilitando mudanças no rumo do desenvolvimento e na resolução de problemas.

Há diversas modalidades de trabalho psicoterápico. O discernimento, o conhecimento científico e a sensibilidade do profissional, diante das especificidades da situação do paciente, determinarão a modalidade terapêutica escolhida preferencialmente para determinado caso. Os profissionais de saúde devem conhecer as principais formas de psicoterapia e suas indicações no tratamento de crianças e adolescentes.

REFERÊNCIAS

1. Almeida RS, Lima RC, Crenzel G, Abranches CD. Modalidades terapêuticas. In: Almeida RS, Lima RC, Crenzel G, Abranches CD. Saúde mental da criança e do adolescente. 2.ed. Barueri: Manole; 2019. p.191-9 (Série Pediatria Soperj).

2. Marcelli D, Cohen D. Les traitements psychothérapeutiques et rééducatifs. In: Enfance et psychopathologie. 11.ed. revue et complétée. Issy-les-Moulineux: Elsevier-Masson; 2021. p.771-801.
3. Marcelli D, Braconnier A, Tandonnet L. Les choix thérapeutiques: adolescence et psychopathologie. 9.ed. Issy-les-Moulineux: Elsevier-Masson; 2018. p.873-922.
4. Terr L. Individual psychotherapy. In: Dulcan MK (ed.). Dulcan's textbook of child and adolescent psychiatry. 3.ed. Washington, DC: American Psychiatric Association; 2022. p.847-71.
5. Goodman R, Scott S. Child and adolescent psychiatry. 3.ed. Oxford: Willey Blackwell; 2012.
6. Weersing VR, Goger P, Conover KL. Psychotherapy for children and adolescents: a critical overview. In: Martin A, Volkmar F. Lewis's child and adolescent psychiatry: a comprehensive textbook. 5.ed. Philadelphia: Lippincott Williams & Wilkins; 2018. p.749-57.
7. Minjarez MB, Montague RA, Fox EA. Piacentini J. Cognitive and behavioral therapies. In: Martin A, Volkmar F. Lewis's child and adolescent psychiatry: a comprehensive textbook. 5.ed. Philadelphia: Lippincott Williams & Wilkins; 2018. p.757-87.
8. Ritvo RZ, Shapiro M. Psychodynamic principles in practice. In: Martin A, Volkmar F. Lewis's child and adolescent psychiatry: a comprehensive textbook. 5.ed. Philadelphia: Lippincott Williams & Wilkins; 2018. p.806-22.
9. Moss NE, Racusin GR, Moss-Racusin C. Group therapy. In: Martin A, Volkmar F. Lewis's child and adolescent psychiatry: a comprehensive textbook. 5.ed. Philadelphia: Lippincott Williams & Wilkins; 2018. p.822-33.
10. Sholevar GP. Family therapy. In: Martin A, Volkmar F. Lewis's child and adolescent psychiatry: a comprehensive textbook. 5.ed. Philadelphia: Lippincott Williams & Wilkins; 2018. p.834-44.
11. Estelitta-Lins CEF. A psicanálise de crianças e adolescentes como ferramenta clínica. In: Assumpção JR F, Kuczynski E, Assumpção TM. Tratado de psiquiatria da infância e da adolescência. 4.ed. Rio de Janeiro: Atheneu; 2022. p.1005-23.
12. Kuczynski E. Terapia cognitiva. In: Assumpção JR F, Kuczynski E, Assumpção TM. Tratado de psiquiatria da infância e da adolescência. 4.ed. Rio de Janeiro: Atheneu; 2022. p.1045-52.
13. Ribeiro RA, Baptista ASD, Merlin MS, Baptista MN. Terapias comportamentais. In: Assumpção JR F, Kuczynski E, Assumpção TM. Tratado de psiquiatria da infância e da adolescência. 4.ed. Rio de Janeiro: Atheneu; 2022. p.1053-60.
14. Sprovieri MHS. Terapia familiar. In: Assumpção JR F, Kuczynski E, Assumpção TM. Tratado de psiquiatria da infância e da adolescência. 4.ed. Rio de Janeiro: Atheneu; 2022. p.1079-85.
15. Black D, Andreasen N. Psychotherapies. In: Introductory textbook of psychiatry. 7.ed. Washington, DC: American Psychiatric Association; 2021. p.449-62.
16. Cantilino A, Lima AR, Saide OL, Melo MF. Psicoterapias. In: Nardi AE, Silva AG, Quevedo J. (eds.). Tratado de psiquiatria da Associação Brasileira de Psiquiatria. Porto Alegre: Artmed; 2022. p.846-71.
17. Gabbard G. Treatments of psychiatric disorders. 5.ed. Washington: American Psychiatric Association; 2014.
18. Sadock BJ, Sadock V, Ruiz P (eds.). Psychotherapies. In: Sadock BJ, Sadock V, Ruiz P. Kaplan and Sadock's comprehensive textbook of psychiatry. 10.ed. Philadelphia: Wolters Kluwer; 2017. p.2638-904.
19. Coghill D, Bonnar S, Duke SL, Graham J, Seth S. Therapeutic interventions. In: Coghill D, Bonnar S, Duke SL, Graham J, Seth S. Child and adolescent psychiatry. New York: Oxford University; 2009. p.395-410.
20. Zimmerman DE. Psicanálise com crianças. In: Zimmerman DE. Manual de técnica psicanalítica. Porto Alegre: Artmed; 2004. p.347-56.

20

Psicofarmacoterapia

Adriana Rocha Brito
Roberto Santoro Almeida
Rossano Cabral Lima
Gabriela Judith Crenzel

DESTAQUES

- A psicofarmacoterapia nem sempre é necessária. Quando utilizada, deve fazer parte de um plano de tratamento amplo e multimodal, com base na avaliação criteriosa do paciente.
- A indicação de psicofármacos deve ser determinada pelo diagnóstico, pelo grau de sofrimento psíquico, pelo nível de disfunção adaptativa nas esferas familiar, social, educacional e de lazer, e pelos possíveis riscos à integridade física e à segurança do paciente e de pessoas de seu convívio.
- Os médicos e profissionais de saúde que cuidam de crianças e adolescentes, em especial o pediatra, devem conhecer as indicações, as formas de prescrição, os potenciais efeitos adversos e as interações medicamentosas dos psicofármacos.

INTRODUÇÃO[1-3]

Psicofármacos são substâncias que atuam no sistema nervoso central (SNC), influenciando funções psíquicas e alterando o humor, o comportamento, a cognição e o sono.

Nos últimos anos, tem-se observado um aumento expressivo do uso de agentes psicotrópicos por crianças e adolescentes. A tendência se deve em parte à elevação da frequência de transtornos mentais nessa população e ao maior reconhecimento e diagnóstico dessas condições. Por outro lado, vale alertar para o preocupante reducionismo que busca limitar todo e qualquer sofrimento psíquico à dimensão biológica, negando os aspectos psicológicos, familiares, sociais e culturais presentes, com tendência a medicalizar problemas subjetivos e a buscar soluções simplistas por meio de medicamentos muitas vezes desnecessários e prejudiciais.

O tratamento psicofarmacológico é apenas uma parte da abordagem terapêutica e somente deve ser iniciado após avaliação clínica criteriosa. Nem todos os pacientes com sofrimento mental ou problemas comportamentais devem receber um diagnóstico psiquiátrico, e, mesmo nos casos em que o diagnóstico é pertinente, muitas vezes outras abordagens – psicoterápicas, educacionais ou de acolhimento ao paciente e à família – dispensam o uso de medicamentos.

Quando há indicação de prescrição de um psicofármaco, é fundamental a identificação dos sinais ou sintomas-alvo para a avaliação da eficácia do medicamento e o acompanhamento regular com reavaliações periódicas.

ESPECIFICIDADES DA PSICOFARMACOTERAPIA EM PACIENTES PEDIÁTRICOS[1]

O uso de psicofármacos em crianças e adolescentes deve considerar as diferenças maturacionais que modificam a farmacocinética e a farmacodinâmica durante o desenvolvimento.

Crianças apresentam um tamanho corporal absoluto menor que o dos adultos, mas a massa relativa dos tecidos hepático e renal é maior, quando ajustada para o peso corporal. Também têm relativamente mais água no corpo, menos gordura e menos albumina plasmática à qual os medicamentos podem se ligar. Desse modo, o volume de distribuição dos fármacos tende a ser maior em crianças, em comparação com adultos. Devido a essas diferenças, há menor biodisponibilidade da substância, e o metabolismo e a eliminação são mais rápidos. Por essas razões, a dose adequada de medicamentos para a criança não pode ser determinada simplesmente pela redução de doses de adultos com base no peso.

Na adolescência, simultaneamente a um crescimento marcante no tamanho do corpo, há uma redistribuição de seus compartimentos. No sexo masculino, a quantidade de água corporal aumenta, enquanto a de gordura diminui. Já no sexo feminino ocorre o oposto. De forma geral, o metabolismo e a eliminação mais acelerados geram a necessidade de doses terapêuticas relativamente maiores e intervalos posológicos menores.

As informações psicofarmacológicas disponíveis para a faixa etária pediátrica muitas vezes são incompletas. As recomendações nas bulas e as autorizações dos órgãos reguladores não atendem a todas as indicações que a experiência clínica e as evidências empíricas já legitimaram. O uso *off-label* (fora da indicação em bula) de medicamentos é frequentemente adotado pelos profissionais em sua prática.

Deve-se, contudo, evitar o uso de psicofármacos em crianças abaixo dos 5 anos de idade, levando em conta que ainda existem limitações no conhecimento de sua efetividade, segurança e impactos no desenvolvimento cerebral nessa faixa etária.

CLASSIFICAÇÃO DOS PSICOFÁRMACOS[1,2,4-9]

A categorização tradicional dos psicofármacos de acordo com os transtornos mentais para os quais são indicados não corresponde à realidade de sua utilização na prática clínica, uma vez que medicamentos de determinada classe (antidepressivos, por exemplo) podem ser prescritos para tratar de outras condições (como transtornos de ansiedade). Além disso, substâncias que pertencem a classes não psicofarmacológicas podem ser utilizadas para tratar transtornos mentais, como os anti-hipertensivos, indicados para problemas de comportamento, da atenção e do sono.

Os medicamentos psicoativos mais utilizados na prática pediátrica são apresentados na Figura 1, de acordo com sua clássica divisão farmacológica.

A PRESCRIÇÃO CRITERIOSA DE PSICOFÁRMACOS PARA CRIANÇAS E ADOLESCENTES[1-10]

Em capítulos específicos deste livro foram discutidas as particularidades de cada condição psiquiátrica e suas possibilidades terapêuticas, incluindo a utilização de psicofármacos. É fundamental destacar que a psiquiatria e a

- Antipsicóticos ou neurolépticos
  - Típicos
    - Haloperidol
    - Levomepromazina
    - Periciazina
    - Clorpromazina
    - Tioridazina
  - Atípicos
    - Risperidona
    - Olanzapina
    - Quetiapina
    - Aripiprazol
    - Clozapina
    - Lurasidona
- Antidepressivos
  - Tricíclicos
    - Imipramina
    - Clomipramina
    - Amitriptilina
    - Nortriptilina
  - Inibidores seletivos da recaptação de serotonina (ISRS)
    - Fluoxetina
    - Fluvoxamina
    - Sertralina
    - Citalopram
    - Escitalopram
  - Inibidor seletivo de recaptação da noradrenalina – atomoxetina
  - Inibidor de recaptação de noradrenalina e dopamina – bupropiona
- Ansiolíticos – benzodiazepínicos
  - Diazepam
  - Clobazam
  - Clonazepam
  - Alprazolam
  - Lorazepam
- Estabilizadores do humor
  - Carbonato de lítio
  - Anticonvulsivantes
    - Carbamazepina
    - Oxcarbazepina
    - Divalproato de sódio
    - Lamotrigina
    - Topiramato
- Psicoestimulantes
  - Metilfenidato
    - De curta ação
    - De longa ação
  - Lisdexanfetamina
- Alfa-2 agonista adrenérgico (anti-hipertensivos)
  - Clonidina
  - Guanfacina

FIGURA 1 **Principais classes de medicamentos psicoativos.**

Fonte: Brito e Maia Filho, 2022;[1] Almeida et al., 2019;[2] Sadock et al., 2019;[4] Brunton et al., 2018;[5] Schatzberg et al., 2015;[6] Gorenstein e Cordás, 2014;[7] Andrade et al., 2014.[9]

psicofarmacoterapia são áreas em constante revisão e reformulação, exigindo atualização contínua por parte dos profissionais de saúde.

O uso de psicofármacos no tratamento de sinais e sintomas de transtornos mentais tem valor inquestionável, com efeitos positivos no humor, no afeto, na cognição e em padrões disfuncionais de pensamento e comportamento. É preciso, entretanto, sempre levar em consideração a relação entre os possíveis benefícios e os potenciais riscos, em termos de efeitos adversos em curto e longo prazo.

A consulta médica com um especialista em saúde mental é indispensável para o diagnóstico de um transtorno mental. Há condições específicas, como psicoses, ou formas graves de transtornos de humor, que tornam necessário o tratamento medicamentoso. Quadros leves costumam ter indicação inicial de abordagem não medicamentosa, por meio de orientação, acolhimento e recursos psicoterapêuticos.

A prescrição de medicamentos será definida pelo diagnóstico, pelo grau de sofrimento, pelo nível de disfunção adaptativa nas áreas familiar, social e escolar e pelos riscos à integridade física ou psíquica do paciente e de pessoas de seu convívio. Como visto em outros capítulos, a indicação de psicofármacos deve se seguir a uma avaliação diagnóstica cuidadosa e criteriosa, levando em consideração fatores biológicos, psicológicos, familiares, sociais e culturais.

A escolha do medicamento é baseada principalmente na identificação dos sinais ou sintomas-alvo, na presença de comorbidades psiquiátricas ou clínicas e na formulação que garanta maior adesão, sem esquecer o custo do remédio. Efeitos colaterais usuais de alguns medicamentos podem ter funções terapêuticas em determinadas situações – o efeito anorexígeno dos psicoestimulantes pode ser benéfico em um paciente obeso com transtorno de déficit de atenção e hiperatividade (TDAH); o efeito sedativo dos antipsicóticos pode ser útil em um paciente com transtorno grave do comportamento e dificuldades em conciliar o sono.

Deve-se iniciar o medicamento em dose baixa, com aumentos graduais e lentos. Recomenda-se que o remédio seja mantido na menor dosagem terapêutica de manutenção, com reajustes de posologia somente se houver necessidade. Em princípio deve-se optar pela monoterapia, mas em algumas situações é necessário utilizar mais de um psicofármaco ao mesmo tempo. A estimativa da duração do tratamento depende do diagnóstico e da evolução do quadro. No decorrer das consultas com o paciente e a família, é importante informar as etapas previstas de uso e as perspectivas futuras de suspensão do medicamento.

Durante a utilização de psicofármacos, há necessidade de monitoramento consistente para garantir a segurança do tratamento. A cada consulta, é importante avaliar a redução ou a remissão dos sinais ou sintomas-alvo e a recuperação funcional do paciente, decidindo os próximos passos do tratamento. É fundamental orientar a criança ou o adolescente em termos acessíveis, dentro de suas possibilidades de entendimento, e a família, esclarecendo os potenciais benefícios, os efeitos esperados, os efeitos adversos, os limites e os riscos do uso de substâncias psicoativas. Quando não se tratar de situação ameaçadora à vida, a decisão pelo uso de psicotrópicos deve ser tomada em conjunto com os pais ou responsáveis e com o próprio paciente, dependendo de sua idade.

A descontinuação do tratamento deve ser realizada cautelosamente, havendo necessidade de redução gradual para a maioria dos remédios de uso crônico, como os antidepressivos e antipsicóticos. Alguns psicotrópicos, como os psicoestimulantes, podem ser retirados abruptamente.

Vale lembrar que, em caso de insuficiência renal e de disfunção hepática, as doses de muitos fármacos precisam ser reduzidas.

Os principais agentes psicoativos usados na prática pediátrica são apresentados nos Tabelas 1 a 6 (de acordo com sua classe), com as respectivas doses, os efeitos adversos mais comuns e os mecanismos de ação prováveis (alguns ainda não elucidados).

Os antidepressivos tricíclicos (imipramina, clomipramina, amitriptilina, nortriptilina) são pouquíssimo utilizados para o tratamento de ansiedade e de depressão em crianças e adolescentes. Além dos efeitos colaterais potencialmente graves, principalmente nas doses mais altas necessárias para o efeito antidepressivo, são pouco eficazes no tratamento da depressão em crianças. Nos últimos anos, seu uso, em doses menores, tem-se restringido a quadros de dor crônica e de enurese. Para transtornos depressivos e ansiosos, os fármacos mais utilizados são os inibidores seletivos da recaptação de serotonina, serotonina (ISRS – fluoxetina, fluvoxamina, sertralina, citalopram, escitalopram).

TABELA 1 Doses, mecanismos de ação e principais efeitos colaterais dos antipsicóticos

Medicamento e mecanismo de ação	Dose habitual (via oral)	Principais efeitos colaterais
Haloperidol • Ação antagonista dopaminérgica. • Ligação maior a receptores D2.	• 3-12 anos: iniciar com 0,5 mg/dia 2-3 x/dia. Se necessário, aumentar 0,25-0,5 mg a cada 5-7 dias até 6 mg/dia • Adolescentes: 0,5-15 mg/dia 2-3 x/dia.	• Predomínio de sintomas extrapiramidais (distonia, parkinsonismo, acatisia), discinesia tardia, síndrome neuroléptica maligna, hiperprolactinemia, ganho de peso, hepatotoxicidade, diminuição do limiar convulsivo, sonolência, efeitos cardíacos.
Levomepromazina • Ação antagonista dopaminérgica.	• 2-15 anos: 0,1-0,2 mg/kg/dia. • > 15 anos: iniciar com 25-50 mg divididos em 2-4 x nas primeiras 24 h; nos dias subsequentes, aumentar a dose de maneira lenta e progressiva até atingir a dose diária útil (150-250 mg).	• Predomínio de sintomas extrapiramidais, discinesia tardia, hiperprolactinemia, ganho de peso, hiperglicemia, sonolência, efeitos cardíacos. • Com doses baixas: distúrbios neurovegetativos, sedação.
Periciazina 1% • Ação antagonista dopaminérgica.	• 3-10 anos: iniciar com 4 gotas (1 mg) por dia, durante os 3 primeiros dias, aumentando gradativamente as doses diárias, até atingir 10 mg. • > 10 anos: iniciar com 8 gotas (2 mg) por dia, durante os 3 primeiros dias, aumentando gradativamente as doses diárias, até atingir a posologia média de 15 mg.	• Predomínio de sintomas extrapiramidais, discinesia tardia, hiperprolactinemia, ganho de peso, hiperglicemia, sonolência, efeitos cardíacos. • Com doses baixas: distúrbios neurovegetativos, sedação.

(continua)

TABELA 1 Doses, mecanismos de ação e principais efeitos colaterais dos antipsicóticos (*continuação*)

Medicamento e mecanismo de ação	Dose habitual (via oral)	Principais efeitos colaterais
Clorpromazina • Ação antagonista dopaminérgica. • Ligação menor a receptores D2.	• > 6 meses: VO: 2,5-6 mg/kg/dia a cada 4-6 h; máximo de 500 mg/dia. • IM/IV: 2,5-4 mg/kg/dia a cada 6-8 h; máximo de 40 mg/dia para < 5 anos e 75 mg/dia entre 5-12 anos.	• Predomínio de sintomas anticolinérgicos (boca seca, constipação, visão turva), sedação, hipotensão postural, efeitos cardíacos, discinesia tardia, síndrome neuroléptica maligna, diminuição do limiar convulsivo.
Tioridazina • Ação antagonista dopaminérgica. • Ligação menor a receptores D2.	• 2-12 anos: iniciar 0,5 mg/kg/dia 2-3 x/dia; manutenção: 0,5-3 mg/kg/dia 2-3 x/dia. • > 12 anos: iniciar com 75-300 mg/dia VO 3 x/dia, aumentar se necessário para no máximo 800 mg/dia 2-4 x/dia.	
Risperidona • Antagonista dos receptores dopaminérgicos D2 e dos receptores serotoninérgicos, principalmente 5-HT2, entre outras ações.	• > 5 anos: iniciar com 0,25 mg/dia (< 20 kg) e 0,5 mg/dia (> 20 kg) 1 x/dia. • Faixa terapêutica: 1-3 mg/dia 1-2 x/dia, máximo 6 mg/dia (10-17 anos)	• Ganho de peso, sonolência, dor abdominal, aumento da glicemia, hiperprolactinemia, redução do limiar convulsivo, síndrome neuroléptica maligna.
Olanzapina • Antagonista dos receptores dopaminérgicos D2 e dos receptores serotoninérgicos, principalmente 5-HT2, entre outras ações.	• > 6 anos: iniciar com 2,5 mg 1 x/dia, aumentos semanais de 2,5 mg para alcançar 10 mg 1 x/dia. Dose máxima: 20 mg/dia.	• Ganho de peso, hipotensão ortostática, edema periférico, aumento de transaminases, diabetes *mellitus* induzido pelo fármaco, constipação, xerostomia, acatisia, astenia, tontura, sonolência, tremor, hiperprolactinemia, hipercolesterolemia, hipertrigliceridemia, síndrome neuroléptica maligna.

(continua)

TABELA 1 Doses, mecanismos de ação e principais efeitos colaterais dos antipsicóticos (*continuação*)

Medicamento e mecanismo de ação	Dose habitual (via oral)	Principais efeitos colaterais
Clozapina • Antagonista dos receptores dopaminérgicos D2 e dos receptores serotoninérgicos, principalmente 5-HT2, entre outras ações.	• Iniciar com 12,5 ou 25 mg/dia. Aumentar 25 mg/dia a cada 2 dias, até atingir a dose terapêutica de 50 mg/dia; dose máxima de 100 mg/dia.	• Ganho de peso, aumento da glicemia, redução do limiar convulsivo, sedação, tontura, hipotensão, náuseas, vômitos, constipação, alterações no eletrocardiograma, diabetes *mellitus* induzido pelo fármaco, agranulocitose, síndrome neuroléptica maligna.
Lurasidona • O mesmo mecanismo da clozapina.	• > 13 anos: iniciar com 20 mg/dia. • Se necessário, aumentar a cada 7 dias até 80 mg/dia.	• Sonolência, insônia, desconforto gastrointestinal, acatisia.
Aripiprazol • O mesmo mecanismo da clozapina.	• 6-17 anos: iniciar com 2 mg/dia, aumentar após 2-7 dias para 5 mg/dia. Se necessário, aumentar em incrementos de 5 mg ≥ 7 dias de duração até uma dose máxima de 30 mg/dia (1-2 x/dia).	• Ganho de peso, constipação, desconforto gastrointestinal, acatisia, tontura, sintomas extrapiramidais, dores de cabeça, insônia, sedação, visão turva, fadiga, redução do limiar convulsivo, leucopenia, neutropenia, agranulocitose, hipertermia, síndrome neuroléptica maligna, hipotensão ortostática.

(*continua*)

TABELA 1 **Doses, mecanismos de ação e principais efeitos colaterais dos antipsicóticos (*continuação*)**

Medicamento e mecanismo de ação	Dose habitual (via oral)	Principais efeitos colaterais
Quetiapina • O mesmo mecanismo da clozapina.	• > 10 anos: dia 1: 25 mg 2 x/dia; dia 2: 50 mg 2 x/dia; dia 3: 100 mg 2 x/dia; dia 4: 150 mg 2 x/dia; dia 5: 200 mg 2 x/dia. • Manutenção: 400-600 mg/dia.	• Sonolência, hipotensão postural, tonteira, ganho de peso, fadiga, hipertensão, hiperglicemia, hiperprolactinemia, síndrome neuroléptica maligna.

IM: intramuscular; IV: intravenoso; VO: via oral.
Fonte: Brito e Maia Filho, 2022;[1] Almeida et al., 2019;[2] Sadock et al., 2019;[4] Brunton et al., 2018;[5] Schatzberg et al., 2015;[6] Gorenstein e Cordás, 2014;[7] Cordioli et al., 2015;[8] Andrade et al., 2014;[9] Lee, 2018.[10]

TABELA 2 **Posologia, mecanismos de ação e principais efeitos colaterais dos antidepressivos**

Medicamento e mecanismo de ação	Dose habitual (via oral)	Principais efeitos colaterais
Imipramina • Antagonista dos transportadores de noradrenalina e de serotonina. Inibidor da recaptação serotonina-noradrenalina.	Antidepressivo: • Criança: iniciar com 1,5 mg/kg/dia, 3 x/dia, aumentar 1-1,5 mg/kg a cada 3-4 dias para um máximo de 5 mg/kg/dia. • Adolescente: iniciar com 25-50 mg/dia 1-3 x/dia; máximo de 200 mg/dia. Enurese: • ≥ 6 anos: iniciar com 10-25 mg/noite. • Incremento de 10-25 mg a cada 2 semanas, até o máximo para a idade ou o efeito desejado. • Máxima dose de 6-12 anos: 2,5 mg/kg/dia ou 50 mg/dia, o que for menor, e ≥ 12 anos: 75 mg/dia.	• Sonolência, boca seca, constipação, retenção urinária, visão borrada, ganho de peso, alterações hematológicas, arritmias, hipotensão postural, convulsões. • Monitorar ECG, PA e hemograma no início do uso e com mudança de dose.

(continua)

TABELA 2 Posologia, mecanismos de ação e principais efeitos colaterais dos antidepressivos (*continuação*)

Medicamento e mecanismo de ação	Dose habitual (via oral)	Principais efeitos colaterais
Clomipramina • Inibe a recaptação de noradrenalina e principalmente de serotonina pelos neurônios pré-ganglionares.	• Iniciar com 1 mg/kg/dia 1-2 x/dia, aumentando em 20% a cada 5 dias. • Dose usual: 3-5 mg/kg/dia. • Máximo de 200 mg/dia.	• Sonolência, boca seca, constipação, visão borrada, ganho de peso, alterações hematológicas, arritmias, hipotensão postural, convulsões. • Monitoramento cardíaco.
Amitriptilina • Antagonista dos transportadores de noradrenalina e de serotonina. Inibidor da recaptação serotonina--noradrenalina.	**Antidepressivo:** • Criança: iniciar com 1 mg/kg/dia 3 x/dia por 3 dias; depois aumentar para 1,5 mg/kg/dia. Se necessário, aumento gradual até um máximo de 5 mg/kg/dia. • Adolescente: 10-50 mg/dia 3 x/dia ou à noite; a dose pode ser aumentada gradualmente até o máximo de 200 mg/dia, se necessário. **Enurese:** • ≥ 6 anos: iniciar com 10-25 mg/noite. • Incremento de 10-25 mg a cada 2 semanas.	• Sedação, retenção urinária, constipação, boca seca, tontura, sonolência, alterações hepáticas, arritmia. • Monitoramento cardíaco.
Nortriptilina • Antagonista do transportador de noradrenalina. Inibe a recaptação da noradrenalina e em menor escala da serotonina.	**Antidepressivo:** • 6-12 anos: 1-3 mg/kg/dia 3-4 x/dia ou 10-20 mg/dia 3-4x/dia. • Adolescente: 1-3 mg/kg/dia 3-4 x/dia ou 30-50 mg/dia. Dose máxima: 150 mg/dia **Enurese noturna:** • 6-7 anos: 10 mg/noite. • 8-11 anos: 10-20 mg/noite. • > 11 anos: 25-35 mg/noite.	• Sonolência, boca seca, constipação, visão borrada, ganho de peso, alterações hematológicas, arritmias, hipotensão postural, convulsões. • Monitoramento cardíaco.

(*continua*)

TABELA 2 Posologia, mecanismos de ação e principais efeitos colaterais dos antidepressivos (*continuação*)

Medicamento e mecanismo de ação	Dose habitual (via oral)	Principais efeitos colaterais
Fluoxetina • Inibidor seletivo de recaptação da serotonina. Age nos receptores pré-sinápticos de serotonina inibindo sua recaptação e aumentando a quantidade de serotonina na fenda sináptica.	**Antidepressivo:** • Iniciar com 10 mg 1 x/dia. Pode aumentar para 20 mg 1 x/dia após 1 semana. **TOC, bulimia:** • Manutenção de 20-60 mg 1 x/dia.	• Cefaleia, insônia, sonolência, irritabilidade, desconforto gastrointestinal, redução ou aumento do apetite, diaforese, boca seca, mania, risco de indução de pensamentos suicida.
Fluvoxamina • O mesmo mecanismo da fluoxetina.	• 8-17 anos: iniciar com 25 mg 1 x/dia. Pode aumentar 25 mg a cada 1-2 semanas. Doses diárias > 50 mg/dia; deve-se dar 2 x/dia. • Dose máxima entre 8-11 anos: 200 mg/dia e ≥ 12 anos: 300 mg/dia.	
Sertralina • O mesmo mecanismo da fluoxetina.	• 6-12 anos: iniciar com 12,5-25 mg 1 x/dia. Pode aumentar em 25 mg em intervalos de 1 semana até um máximo de 200 mg/dia. • ≥ 13 anos: iniciar com 25-50 mg 1 x/dia. Pode aumentar em 50 mg em intervalos de 1 semana até um máximo de 200 mg/dia.	
Citalopram • O mesmo mecanismo da fluoxetina.	• Iniciar com 5 mg 1 x/dia, podendo aumentar gradualmente até 40 mg.	
Escitalopram • O mesmo mecanismo da fluoxetina.	• > 12 anos: iniciar com 10 mg 1 x/dia. Se necessário, após 3 semanas, aumentar para 20 mg 1 x/dia.	

(*continua*)

TABELA 2 Posologia, mecanismos de ação e principais efeitos colaterais dos antidepressivos (*continuação*)

Medicamento e mecanismo de ação	Dose habitual (via oral)	Principais efeitos colaterais
Atomoxetina • Inibidor seletivo de recaptação da noradrenalina.	• Crianças e adolescentes até 70 kg: 0,5 mg/kg, com aumento após um mínimo de 3 dias para uma dose diária total de aproximadamente 1,2 mg/kg, administrada como uma dose única diária pela manhã ou em doses uniformemente divididas pela manhã e no final da tarde/início da noite. • A dose diária total não deve exceder 1,4 mg/kg ou 100 mg, o que for menor. • > 70 kg: 40 mg com aumento, após um mínimo de 3 dias, para uma dose diária total de aproximadamente 80 mg, administrada como uma dose diária única pela manhã ou em doses igualmente divididas pela manhã e ao final da tarde/início da noite. Após 2-4 semanas adicionais, a dose pode ser aumentada até um máximo de 100 mg em pacientes que não alcançaram uma resposta ótima.	• Dor abdominal, vômito, náusea, diminuição do apetite, perda de peso, fadiga, irritabilidade, cefaleia, insônia ou sonolência, alterações de humor, depressão, erupções cutâneas, prurido, hipertensão, taquicardia, palpitações, síncope.
Bupropiona • Inibidor da recaptação de noradrenalina e dopamina.	• > 18 anos: Dose usual: 150-300 mg/dia.	• Insônia, boca seca, visão borrada, cefaleia, fadiga, inquietude, náusea, perda de peso, taquicardia, tremores, vertigem.

ECG: eletrocardiograma; PA: pressão arterial; TOC: transtorno obsessivo-compulsivo.
Fonte: Brito e Maia Filho, 2022;[1] Almeida et al., 2019;[2] Sadock et al., 2019;[4] Brunton et al., 2018;[5] Schatzberg et al., 2015;[6] Gorenstein e Cordás, 2014;[7] Cordioli et al., 2015;[8] Andrade et al., 2014;[9] Lee, 2018.[10]

TABELA 3 Mecanismo de ação, doses e principais efeitos colaterais dos ansiolíticos

Medicamento e mecanismo de ação	Dose habitual	Principais efeitos colaterais
Diazepam • Agem nos receptores benzodiazepínicos. • Potencializam os efeitos do Gaba, o que leva a uma diminuição da excitabilidade neuronal.	**Sedativo ou relaxante muscular (crianças):** • IM ou IV: 0,04-0,2 mg/kg/dose a cada 6-12 h; máximo de 0,6 mg/kg dentro de um período de 8 h. • VO: 0,12-0,8 mg/kg/dia a cada 6-12 h; dose máxima 10 mg/dose.	• Sonolência, desinibição, agitação, confusão, boca seca ou sialorreia, dependência, perda progressiva do efeito terapêutico. • Podem ocorrer hipotensão e depressão respiratória. • Recomenda-se monitoramento cardiovascular. • Os efeitos podem ser revertidos pelo flumazenil, um antagonista dos receptores benzodiazepínicos. • É contraindicado na miastenia *gravis*, glaucoma de ângulo fechado, insuficiência respiratória grave, insuficiência hepática grave e síndrome da apneia do sono.
Clobazam • O mesmo mecanismo do diazepam.	• < 2 anos: iniciar com 0,5-1 mg/kg/dia VO (dose máxima: 5 mg/dia) 2 x/dia; se necessário, aumentar lentamente em intervalos de 5-7 dias, até o máximo de 10 mg/dia. • 2-16 anos: iniciar com 5 mg 1 x/dia VO; se necessário, aumentar lentamente em intervalos de 5-7 dias, até o máximo de 40 mg/dia. Faixa de dosagem usual: 10-20 mg/dia 2 x/dia.	
Clonazepam • O mesmo mecanismo do diazepam.	• < 10 anos ou < 30 kg: iniciar com 0,01-0,03 mg/kg/dia 2-3 x/dia VO. Aumentar 0,25-0,5 mg/dia a cada 3 dias até a dose de manutenção: 0,1-0,2 mg/kg/dia 3 x/dia VO. • ≥ 10 anos ou ≥ 30 kg: dose inicial de 0,5 mg/dia 3x/dia VO. Se necessário, aumentar 0,5-1 mg/dia a cada 3 dias. Dose máxima: 20 mg/dia VO.	
Alprazolam • O mesmo mecanismo do diazepam.	• Iniciar com 0,25 mg 3x/dia VO. Aumentar 0,5 mg a cada 3 dias, conforme a necessidade, até 1 mg/dia 3 x/dia VO. A segurança e a eficácia em menores de 18 anos de idade não foram estabelecidas.	
Lorazepam • O mesmo mecanismo do diazepam.	• 0,05 mg/kg/dose VO/IV a cada 4-8 h; máximo de 2 mg/dose.	

IM: intramuscular; IV: intravenoso; VO: via oral.
Fonte: Brito e Maia Filho;[1] Almeida et al.;[2] Sadock et al.;[4] Brunton et al.;[5] Schatzberg et al.;[6] Gorenstein e Cordás;[7] Cordioli et al.;[8] Andrade et al.;[9] Lee, 2018.[10]

TABELA 4 **Dosagem, mecanismos de ação e principais efeitos colaterais dos estabilizadores de humor**

Medicamento e mecanismo de ação	Dose habitual (via oral)	Principais efeitos colaterais
Carbonato de lítio • As teorias incluem alterações no transporte de íons e efeitos em neurotransmissores e neuropeptídeos, vias de transdução de sinal e sistemas de segundo mensageiro.	• Criança: 15-60 mg/kg/dia. Se necessário, ajuste semanal até alcançar a resposta terapêutica. • Adolescente: 600-1.800 mg/dia. • Para a formulação de liberação imediata: 3-4 x/dia; para a de liberação prolongada: 2 x/dia. • Nível sérico terapêutico: 0,6-1,5 mEq/L.	• Poliúria, polidipsia, tremor, náusea, diarreia, dor abdominal, ganho de peso, sonolência, efeitos dermatológicos, tireoidianos e renais. • Monitorar níveis séricos até alcançar dose terapêutica e a cada 2 meses e monitoração tireoidiana e renal a cada 6 meses.
Carbamazepina • Bloqueia os canais de Na^+ e inibe os disparos repetitivos de neurônios, atua na membrana pré-sináptica, reduzindo a transmissão do impulso nervoso.	• Criança: iniciar com 10 mg/kg/dia 2-3 x/dia e aumentar a cada 5-7 dias. • Manutenção: 20-30 mg/kg/dia 2-3 x/dia. • Adolescente: iniciar com 200 mg 2 x/dia e aumentar 200 mg/semana. • Manutenção: 800-1.200 mg/dia. • Máximo de 1.000 mg/dia até 15 anos e 1.200 mg/dia > 15 anos. • Nível sérico terapêutico: 4-12 mEq/L.	• Sonolência, tontura, efeitos hematológicos, vermelhidão da pele, ganho de peso, diarreia, náusea, vômitos, retenção urinária, tremor, visão dupla. • Monitorar toxicidade hematológica e hepática
Valproato de sódio (ou ácido valproico) • Bloqueia o disparo de alta frequência dos neurônios, inibição enzimática diminuindo a degradação do GABA.	• Iniciar com 10-15 mg/kg/dia 1-3 x/dia e aumentar 5-10 mg/kg/semana. • Manutenção: 30-60 mg/kg/dia 2-3 x/dia. • Nível sérico terapêutico: 50-100 mEq/L. • Contraindicado < 2 anos.	• Náusea, vômitos, sonolência, tremor, ganho de peso, queda de cabelos, alterações da função hepática, plaquetopenia, pancreatite, hiperamonemia. • Monitorar toxicidade.

(continua)

TABELA 4 Dosagem, mecanismos de ação e principais efeitos colaterais dos estabilizadores de humor (*continuação*)

Medicamento e mecanismo de ação	Dose habitual (via oral)	Principais efeitos colaterais
Lamotrigina • Bloqueia os canais de Na^+ e inibe os disparos repetitivos de neurônios.	Monoterapia: • 2-12 anos: 1ª e 2ª semanas: 0,3 mg/kg/dia 1-2 x/dia; 3ª e 4ª semanas: 0,6 mg/kg/dia 1-2x/dia; aumentar a cada 2 semanas em 0,6 mg/kg; dose de manutenção: 4,5-7,5 mg/kg/dia 2 x/dia. • > 12 anos: 1ª e 2ª semanas: 25 mg 1x/dia; 3ª e 4ª semanas: 25 mg 2 x/dia; aumentar a cada 2 semanas em 50 mg; dose de manutenção: 100-200 mg/dia 2 x/dia. Combinado com valproato: • 2-12 anos: 1ª e 2ª semanas: 0,15 mg/kg/dia 1-2 x/dia; 3ª e 4ª semanas: 0,3 mg/kg/dia 1-2 x/dia; aumentar a cada 2 semanas em 0,3 mg/kg; dose de manutenção: 1-3 mg/kg/dia 2 x/dia. Máximo de 200 mg/dia. • > 12 anos: 1ª e 2ª semanas: 25 mg dia sim, dia não; 3ª e 4ª semanas: 25 mg 1 x/dia; aumentar a cada 2 semanas em 25 mg; dose de manutenção: 100-200 mg/dia 2 x/dia. Com carbamazepina: • 2-12 anos: 1ª e 2ª semanas: 0,6 mg/kg/dia 2 x/dia; 3ª e 4ª semanas: 1,2 mg/kg/dia 2 x/dia; aumentar a cada 2 semanas em 1,2 mg/kg; dose de manutenção: 5-15 mg/kg/dia 2 x/dia. Máximo de 400 mg/dia. • > 12 anos: 1ª e 2ª semanas: 50 mg 1 x/dia; 3ª e 4ª semanas: 50 mg 2 x/dia; aumentar a cada 2 semanas em 100 mg; manutenção: 200-400 mg 2 x/dia.	• Fadiga, sonolência, ataxia, erupção cutânea (especialmente quando combinado com valproato), dor de cabeça, náusea, vômito e dor abdominal, visão dupla.

(continua)

TABELA 4 Dosagem, mecanismos de ação e principais efeitos colaterais dos estabilizadores de humor (*continuação*)

Medicamento e mecanismo de ação	Dose habitual (via oral)	Principais efeitos colaterais
Topiramato • Bloqueia parcialmente os canais de Na^+ e ativa os receptores GABA-A pós-sinápticos.	• 2-10 anos: iniciar com 25 mg/noite. Após 7 dias, aumentar para 25 mg 2 x/dia, podendo aumentar 25-50 mg por semana. Manutenção: 2 x/dia ≤ 11 kg: 150-250 mg/dia; 12-22 kg: 200-300 mg/dia; 23-31 kg: 200-350 mg/dia; 32-38 kg: 250-350 mg/dia; > 38 kg: 250-400 mg/dia. • > 10 anos: iniciar com 25 mg 2 x/dia. Após 7 dias, aumentar para 50 mg 2 x/dia, podendo aumentar 50 mg por semana. Manutenção: até 200 mg/dia 2 x/dia; máximo de 400 mg/dia.	• Sonolência, perda do apetite, cansaço, nervosismo, pensamento lento, dificuldade de encontrar palavras, dificuldade de concentração, perda de peso, cálculo renal, glaucoma. • Deve-se manter a hidratação adequada para evitar cálculos renais.

GABA: ácido gama-aminobutírico; Na^+: sódio.
Fonte: Brito e Maia Filho, 2022;[1] Almeida et al., 2019;[2] Sadock et al., 2019;[4] Brunton et al., 2018;[5] Schatzberg et al., 2015;[6] Gorenstein e Cordás, 2014;[7] Cordioli et al., 2015;[8] Andrade et al., 2014;[9] Lee, 2018.[10]

TABELA 5 Posologia, mecanismo de ação e principais efeitos colaterais dos psicoestimulantes

Medicamento e mecanismo de ação	Dose habitual (via oral)	Principais efeitos colaterais
Metilfenidato • Agonistas simpaticomiméticos, inibem a recaptação de dopamina e noradrenalina, aumentando os níveis dopaminérgicos e noradrenérgicos na fenda sináptica.	• Iniciar com 5 mg/dia, aumentar por semana conforme a necessidade. • Máximo de 2 mg/kg/dia ou 60 mg/dia. • Pode ser tomado 2 x/dia (manhã e início da tarde). **Formas de liberação lenta:** • Ritalina® LA 10, 20, 30 e 40 mg: iniciar com 10 mg 1 x/dia pela manhã e aumentar conforme a necessidade. • Concerta®: iniciar com 18 mg 1 x/dia pela manhã, podendo aumentar semanalmente se necessário até um máximo de 54 mg 1 x/dia para crianças até 12 anos e até 72 mg 1 x/dia para adolescentes.	• Anorexia, perda de peso, náusea, insônia, cefaleia, dor abdominal, irritabilidade, ansiedade, psicose (raro), aumento da FC e da PA, tiques. • Contraindicado < 6 anos de idade.
Lisdexanfetamina • O mesmo mecanismo do metilfenidato.	• Iniciar com 30 mg/dia (dose única pela manhã). Se necessário, pode ser aumentada em 10-20 mg/semana até um máximo de 70 mg 1 x/dia. • Se necessário, a cápsula pode ser aberta e seu conteúdo dissolvido em alimentos.	

FC: frequência cardíaca; PA: pressão arterial.
Fonte: adaptado de Brito e Maia Filho, 2022;[1] Almeida et al., 2019;[2] Sadock et al., 2019;[4] Brunton et al., 2018;[5] Schatzberg et al., 2015;[6] Gorenstein e Cordás, 2014;[7] Cordioli et al., 2015;[8] Andrade et al., 2014;[9] Lee, 2018.[10]

TABELA 6 Outros fármacos úteis em neuropsiquiatria

Medicamento e mecanismo de ação	Dose habitual (via oral)	Principais efeitos colaterais
Clonidina • Agonista dos receptores alfa-2-adrenérgicos. Inibe a atividade dos neurônios noradrenérgicos.	• Iniciar com 0,05 mg/noite; se necessário, aumentar 0,05 mg/semana até um máximo de 0,3 mg/dia 2-3 x/dia.	• Sedação, boca seca, tontura, fadiga, constipação, bradicardia, hipotensão.
Melatonina • Agonista dos receptores de melatonina no hipotálamo, produzindo sonolência.	• Iniciar com 0,2 mg, podendo aumentar até 5 mg/noite. • Tomar cerca de 30 a 60 minutos antes da hora de dormir.	• Fadiga, tontura, cefaleia, irritabilidade, sonolência, pesadelos, sonhos vívidos.
Propranolol • Antagonista dos receptores beta-adrenérgicos.	• Iniciar com 10 mg/dia 2-3 x/dia. • < 35 kg: 10-20 mg/dia 3 x/dia. • > 35 kg: 20-40 mg/dia 3 x/dia.	• Sedação, insônia, bradicardia, hipotensão, broncoespasmo, depressão. • Contraindicado em asmáticos.

Fonte: Brito e Maia Filho, 2022;[1] Almeida et al., 2019;[2] Sadock et al., 2019;[4] Brunton et al., 2018;[5] Schatzberg et al., 2015;[6] Gorenstein e Cordás, 2014;[7] Cordioli et al., 2015;[8] Andrade et al., 2014;[9] Lee, 2018.[10]

CONSIDERAÇÕES SOBRE O USO DE CANABIDIOL[11]

O uso de medicamentos compostos de canabidiol (CBD) e outras substâncias derivadas da planta *Cannabis sativa* (maconha) vem sendo cada vez mais comum na prática clínica, e há inúmeros estudos em desenvolvimento. Pediatras e principalmente neurologistas e psiquiatras da infância e adolescência vêm prescrevendo cada vez mais CBD, associado ou não a outras substâncias derivadas dessa planta, de forma empírica.

A eficácia para o tratamento de formas graves de epilepsia que não respondem à terapêutica tradicional está bastante documentada. Entretanto, ainda não há evidências robustas o bastante para a recomendação formal de sua prescrição para o tratamento de transtornos mentais, uma vez que ainda há poucos estudos clínicos adequadamente realizados para avaliar a eficácia e a segurança de seu uso para controle sintomático de transtornos psiquiátricos, especialmente em crianças e adolescentes.

PRINCIPAIS INTERAÇÕES MEDICAMENTOSAS[1,4,8,11,12]

A combinação de medicamentos pode ser benéfica e necessária para alguns pacientes. No entanto, é possível que a interação entre as substâncias utilizadas promova a potencialização de efeitos adversos. Por esse motivo, é essencial que os médicos que cuidam de crianças ou adolescentes conheçam as principais reações geradas pela interação de psicofármacos.

Recomenda-se a leitura cuidadosa das informações disponíveis em bula. A seguir são apresentadas as interações mais comuns.

Antipsicóticos

- Recomenda-se a utilização de metade da dose usual de aripiprazol no caso de uso concomitante de fluoxetina.
- O uso simultâneo de risperidona e fluoxetina ou sertralina pode aumentar os efeitos da risperidona.
- Os ISRS podem aumentar os níveis dos antipsicóticos fenotiazínicos, elevando o risco de sintomas extrapiramidais.
- Não se deve associar clobazam com tioridazina, ou benzodiazepínicos com olanzapina, pois há aumento do risco de sedação e depressão cardiopulmonar.
- A combinação de haloperidol com lítio aumenta o risco de desenvolvimento de encefalopatia.
- A interação de antipsicóticos com valproato de sódio pode resultar em aumento da sedação e das manifestações extrapiramidais.
- Depressores do SNC podem potencializar o efeito colateral da risperidona.
- O uso conjunto de antipsicóticos com clonidina pode induzir hipotensão ortostática, tontura e fadiga.

Antidepressivos

- Os ISRS, a bupropiona e os antipsicóticos típicos podem aumentar a toxicidade dos antidepressivos tricíclicos, elevando o risco de arritmias e efeito anticolinérgico.
- Há elevação dos níveis séricos de bupropiona nos casos de associação com fluoxetina, fluvoxamina ou sertralina, aumentando o risco de convulsões.

- A fluoxetina e a fluvoxamina aumentam a concentração sérica de carbamazepina, ampliando as chances do surgimento de ataxia, náusea, sedação, disartria, diplopia e tremores.
- Os ISRS podem aumentar os níveis de propranolol, elevando as chances de bradicardia.
- Combinações de ISRS e antipsicóticos que possam prolongar o intervalo QT devem ser evitadas.
- Os antidepressivos tricíclicos não devem ser utilizados em associação com a clonidina, pois podem diminuir os efeitos hipotensores do medicamento.

Ansiolíticos

- Sedação excessiva e depressão respiratória são os efeitos mais frequentes e preocupantes na administração concomitante de um benzodiazepínico com outro depressor do SNC.

Estabilizadores do humor

- A associação de valproato de sódio com lítio costuma melhorar a resposta terapêutica em casos refratários, mas também exacerbar tremores, que podem ser tratados com antagonistas de receptores beta-adrenérgicos.
- A prescrição conjunta de valproato com lamotrigina precisa ser cuidadosa, pois o valproato dobra as concentrações séricas de lamotrigina, elevando a chance de erupção cutânea grave.
- Os níveis séricos de lamotrigina diminuem em 40 a 50% com a administração simultânea de carbamazepina.
- O topiramato aumenta o *clearance* do valproato, diminuindo sua concentração sérica, ao passo que este aumenta em até 15% o nível sérico do topiramato.
- As concentrações de topiramato são reduzidas em 40 a 48% com o uso concomitante de carbamazepina.
- A carbamazepina diminui os níveis séricos de valproato de sódio pela indução de seu metabolismo, enquanto o valproato aumenta os níveis séricos da carbamazepina, elevando o risco de toxicidade no SNC.
- A carbamazepina reduz os níveis séricos dos ISRS, dos antidepressivos tricíclicos, da bupropiona, dos benzodiazepínicos, do propranolol e dos antipsicóticos típicos e atípicos, podendo levar a perda da eficácia terapêutica.

Outros

- Deve-se avaliar o efeito sedativo aditivo da clonidina em uso conjunto com outros medicamentos depressores de SNC, como os benzodiazepínicos.
- A combinação de clonidina com medicamentos que interferem na condução do nó sinusal e do nó atrioventricular (AV), por exemplo, betabloqueadores, aumenta o risco de bloqueio AV e bradicardia.

O USO DE PSICOFÁRMACOS EM ADOLESCENTES GRÁVIDAS[1,6,13-18]

A decisão sobre a prescrição de medicamentos psicoativos durante a gestação exige uma avaliação médica rigorosa. Em razão de questões éticas, não é possível conduzir pesquisas clínicas em adolescentes grávidas para a comprovação da segurança desses remédios.

A indicação medicamentosa deve se basear na gravidade da situação e no transtorno mental apresentado pela paciente. A análise crítica dos riscos e benefícios para a futura mãe e para seu bebê é componente imprescindível da avaliação. Se indicada a abordagem medicamentosa, sempre que possível, deve-se eleger a monoterapia e a prescrição da menor dose necessária ao tratamento.

Os riscos do uso de psicofármacos para o feto e o recém-nascido incluem óbito fetal, malformações estruturais, alteração do crescimento fetal, efeitos agudos no período neonatal (sinais de intoxicação ou de abstinência) e alterações de comportamento a curto e a longo prazo, entre outros. Todos os bebês de mães que fizeram uso de agentes psicoativos na gestação precisam ser avaliados cuidadosamente e devem ter seu desenvolvimento acompanhado por tempo prolongado.

Em 2014, a Food and Drug Administration (FDA) dos EUA publicou um documento intitulado *Pregnancy and lactation labeling rule*, estabelecendo uma nova rotulagem dos medicamentos, com o objetivo de clarificar todas as informações disponíveis, auxiliando o médico e a paciente na ponderação de riscos e benefícios da prescrição de psicofármacos na gravidez.

Idealmente, todas as adolescentes em tratamento de problemas da esfera neuropsiquiátrica devem receber orientações claras sobre sexualidade, prevenção de gravidez indesejada e planejamento prudente de futuras gestações. É preciso ainda avaliar, nas adolescentes com vida sexual ativa, a possibilidade de a utilização concomitante de psicotrópicos e anticoncepcionais reduzir o efeito de prevenção da gravidez.

As futuras mães em uso de psicofármacos devem ser acompanhadas cuidadosamente por um especialista em saúde mental, em paralelo ao atendimento obstétrico, e devem ser preparadas para alinhar o tratamento medicamentoso com a amamentação segura.

ALERTAS IMPORTANTES AOS RESPONSÁVEIS[19,20]

Pais e responsáveis devem atentar para a prevenção de acidentes com psicofármacos. Utilizados em dosagem incorreta, de forma inadequada ou com a validade vencida, psicotrópicos podem causar intoxicação.

Intoxicação exógena é um acidente evitável! Para sua prevenção, as seguintes medidas devem ser adotadas:

- Manter os medicamentos fora do alcance das crianças, em locais fechados (não deixar em bolsas ou sacolas, mesinhas de cabeceira ou gavetas abaixo de 1,5 metro).
- Não usar medicamentos com prazo de validade vencido.
- Não utilizar psicotrópicos sem orientação médica.
- Não mentir para a criança, afirmando que o remédio é uma bala ou guloseima.
- Dar preferência a embalagens com tampas de segurança.
- Não deixar para o adolescente a responsabilidade do controle e uso de seu medicamento.

É preciso alertar para a possibilidade de a criança ou o adolescente utilizarem psicofármacos para realizar tentativas de suicídio. Este tópico é abordado no Capítulo 18 – "Emergências psiquiátricas".

O surgimento de efeitos inesperados dos medicamentos deve ser notificado à Agência Nacional de Vigilância Sanitária (Anvisa). A notificação pode ser realizada por profissionais de saúde ou quaisquer cidadãos.

CONSIDERAÇÕES FINAIS

Nem todas as crianças e adolescentes com problemas na área da saúde mental se beneficiam do uso de medicamentos. O aumento indiscriminado da prescrição de agentes psicoativos na infância e na adolescência, assim como a onda de "diagnósticos psiquiátricos" reducionistas e inadequados e a automedicação indevida, tem preocupado os especialistas em saúde mental, gerando debates necessários para a conscientização da importância de uma avaliação clínica minuciosa e completa antes de se considerar o uso de psicofármacos. Tais fatos refletem a tendência atual de buscar soluções simplistas para problemas psicológicos, familiares, sociais, culturais e educacionais, por meio da medicalização do sofrimento psíquico.

No entanto, os psicofármacos têm papel importante no controle ou alívio dos sintomas em crianças e adolescentes com transtornos mentais graves ou sofrimento psíquico, podendo contribuir na melhora do desempenho cognitivo e de comportamentos disfuncionais, reduzindo as consequências danosas ao desenvolvimento e à vida familiar, social e escolar.

A utilização de medicamentos psicoativos deve se realizar a partir de uma cuidadosa avaliação clínica, que leve em consideração aspectos biológicos, psicológicos, familiares, sociais e culturais. A partir de um diagnóstico psiquiátrico estendido, o recurso psicofarmacológico deve fazer parte de um plano terapêutico amplo, que pode comportar o apoio ao paciente e à família, o cuidado psicoterapêutico, a psicoeducação, as intervenções na escola e outros recursos.

Deve-se destacar que o monitoramento dos efeitos colaterais é parte importante do acompanhamento clínico.

REFERÊNCIAS

1. Brito AR, Maia Filho HS. Psicofarmacologia na prática diária: abordagem prática. In: Pastura G, Santos FN (orgs.). Rio de Janeiro: Rubio; 2022. p.211-26.
2. Almeida RS, Lima RC, Crenzel G, Abranches CD. Saúde mental da criança e do adolescente. 2.ed. Barueri: Manole; 2019.
3. Lorberg B, Davico C, Martsenkovskyi D, Vitiello B. Principles in using psychotropic medication in children and adolescents. In: JM Rey's Iacapap. e-Textbook of child and adolescent mental health. The International Association for Child and Adolescent Psychiatry and Allied Professions; 2019. Disponível em: https://iacapap.org/_Resources/Persistent/45bdffb25befc353c9f61988e82105029504ab85/A.7-Psychopharmacology-2019.1.pdf. Acesso em: 10 maio 2024.
4. Sadock BJ, Sussman N, Sadock VA. Kaplan & Sadock's pocket handbook of psychiatric drug treatment. 7.ed. Philadelphia: Wolters Kluwer; 2019.
5. Brunton LL, Hilal-Dandan R, Knollmann BC (eds.). Goodman & Gilman's – the pharmacological basis of therapeutics. 13.ed. New York: McGraw-Hill Education; 2018.
6. Schatzberg AF, DeBattista C. Manual de psicofarmacologia clínica. 8.ed. Porto Alegre: Artmed; 2017.
7. Gorenstein C, Cordás TA. Princípios básicos de psicofarmacologia. In: Forlenza OV, Miguel EC (eds.). Clínica psiquiátrica de bolso. Barueri: Manole; 2014.

8. Cordioli AV, Gallois CB, Passos IC (orgs.). Psicofármacos: consulta rápida. 6.ed. Porto Alegre: Artmed; 2023.
9. Andrade ER, Boarati MA, Fu-I L. Particularidades do tratamento farmacológico na criança e no adolescente. In: Forlenza OV, Miguel EC (eds.). Clínica psiquiátrica de bolso. Barueri: Manole; 2014.
10. Sociedade Brasileira de Pediatria (SBP). Departamentos Científicos de Neurologia e Pediatria do Desenvolvimento e Comportamento; Lin J (relator). Indicações para o uso da Cannabis em pacientes pediátricos com transtornos do neurodesenvolvimento e/ou epilepsia: uma revisão baseada em evidências. n.32. 2022.
11. Lee CKK. Drug dosages. In: Anderson CC, Kapoor S, Mark TE (eds.). The Harriet Lane handbook. 23.ed. Philadelphia: Elsevier; 2024. p.761-1195.
12. Soares OT. Guia de interações medicamentosas em psiquiatria. São Paulo: EPUC- Editora de Publicações Científicas; 2006.
13. Payne JL. Psicofarmacologia na gravidez e amamentação. Clínicas Médicas da América do Norte. 2019;103(4):629-50.
14. Raffi ER, Nonacs R, Cohen LS. Safety of psychotropic medications during pregnancy. Clin Perinatol. 2019;46(2):215-34.
15. McAllister-Williams RH, Baldwin DS, Cantwell R, Páscoa A, Gilvarry E, Glover V, et al. British Association for Psychopharmacology consensus guidance on the use of psychotropic medication preconception, in pregnancy and postpartum 2017. J Psychopharmacol. 2017;31(5):519-52.
16. Tess V. Abordagem dos transtornos psiquiátricos na gestação e no puerpério. In: Forlenza OV, Miguel EC (eds.). Clínica psiquiátrica de bolso. Barueri: Manole; 2014.
17. American Academy of Pediatrics (AAP). Committee on Drugs. Use of psychoactive medication during pregnancy and possible effects on the fetus and newborn. Pediatrics. 2000;105(4):880-7.
18. US Food & Drug Administration (FDA). Pregnancy and lactation labeling (drugs) final rule. 2021. Disponível em: https://www.fda.gov/drugs/labeling-information-drug-products/pregnancy-and-lactation-labeling-drugs-final-rule. Acesso em: 10 maio 2024.
19. Brito AR, Pfeiffer L, da Silva CEM. Intoxicações exógenas. 2023. In: Sociedade Brasileira de Pediatria (SBP). Pediatria para famílias. Disponível em: https://www.sbp.com.br/especiais/pediatria-para-familias/prevencao-de-acidentes/intoxicacoes-exogenas/. Acesso em: 10 maio 2024.
20. Agência Nacional de Vigilância Sanitária (Anvisa). Notificações em Vigilância Sanitária. Disponível em: https://www.gov.br/anvisa/pt-br/assuntos/fiscalizacao-e-monitoramento/notificacoes. Acesso em: 10 maio 2024.

Índice remissivo

U